Moderne Kniegelenkdiagnostik

Springer
*Berlin
Heidelberg
New York
Barcelona
Budapest
Hong Kong
London
Mailand
Paris
Tokyo*

M. Nägele G. Adam

Moderne Kniegelenkdiagnostik

Bildgebende Verfahren und klinische Aspekte

Bearbeitet von
G. Adam, J.L. Bloem, M. Hansis, T. Helbich, L.A. Hotze,
F.M. Kainberger, J. Kramer, K. Lehner, E. Mohr, M. Nägele,
M. Nägele, H. Otto, B. Overbeck, W. Rüther, A. Scheurecker,
T. Schneider, K. Steuer, M. Vahlensieck, C.J. Wirth,
H.J. van der Woude, N. Wülker

Mit einem Geleitwort von R.W. Günther

Mit 125 Abbildungen

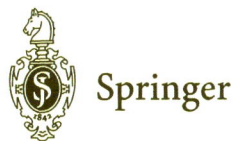

Priv.-Doz. Dr. med. MATTHIAS NÄGELE
Radiologisches Institut
Turmstraße 21
77933 Lahr

Priv.-Doz. Dr. med. GERHARD ADAM
Klinik für Radiologische Diagnostik
der Medizinischen Fakultät
der RWTH Aachen
Pauwelsstraße 30
52057 Aachen

ISBN-13:978-3-642-78628-0

Die Deutsche Bibliothek – CIP-Einheitsaufnahme
Moderne Kniegelenkdiagnostik: bildgebende Verfahren und
klinische Aspekte/M. Nägele und G. Adam. – Berlin;
Heidelberg; New York; Barcelona; Budapest; Hong Kong;
London; Mailand; Paris; Tokyo: Springer, 1995
  ISBN-13:978-3-642-78628-0   e-ISBN-13:978-3-642-78627-3
  DOI: 10.1007/978-3-642-78627-3

NE: Nägele, Matthias; Adam, Gerhard

Dieses Werk ist urheberrechtlich geschützt. Die dadurch begründeten Rechte, insbesondere die der Übersetzung, des Nachdrucks, des Vortrags, der Entnahme von Abbildungen und Tabellen, der Funksendung, der Mikroverfilmung oder der Vervielfältigung auf anderen Wegen und der Speicherung in Datenverarbeitungsanlagen, bleiben, auch bei nur auszugsweiser Verwertung, vorbehalten. Eine Vervielfältigung dieses Werkes oder von Teilen dieses Werkes ist auch im Einzelfall nur in den Grenzen der gesetzlichen Bestimmungen des Urheberrechtsgesetzes der Bundesrepublik Deutschland vom 9.September 1965 in der jeweils geltenden Fassung zulässig. Sie ist grundsätzlich vergütungspflichtig. Zuwiderhandlungen unterliegen den Strafbestimmungen des Urheberrechtsgesetzes.

© Springer-Verlag Berlin Heidelberg 1995
Softcover reprint of the hardcover 1st edition 1995

Die Wiedergabe von Gebrauchsnamen, Handelsnamen, Warenbezeichnungen usw. in diesem Werk berechtigt auch ohne besondere Kennzeichnung nicht zu der Annahme, daß solche Namen im Sinne der Warenzeichen- und Markenschutz-Gesetzgebung als frei zu betrachten wären und daher von jedermann benutzt werden dürften.

Produkthaftung: Für Angaben über Dosierungsanweisungen und Applikationsformen kann vom Verlag keine Gewähr übernommen werden. Derartige Angaben müssen vom jeweiligen Anwender im Einzelfall anhand anderer Literaturstellen auf ihre Richtigkeit überprüft werden.

Umschlaggestaltung: Springer-Verlag, Design & Production

Satz: Best-Set Typesetter Ltd., Hong Kong

SPIN: 10134005   21/3135/SPS – 5 4 3 2 1 0 – Gedruckt auf säurefreiem Papier

Für Else und Eduard (M.N.)

Lydia, Leonie und Felix (G.A.)

Geleitwort

Die Kniegelenkdiagnostik hat in den letzten Jahren durch die Einführung und stetige Weiterentwicklung moderner bildgebender Verfahren wie der Computertomographie, der Magnetresonanztomographie und auch der Sonographie neue Impulse erhalten. War die konventionelle Arthrographie lange Zeit das einzige Routineverfahren, das einen Blick in das Gelenkinnere erlaubte, so sind es heute die Schnittbildtechniken, die eine umfassende nichtinvasive Gelenkdiagnostik ermöglichen und sich an der Arthroskopie messen lassen müssen. Bei der bestehenden Methodenvielfalt ist die Wahl des adäquaten bildgebenden Verfahrens eine Aufgabe, die ohne die Spezialkenntnisse des Radiologen nicht mehr gelingt, während der Radiologe auf präzise Informationen über das Krankheitsbild durch den zuweisenden Orthopäden oder Unfallchirurgen angewiesen ist.

Durch die Erfahrungen der täglichen klinischen Arbeit in Bonn und Aachen motiviert, haben Herr Nägele und Herr Adam in der "Modernen Kniegelenkdiagnostik" den Versuch unternommen, alle an der Kniegelenkdiagnostik und Therapie beteiligten Fachgruppen zusammenzuführen, um so den Informationsfluß zwischen den einzelnen Disziplinen zu fördern und den Stellenwert der eigenen Methoden kritisch zu würdigen. Sie konnten dabei auf die Mitarbeit von Wissenschaftlern aus den operativen Fächern, der Nuklearmedizin und dem eigenen Fach bauen, um aus vielen Teilaspekten einen aktuellen Gesamtüberblick zu erstellen.

Der "Modernen Kniegelenkdiagnostik" ist als interdisziplinärer Informationsquelle für Radiologen und Nuklearmediziner, Orthopäden und Unfallchirurgen viel Erfolg zu wünschen.

Aachen, Mai 1995   R.W. GÜNTHER

Vorwort

Die Methodenvielfalt in der Kniegelenkdiagnostik ist stetig gewachsen. Der gezielte Einsatz diagnostischer Verfahren setzt die genaue Kenntnis der Vor- und Nachteile bei allen mit dem klinischen Problem befaßten Kollegen voraus. Dabei ist das Wissen über die Möglichkeiten, Probleme und Grenzen die Voraussetzung für ein optimales Zusammenwirken von Radiologen und zuweisenden Kollegen.

Das Buch wendet sich an Radiologen, Nuklearmediziner, Orthopäden, Unfallchirurgen und Sportmediziner, die tagtäglich im klinischen Alltag mit den komplexen differentialdiagnostischen Problemen der Kniegelenkdiagnostik befaßt sind.

Aus diesem Grunde wurden zwei thematische Schwerpunkte gebildet. Der erste liegt im Bereich der bildgebenden Kniegelenkdiagnostik mit einem besonderen Augenmerk auf die MR-Tomographie, die einen bedeutenden Fortschritt in der nichtinvasiven bildgebenden Kniegelenkdiagnostik erbracht hat. Jedoch werden die nach wie vor bestehenden Indikationen zur Sonographie, Arthrographie und Szintigraphie ausführlich besprochen. Ein Kapitel ist der Arthroskopie gewidmet, die als invasives Verfahren die Referenzmethode darstellt. Aus Platzgründen konnte nicht auf die konventionelle Röntgenuntersuchung des Kniegelenks eingegangen werden, die nach wie vor die Basis jeder bildgebenden Diagnostik bildet. Der zweite Schwerpunkt liegt auf der klinischen Beurteilung der unterschiedlichen Krankheitsbilder unter Berücksichtigung orthopädischer, unfallchirurgischer, sportmedizinischer und gutachterlicher Fragestellungen und der Bewertung der bildgebenden Verfahren aus Sicht des Nichtradiologen.

Wir hoffen, daß die einzelnen Kapitel dem Leser nützliche Informationen geben und die Verständigung unter den Fachkollegen erleichtern helfen, um somit eine optimale Patientenversorgung zu erreichen.

Den Kolleginnen und Kollegen, die zum Gelingen dieses Vorhabens und Anspruches beigetragen haben, möchten wir an dieser Stelle besonders danken. Die vorbildliche interdisziplinäre Kooperation bei der Erstellung des Buches kann dabei Maßstab für die Zusammenarbeit im klinischen Alltag sein.

Lahr/Aachen, Mai 1995   M. NÄGELE
                                                          G. ADAM

Inhaltsverzeichnis

1 Untersuchungstechnik
   M. Nägele und M. Nägele 1

2 Kreuzbänder
   J. Kramer, E. Mohr und A. Scheurecker 8

3 Patellofemorales Gelenk
   K. Lehner 22

4 Menisci
   M. Vahlensieck 34

5 Seitenbänder
   J. Kramer, E. Mohr und A. Scheurecker 48

6 MRT osteochondraler Kniegelenkerkrankungen
   G. Adam 56

7 Tumoren und tumorähnliche Läsionen des Kniegelenkes
   J.L. Bloem und H.J. van der Woude 68

8 Orthopädische Gesichtspunkte
   C.J. Wirth und N. Wülker 89

9 Unfallchirurgische Gesichtspunkte
   K. Steuer und M. Hansis 103

10 Sportmedizinische Gesichtspunkte
   T. Schneider und W. Rüther 121

11 Gutachterliche Gesichtspunkte
   K. Steuer und M. Hansis 137

12 Konventionelle Arthrographie
   H. Otto 143

13 Sonographie
   F. Kainberger und T. Helbich 159

14 Computertomographie
   K. LEHNER 169

15 Nuklearmedizinische Diagnostik und Therapie
   B. OVERBECK und A.L. HOTZE 185

16 Diagnostische Arthroskopie
   W. RÜTHER und T. SCHNEIDER 207

   Sachverzeichnis 217

Mitarbeiterverzeichnis

PD Dr. G. Adam
Klinik für Radiologische Diagnostik der Medizinischen Fakultät
der RWTH Aachen, Pauwelstr. 30, 52057 Aachen

Prof. Dr. J.L. Bloem
Department of Diagnostic Radiology,
University Hospital Leiden, P.O. Box 9600, CR-S,
2300 RC Leiden, The Netherlands

Prof. Dr. M. Hansis
Klinik und Poliklinik für Unfallchirurgie,
Universität Bonn, Sigmund-Freud-Str. 25, 53127 Bonn

Dr. T. Helbich
Universitätsklinik für Radiologie, AKH,
Währinger Gürtel 18–20, 1090 Wien, Österreich

Prof. Dr. L.A. Hotze
Radiologische Klinik und Strahleninstitut,
Universitäts-Krankenhaus, Eppendorf, Martinistr. 52, 20246 Hamburg

PD Dr. F.M. Kainberger
Universitätsklinik für Radiologie, AKH,
Währinger Gürtel 18–20, 1090 Wien, Österreich

Dr. J. Kramer
CT/MRT Institut,
Rainerstr. 6–8, Am Schillerpark, 4020 Linz, Österreich

PD Dr. K. Lehner
Institut für Röntgendiagnostik, Klinikum rechts der Isar,
Technische Universität München, Ismaningerstr. 22, 81675 München

Dr. E. Mohr
CT/MRT Institut,
Rainerstr. 6–8, Am Schillerpark, 4020 Linz, Österreich

PD Dr. M. Nägele
Radiologisches Institut, Turmstr. 21, 77933 Lahr

Dr. Michaela Nägele
Radiologisches Institut, Turmstr. 21, 77933 Lahr

Prof. Dr. H. Otto
Radiologische Abteilung, Evangelisches Krankenhaus,
Munckelstr. 27, 45879 Gelsenkirchen

Dr. B. Overbeck
An der Windmühle 2, 53111 Bonn

Prof. Dr. W. Rüther
Orthopädische Klinik und Poliklinik der Medizinischen Einrichtungen
der Heinrich-Heine-Universität Düsseldorf,
Moorenstr. 5, 40225 Düsseldorf

Dr. A. Scheurecker
CT/MRT Institut,
Rainerstr. 6–8, Am Schillerpark, 4020 Linz, Österreich

Dr. T. Schneider
Lehrbeauftragter der Deutschen Sporthochschule Köln,
Orthopädische Klinik und Poliklinik der Medizinischen Einrichtungen
der Heinrich-Heine-Universität Düsseldorf,
Moorenstr. 5, 40225 Düsseldorf

Dr. K. Steuer
Klinik und Poliklinik für Unfallchirurgie, Universität Bonn,
Sigmund-Freud-Str. 25, 53127 Bonn

Dr. M. Vahlensieck
Radiologische Abteilung, Funktionseinheit Medizinische Poliklinik,
Universität Bonn, Wilhelmstr. 35–37, 53111 Bonn

Prof. Dr. C.J. Wirth
Orthopädische Klinik der Medizinischen Hochschule Hannover,
Klinik III im Annastift, Heimchenstr. 1–7, 30625 Hannover

Dr. H.J. van der Woude
Department of Diagnostic Radiology,
University Hospital Leiden, P.O. Box 9600, C2-S,
2300 RC Leiden, The Netherlands

Dr. N. Wülker
Orthopädische Klinik der Medizinischen Hochschule Hannover,
Klinik III im Annastift, Heimchenstr. 1–7, 30625 Hannover

1 Untersuchungstechnik

M. Nägele und M. Nägele

1.1	Einleitung	1
1.2	Metallische Implantate	1
1.3	Oberflächenspulen	2
1.4	Sequenzen	2
1.5	Signalcharakteristika	3
1.6	Untersuchungsebenen	3
1.7	Sequenzprotokoll und Scanparameter	4
1.7.1	Field of View	5
1.7.2	Phasenkodierung	5
1.7.3	Fast Imaging (FLASH, FISP, GRASS, FFE)	5
1.7.4	3-D ("volume acquisition imaging")	6
1.7.5	Fettunterdrückungssequenzen	6
1.8	Kontrastmittelanwendung	6
	Literatur	6

1.1 Einleitung

Bevor man sich über die Wahl der geeigneten Oberflächenspulen und Pulsfrequenzen Gedanken macht, ist es notwendig, sich über den Patienten, seine Anamnese und die abzuklärende klinische Fragestellung in Kenntnis zu setzen [4]. Diese Imformationen beeinflussen die Untersuchungsplanung und das Untersuchungsergebnis nachhaltig.

1.2 Metallische Implantate

Besondere Aufmerksamkeit sollte den operativen Eingriffen des Patienten gelten, die im Fall von Metallimplantaten und prothetischem Ersatz zu einer vitalen Bedrohung des Patienten während der MRT-Untersuchung führen können [15, 16]. So gelten metallische vaskuläre Clips bei zerebralen Aneurysmen als Kontraindikation für eine MR-Untersuchung, da es durch das Magnetfeld zu einer Drehung des Clips kommen könnte. Implantate in der Cochlea und automatische kardiale Defibrillatoren schließen eine MR-Untersuchung aus. Deshalb ist es notwendig, vor Untersuchungsbeginn eine präzise Anamnese des Patienten zu erheben.

Zusätzlich sollte ausgeschlossen werden, daß der Patient intraokulär metallische Fremdkörper hat oder aufgrund einer alten Augenverletzung möglicherweise haben könnte, die, dem Magnetfeld ausgesetzt, eine Retinaablösung bedingen könnten. Röntgenaufnahmen der Orbita oder CT-Schnitte können hier Sicherheit schaffen. Läßt sich ein metallisches Implantat nicht zweifelsfrei ausschließen, sollte die geplante MR-Untersuchung sehr kritisch überdacht und ggf. alternative diagnostische Verfahren eingesetzt werden.

Herzschrittmacher gelten als relative Kontraindikation. Sofern eine Untersuchung eines derartigen Patienten dringend notwendig erscheint, sollte ein Arzt anwesend sein, der mit dem jeweiligen System und der Erkrankung des Patienten vertraut ist und im Notfall rasch einen temporären Schrittmacher positionieren kann. Chirurgische Clips im Abdomenbereich bedeuten durch ihre rasche Fibrosierung keine Gefährdung für

Tabelle 1.1. Metallische Implantate und Materialien: Kontraindikationen

Absolute	Relative	Keine
Metall. vaskuläre Clips bei zerebr. Aneurysmen	Herzschrittmacher	Metall. vaskuläre Clips
Metall. Implantate der Cochlea		Orthop. Gelenkprothesen
Automat. kardiale Defibrillatoren		Prothet. Ersatz von Herzklappen (Ausnahme: Starr-Edwards-Klappe)
Metall. Fremdkörper intraokulär		Metall. Gallengangsstents Vena-cava-inferior-Filter

den Patienten. Ein entsprechend niedriges Gefährdungspotential geht von orthopädischen Gelenkprothesen aus.

Prothetischer Ersatz von Herzklappen wird übereinstimmend nicht als Kontraindikation für eine MR-Untersuchung angesehen, da die Kräfte der einzelnen Herzaktionen, die an der Klappe ansetzen, weitaus höher sind als die, die durch das Magnetfeld auf die Klappe einwirken [15,16]. Die Starr-Edwards-Klappe gilt als Ausnahme dieser Regel.

Obwohl Metallimplantate einen Signalverlust an Ort und Stelle bedingen, der auch die allernächste umgebende Gewebszone betrifft, ist es durchaus möglich, durch die Wahl geeigneter Untersuchungsstrategien eine hohe diagnostische Aussage zu erzielen.

Schnellbildsequenzen weisen eine höhere Artefaktanfälligkeit für Metall auf als Spinechosequenzen. Mit Zunahme der T2-Gewichtung nimmt die Artefaktanfälligkeit auch für SE-Sequenzen zu. Für Patienten in schlechtem Allgemeinzustand, unkooperative Patienten und solche mit einer Klaustrophobie muß das Untersuchungsprogramm gestrafft werden.

Direkte Ansprache bei der Positionierung des Patienten und eine leichte Sedierung können für den Ablauf hilfreich sein. Bei intensivpflichtigen Patienten, die hochgradig überwacht werden müssen, erweist sich eine MRT-Untersuchung häufig als undurchführbar. Eine Überwachung des Patienten mit einer EKG-Ableitung empfiehlt sich bei allen Patienten, um unvorhergesehene Komplikationen möglichst frühzeitig erkennen zu können.

1.3 Oberflächenspulen

Als Oberflächenspulen werden heutzutage Helmholtz-Typen, Wickelspulen oder sog. Sattelspulen verwendet. Das Signal des Gewebes wird bei jeder Spule vom sog. Rauschen überlagert. Das Verhältnis von dem erwünschten Gewebesignal zu dem negativen, die Bildinformation störenden Hintergrundrauschen wird als Signal-Rausch-Verhältnis bezeichnet und bestimmt letztendlich die Qualität der Spule und die der MR-Tomogramme.

1.4 Sequenzen

Spinechosequenzen waren lange Zeit die Grundpfeiler der MR-tomographischen

Tabelle 1.2. Artefakte unterschiedlicher Implantate

Material	Schwere der Artefakte
Graphit	keine – minimal
Titan	minimal
Aluminium	gering – moderat
Stahl	moderat – stark

Gelenkdiagnostik. Es gilt als Faustregel, daß T1-gewichtete Sequenzen einen hohen Gewebekontrast durch Wahl kurzer TE- und TR-Zeiten erzielen. TR-Werte von weniger als 500–600 ms und TE-Werte von weniger als 30 ms haben sich bewährt. T2-Gewichtung zeichnet sich durch auf mehr als 1800 ms verlängerte TR-Werte aus. Wählt man das dazugehörige TE unter 30 ms, so resultiert eine Protonengewichtung, die einer Mischsequenz von T1 und T2 entspricht. Wird der TE-Wert über 50 ms gewählt, entspricht die Bildinformation einer T2-Gewichtung. Jede dieser Gewichtungen zeigt typische Gewebecharakteristika.

Vorteil T1-gewichteter Sequenzen ist, daß sie in realtiv kurzer Zeit ein Bild des Gewebes mit hoher anatomischer Detailerkennbarkeit liefern. Protonengewichtete Aufnahmen zeichnen sich durch ein gutes Signal-Rausch-Verhältnis und einen guten anatomischen Kontrast aus. T2-gewichtete Aufnahmen eignen sich wegen des hohen Kontrastes zwischen Anatomie und dem pathologischen Befund vorzüglich zum Nachweis der Läsionen, sind jedoch sehr von Rauschen überlagert und sehr anfällig gegenüber Bewegungen des Patienten. Alternative schnelle bildgebende Sequenzen mit T2-Gewichtung wurden bislang dominiert von Gradientenechosequenzen, die Aufnahmen mit variablem Kontrastverhalten mit reduzierten Bewegungsartefakten liefern [7]. Diese Sequenzen sind jedoch anfällig für erhöhte Suszeptibilitätsartefakte, Chemical-shift-Artefakte und Feldinhomogenitäten. In jüngster Zeit steht als Alternative eine schnelle (Turbo-)Spinechosequenz zur Verfügung. Mit Turbo-SE-Sequenzen kann die Untersuchungszeit im Vergleich mit konventionellen T2-gewichteten Spinechoaufnahmen um mehr als 75% reduziert werden. Die kurze Scanzeit führt zu einer Reduktion der Bewegungsartefakte und zu einer Steigerung der Signal- und Kontrast-Rausch-Verhältnisse.

1.5 Signalcharakteristika

Unabhängig von der Sequenzwahl sind Luft, kortikaler Knochen, Verkalkungen, Ligamente, Sehnen, fibröser Knorpel und altes Narbengewebe signallos bis sehr signalschwach. Schneller arterieller Fluß bedingt häufig einen Signalverlust. Metallische Gegenstände sind durch die Störung des hohen Magnetfeldes und den begleitenden völligen Signalverlust erkennbar. Paramagnetische Substanzen wie Desoxyhämoglobin, intrazelluläres Methämoglobin und Hämosiderin sind von niedriger Signalintensität. Der Skelettmuskel weist bei Verwendung von T1- und T2-gewichteten SE-Sequenzen eine geringere Signalintensität auf. Fettgewebe und das Knochenmark zeigen auf T1-gewichteten Aufnahmen eine hohe Signalintensität, die bei Zunahme des T2-Einflusses abnimmt. Flüssigkeiten wie z.B. ein Gelenkerguß sind auf T1-gewichteten Aufnahmen von geringer bis mittlerer Signalintensität und nehmen an Signalintensität zu bei Vergrößerung des T2-Einflusses. Paramagnetische Substanzen wie z.B. Gd-DTPA zeigen in einer stark verdünnten Form ein sehr hohes Signal auf T1-gewichteten Aufnahmen.

1.6 Untersuchungsebenen

Die Wahl der Schichtebene bestimmt die Beurteilbarkeit der einzelnen anatomischen Strukturen des Gelenkapparates [2,3]. Die sagittale Ebene hat den größten Informationsgehalt. So lassen sich auf ihr die Kreuzbänder, Menisci, die anterioren und posterioren meniskofemoralen Bänder, das meniskotibiale Band, die Gelenkkapsel, die Patellasehne, Quadriceps-, Biceps-femoris-, Semimembranosus-, Semitendinosus- und Gastrocnemiussehnen gut abgrenzen [2,3]. Hyaliner Knorpel

Tabelle 1.3. Signalintensität der Gewebe des muskuloskelettalen Systems

Gewebe/Blut	SE-T1 (TE < 30 ms; TR < 5–600 ms)	SE-Protonengewichtung (TE < 30 ms; TR > 1800 ms)	SE-T2 (TE > 50 ms; TR > 1800 ms)
Fett	hoch	hoch	niedrig
Knochen-mark	hoch	hoch	niedrig
Hyaliner Knorpel	intermediär	intermediär	leicht gesteigert
Muskel	intermediär	intermediär	intermediär
Nerven	intermediär	intermediär	intermediär
Kort. Knochen	signallos	signallos	signallos
Verkalkungen	singnallos	signallos	signallos
Ligamente	signalschwach – signallos	signalschwach – signallos	signalschwach – signallos
Alte Narbe	signalschwach – signallos	signalschwach – signallos	signalschwach – signallos
Methämoglobin, Desoxyhämogl., Hämosiderin	signalschwach – signallos	signalschwach – signallos	signalschwach – signallos

kann gleichfalls gut beurteilt werden, obwohl die schräge Stellung der patellaren Gelenkfläche eine Begutachtung zum Beispiel einer Chondromalazie erschwert [6]. Das vordere Kreuzband läßt sich am besten in 5–15° Außenrotation des Kniegelenks oder in parasagittaler Schnittführung abgrenzen [11].

Die koronare Ebene ermöglicht eine zweite Bewertung der Menisci [12]. Die Beurteilung der Pars intermedia ist erleichtert, und die Kollateralbänder lassen sich im gesamten Verlauf einsehen. Das laterale und mediale meniskofemorale und meniskotibiale Band und die Ligamente der Gelenkkapsel, der Pes anserinus und das iliotibiale Band können am besten in dieser Ebene dargestellt werden.

Die axiale Ebene wird gewöhnlich als "localizer" gewählt, an der weitere Schichten in komplementären Ebenen geplant werden [9]. Diese Ebene dient der Beurteilung des retropatellaren Knorpels. In den meisten Fällen ist die Sagittalebene die aussagefähigste aller Schichtorientierungen. Die koronare Ebene hilft, diese Diagnose zu unterstützen.

1.7 Sequenzprotokoll und Scanparameter

Gewöhnliche T1-gewichtete Sequenzen eignen sich für die meisten klinischen Fragestellungen. Soweit mit Schichtlücke untersucht wird, um ein großes Volumen abzudecken, sollten die Schichtabstände möglichst klein gewählt werden, um keine pathologischen Befunde zu übersehen. Die Schichtdicke ist ein wichtiger Faktor. Beträgt sie z.B. 8mm und der darzustellende pathologische Befund nur 4mm, kommt es zu einem "volume averaging", wodurch kleine Befunde übersehen werden können. Andererseits haben dünnere Schichtdicken ein geringes Signal-Rausch-Verhältnis, und wegen der dünnen Schichten wird nur ein relativ umschriebener Gelenkbereich abgedeckt. Deshalb sollten sehr dünne Schichten mit SE-Sequenzen nur dann verwandt werden, wenn dies aufgrund des Befundes dringend notwendig erscheint. Die Größe der Matrix nimmt auf die Ortsauflösung und das Signal-Rausch-Verhältnis Einfluß. Verwendet man hochauflösende Matrices von 256 × 256 Bildpunkten, führt dies zu einer hohen

Ortsauflösung, jedoch auch zur Verlängerung der Untersuchungszeit. Deshalb werden häufig Matrixgrößen von 256 × 192 oder 256 × 128 Pixeln verwandt. Mit einer Reduktion der Matrixgröße geht eine Verschlechterung der Ortsauflösung, eine Verbesserung des Signal-Rausch-Verhältnisses und eine Verkürzung der Untersuchungszeit einher. Schichtdicken von 4–5 mm bei 1–2 Datenakquisitionen reichen in der Mehrzahl der Fälle aus. Das Signal-Rausch-Verhältnis ist direkt proportional zur Schichtdicke und zur Wurzel der Anzahl der Datenakquisitionen. Wird die Schichtdicke von 4 auf 1 mm reduziert, verschlechtert sich das Signal-Rausch-Verhältnis um den Faktor 4. Dies kann durch eine Erhöhung der Zahl der Akquisitionen von 1 auf 4 nur etwas abgefangen werden, da das Signal-Rausch-Verhältnis lediglich um den Faktor 2 verbessert wird. Eine deutliche Erhöhung der Untersuchungszeit für dünnere Schichten kompensiert den Verlust.

1.7.1 Field of View

Falls das zu untersuchende Objekt größer ist als das gewählte Field of View (FOV), können sog. Faltungsartefakte entstehen. Je besser die zu untersuchende Region der gewählten Spulengröße entspricht, desto besser ist das Signal-Rausch-Verhältnis. Für die Standard-Kniegelenkuntersuchung eignen sich FOV-Größen von 14–18 cm.

1.7.2 Phasenkodierung

Vaskuläre Pulsationsartefakte werden in Richtung Phasenkodierung projiziert. Die Pulsationsartefakte der A. poplitea können pathologische Befunde der Patellagelenkfläche auf axialen Aufnahmen und anterior-posteriorer Phasenkodierung überlagern und damit eine Befundbeurteilung sehr erschweren bzw. unmöglich gestalten.

1.7.3 Fast Imaging (FLASH, FISP, GRASS, FFE)

Schnellbildsequenzen liefern bei kurzer Untersuchungszeit eine effektive T2-Gewichtung, die auch als T2* bezeichnet wird. Die Signalintensitätseigenschaften der Gradientenechosequenzen (GE-Sequenzen) sind jedoch mit denen der T2-SE-Sequenzen nicht identisch [13]. Zum Beispiel zeigt der Gelenkknorpel auf GE-Aufnahmen eine im Vergleich mit SE-Sequenzen hohe Signalintensität. Kortikaler Knochen, Menisci und Ligamente zeigen sich auf beiden Sequenzen als signalreduzierte Strukturen. Das Knochenmark in Kontakt mit dem trabekulären Knochen zeigt verkürzte T2*-Zeiten und ist daher signalreduziert. Flipwinkel um 90° liefern einen guten Kontrast zwischen Fett und Muskulatur, während die Unterscheidung von Knochen und Knorpelgewebe schlecht ist. Wählt man die Winkel kleiner als 15–20°, erzielt man einen arthrographischen Effekt mit exzellenter Darstellung selbst kleiner Gelenkergüsse. Eine Unterscheidung zwischen Erguß und Gelenkknorpel ist jedoch deutlich erschwert. Intermediäre Flipwinkel von 30–40° liefern einen Mittelweg zwischen beiden Extremen und werden empfohlen, soweit keine bestimmte Fragestellung vorliegt. Sie zeichnen sich durch ein gutes Signal-Rausch-Verhältnis und eine gute anatomische Darstellung aus. Eine Erhöhung des TE-Wertes geht mit einer Zunahme des T2*-Effektes einher, wobei das Signal-Rausch-Verhältnis sich verschlechtert. Der erzielte Effekt nach Veränderung des TR-Wertes ist im Vergleich mit dem TE-Wert und dem Flipwinkel gering. Eine Verlängerung des TR-Wertes geht mit einer Verbesserung des Signal-Rausch-Verhältnisses einher.

Die inzwischen verfügbaren schnellen Gradientenechosequenzen wie Turbo-FLASH ermöglichen eine Bildgebung in weniger als 1 s auf Standard-MR-Systemen.

1.7.4 3-D
("volume acquisition imaging")

Die 3-D-Schnellbildsequenzen sind im Nachweis von Einrissen des vorderen Kreuzbandes und kleinen Meniskuseinrissen SE-Sequenzen überlegen [7,13]. Mit der 3-D-Fourier-Transformation lassen sich Schichtdicken von weniger als 1 mm ohne Schichtlücke erzeugen. Aufgrund des 3-D-Datensatzes lassen sich alle möglichen Schnittebenen berechnen. Ultradünne 3-D-Schichten zeigen die anatomischen und pathologischen Strukturen mit hoher Detailgenauigkeit.

1.7.5 Fettunterdrückungssequenzen

Mit Hilfe dieser Techniken lassen sich Bilder erzeugen, die hauptsächlich entweder Wasser- oder Fettaufnahmen entsprechen. Diese Techniken haben sich besonders bei der Beurteilung von Weichteiltumoren und Knochenmarkprozessen (z.B. Metastasen, Knochenkontusionen, Osteochondrosis dissecans) als vorteilhaft erwiesen [17].

1.8 Kontrastmittelanwendung

Die *intraartikuläre Instillation* von 15 ml einer 1-mmol/l-Gd-DTPA Lösung liefert einen hohen Kontrast zwischen den anatomischen Strukturen des Kniegelenkes. Nach intraartikulärer Verabreichung von Gd-DTPA werden die Menisci von der signalintensiven Flüssigkeit umgeben. Liegen Meniskusläsionen mit Kontakt zur Oberfläche vor, so tritt das signalintensive Kontrastmittel in den signalreduzierten Meniskuskörper ein. Die Rupturlinie wird dadurch signalintensiv kontrastiert. Der große Vorteil der nichtinvasiven Untersuchungstechnik der MR-Tomographie wird mit der MR-Arthrographie aufgegeben. Deshalb sollte diese Technik nur in Ausnahmefällen Anwendung finden.

Die *intravenöse Verabreichung* von 0,1–0,2 mmol-Gadolinium-(Gd-)Diethylentriaminpentazetat (DTPA) pro kg Körpergewicht führt auf T1-gewichteten Spinecho-(SE-) und Gradientenecho-(GE-)Aufnahmen zu einem Anstieg der Signalintensität in der hypertrophierten Synovialis aufgrund ihres vergrößerten Extrazellularraumes, dem Verteilungsvolumen von Gd-DTPA [1,5]. Intraartikuläre Flüssigkeitsansammlungen, hyaliner oder Faserknorpel, Sehnen, Knochenmark und die Muskulatur zeigen keine visuell erkennbare Steigerung der Signalintensität und lassen sich dadurch kontrastreich gegenüber dem Pannus differenzieren [10,14]. Es wurde gezeigt, daß hohe Steigerungen nach Kontrastmittelinjektion mit stark vaskularisierten Pannusarealen korrelieren und niedrige SI-Steigerungen fibrösem Pannus entsprechen [8].

Literatur

1. Brasch RC, Bennett HF (1988) Considerations in the choice of contrast media for MR imaging. Radiology 166: 897–899
2. Crues JV III, Ryu R (1989) MRI of the knee: Part I. Appl Radiol 18, 7: 18–23
3. Crues JV III, Ryu R (1989) MRI of the knee: Part II. Appl Radiol 18, 7: 12–18
4. Deutsch AL, Mink JH (1989) Articular disorders of the knee. Magn Reson Imaging 1: 43–56
5. Drape JL, Thelen P, Gay-Depassier P, Silbermann O, Benacerraf R (1993) Intraarticular diffusion of Gd-DOTA after intravenous injection in the knee: MR

imaging evaluation. Radiology 188: 227–234
6. Herman JL, Beltran J (1988) Pitfalls in MR imaging of the knee. Radiology 13: 775–781
7. Heron CW, Calvert PT (1992) Three-dimensional gradient-echo MR imaging of the knee: comparison with arthroscopy in 100 patients. Radiology 183: 839–844
8. Koenig H, Sieper J, Wolf KJ (1990) Dynamische Kernspintomographie zur Differenzierung entzuendlicher Gelenkprozesse. Fortschr Röntgenstr 153, 1: 1–5
9. Mesgarzadeh M, Schneck CD, Bonakdarpour A (1988) Magnetic resonance imaging of the knee and correlation with normal anatomy. Radiographics 8: 707–733
10. Nägele M, Kunze V, Hamann M et al. (1994) Hämophile Arthropathie des Kniegelenkes: Gd-DTPA-verstärkte MRT; Klinische und röntgenologische Korrelation. Fortschr Röntgenstr 160, 2: 154–158
11. Niitsu M, Akisada M, Anno I, Miyakawa S (1990) Moving knee joint: technique for kinematic MR imaging. Radiology 174: 569–574
12. Quinn SF, Brown TR, Szumowski J (1992), Mensici of the knee: radial MR imaging correlated with arthroscopy in 259 patients. Radiology 185: 577–580
13. Reeder JD, Matz SO, Becker L, Andelmann SM (1989) MR imaging of the knee in the sagittal projection: comparison of the three-dimensional gradient-echo and spin-echo sequences. AJR 153: 537–540
14. Reiser M, Bongartz G, Erlemann R et al. (1989) Gadolinium-DTPA in rheumatoid arthritis and related diseases: first results with dynamic magnetic resonance imaging. Skeletal Radiol 18: 591–597
15. Shellock FG (1988) MR imaging of metallic implants and materials: a compilation of the literature. AJR 151: 811–814
16. Teitelbaum GP, Bradley WG Jr, Klein BD (1988) MR imaging artifacts, ferromagnetism and magnetic torque of intravascular filters, stents and coils. Radiology 166: 657–664
17. Tottermann S, Weiss SL, Szumowski J et al. (1989) MR fat suppresion technique in the evaluation of normal structures of the knee. J Comput Assist Tomogr 71: 714–716

2 Kreuzbänder

J. Kramer, E. Mohr und A. Scheurecker

2.1	Einleitung	8
2.2	Anatomie und Funktion	8
2.3	MR-tomographische Darstellung	10
2.4	Pathologische Veränderungen	11
2.4.1	Läsionen des vorderen Kreuzbandes	11
2.4.2	Läsionen des hinteren Kreuzbandes	18
2.4.3	Kreuzbandzysten	19
2.5	Zusammenfassung	19
	Übersicht: Kreuzbandläsionen	19
	Literatur	20

2.1 Einleitung

Das Knie ist ein komplexes Gelenk mit verschiedenen anatomischen Funktionen, die zu einem geordneten Bewegungsablauf beitragen und ihre besondere Funktion ermöglichen. Den Kreuzbändern kommt insofern eine besondere Funktion zu, als sie die wesentlichen stabilisierenden Kräfte im Kniegelenk sind. Vor der MR-Ära war man bei Verletzungen von Bandstrukturen auf die diagnostischen Möglichkeiten der klinischen Untersuchung, der Arthrographie und der Computertomographie angewiesen. Die MRT hat aufgrund ihres ausgezeichneten Weichteilkontrastes und der freien Orientierungswahl die Darstellung von Bandstrukturen revolutioniert und somit einen wesentlichen Beitrag zur präoperativen Planung geleistet [1,4,10,20–23]. In diesem Kapitel werden neben anatomischen und funktionellen Gegebenheiten insbesondere die direkten und indirekten Hinweise auf Kreuzbandläsionen, wie sie im MR-Bild angetroffen werden, erläutert.

2.2 Anatomie und Funktion

Die Kreuzbänder (Ligg. cruciata genus) stellen einen Bandapparat dar, der von hinten her in die Fossa intercondylaris eingetreten ist und dabei das Stratum synoviale der Gelenkkapsel mitgenommen hat, so daß sie zwar intraartikulär, jedoch extrasynovial gelegen sind [2]. Sie stellen die passiven Führungselemente des Kniegelenkes dar und sind wesentlich am Zustandekommen der physiologischen Roll-Gleit-Bewegung beteiligt [12].

Das *vordere Kreuzband* entspringt an der Innenseite des lateralen Femurkondylus und zieht nach distal, wo es ventromedial vor dem Tuberculum intercondylare mediale an der Area intercondylaris anterior zwischen den Meniskusinsertionen ansetzt (Abb. 2.1). Man unterscheidet funktionell zwei Fasersysteme: anteromediale und posterolaterale Fasern. Die Hauptfunktion des vorderen Kreuzbandes ist die Limitierung der ventralen Verschiebung der Tibia gegen den Femur bzw. der dorsalen Translation des Femurs gegenüber der Tibia. Zusätzlich dient es als Rotationshilfe für Femur und Tibia. In Extension liegt das vordere Kreuzband dem First der Fossa intercondylaris an und begrenzt damit die Extension [29].

Das *hintere Kreuzband* entspringt an der Innenfläche des medialen Femurkondylus [8,14]. Es zieht entgegengesetzt dem vorderen Kreuzband zur Area intercondylaris posterior und der Tibiarück-

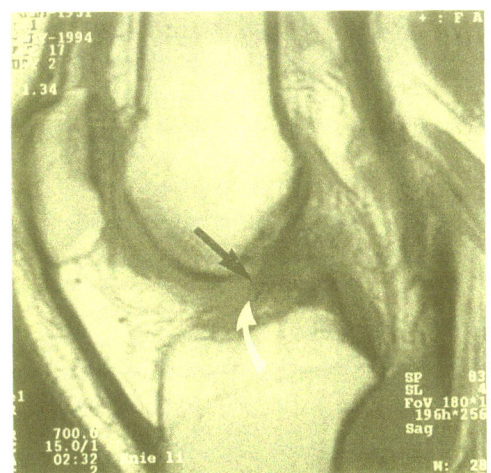 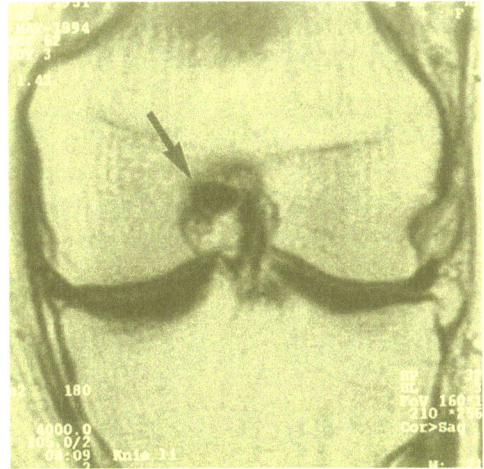

Abb. 2.1a,b. Normale Anatomie des vorderen Kreuzbandes. **a** Sagittale Schichtführung, T1-gewichtetes SE-Bild. Kontinuierlich gestreckter Verlauf des vorderen Kreuzbandes. Im mittleren und distalen Drittel sind hypointense Faserzüge (*schwarzer Pfeil*) mit dazwischen eingelagertem Binde- und Fettgewebe (*gebogener weißer Pfeil*) erkennbar. **b** Koronales, T2-betontes Fast-SE-Bild. Ähnlich dem T1-betonten Bild finden sich hypointense Faserzüge, getrennt durch Gewebe mit einem etwas erhöhten Signal. Medial ist der Ursprungsbereich des hinteren Kreuzbandes (*schwarzer Pfeil*) zu erkennen

fläche (Abb. 2.2). Auch hier liegt ein langes kräftiges anterolaterales und ein kürzeres posteromediales Fasersystem vor; beide sind allerdings im Gegensatz zum vorderen Kreuzband anatomisch meist nicht eindeutig gegeneinander abgrenzbar. Da das hintere Kreuzband die kräftigste ligamentäre Struktur des gesamten Kniegelenkes ist, wird es auch als der zentrale Stabilisator des Kniegelenkes angesehen [12]. Die Hauptfunktion des hinteren Kreuzbandes ist die Kontrolle der Bewegung des medialen Femurkondylus während der Beugung und die Verhinderung einer Tibiatranslation nach dorsal. Die Kreuzbänder sind so gelagert, daß in fast allen Stellungen Teile von ihnen in Spannung geraten. Sie bilden also eine wesentliche Sicherung des Kniegelenkes, besonders bei der Beugung. Bei der Streckung spannen sich die vorderen Anteile des vorderen Kreuzbandes und der hintere Anteil des hinteren Kreuzbandes. Umgekehrt werden bei der Beugung die einander zugekehrten Fasern entspannt. Durch dieses Verhalten ergänzen sie nur den übrigen Bandapparat, ohne für sich allein die Beugungs- oder Streckhemmung darzustellen. Das Gleiche gilt für die Hemmung der Ab- und Adduktion zwischen Ober- und Unterschenkel. Bei der Einwärtskreiselung des Unterschenkels wickeln sich die Kreuzbänder umeinander; sie wird dabei gehemmt, während die Auswärtskreiselung die einzige Bewegung ist, die von den sich abwickelnden Kreuzbändern völlig freigegeben ist.

Das hintere Kreuzband wird unregelmäßig von zwei Bändern begleitet, die beide, falls vorhanden, an der Innenfläche des medialen Femurkondylus entspringen (s. Abb. 2.2). Des Lig. meniscofemorale anterius (Humphrey) zieht ventral über das hintere Kreuzband hinweg und inseriert am Hinterhorn des Außenmeniskus. Dorsal vom hinteren Kreuzband verläuft das Lig. meniscofemorale posterius (Wrisberg) zum Hinterhorn des Außenmeniskus [11]. Während eine der beiden Bandstrukturen bei über 70% der Untersuchungen angetroffen wird, lassen

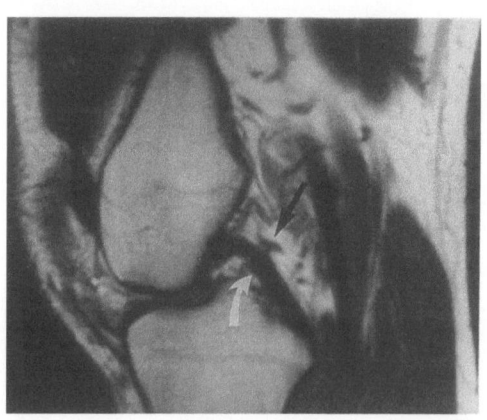 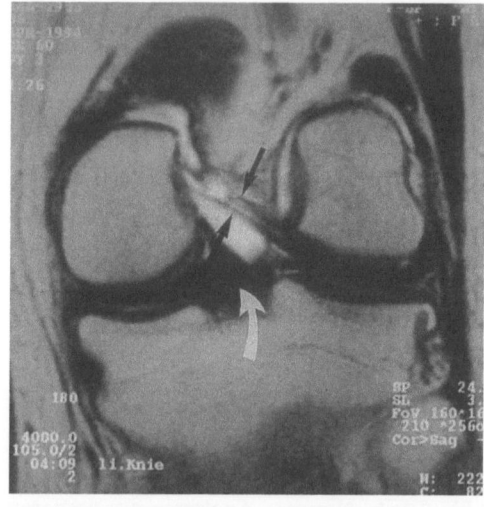

Abb. 2.2a,b. Normale Anatomie des hinteren Kreuzbandes und der meniskofemoralen Bänder. **a** Sagittales, T1-betontes SE-Bild. Das hintere Kreuzband ist durchgehend intakt und zeigt ein homogenes, hypointenses Signal. Zarte Verdickung des Kreuzbandes ventral im mittleren Drittel (*gebogener weißer Pfeil*), dem vorderen meniskofemoralen Ligament entsprechend. Dorsal (*schwarzer Pfeil*) ovaläre hypointense Strukturen, entsprechend dem hinteren meniskofemoralen Ligament. **b** Koronales, T2-betontes Fast-SE-Bild (anderer Patient). Bei Vorliegen eines Gelenkergusses läßt sich ein zweigeteiltes Lig. meniscofemorale posterius (*Pfeile*) erkennen. Ansatznaher Anteil des hinteren Kreuzbandes (*gebogener weißer Pfeil*)

sich beide gemeinsam weniger häufig nachweisen [29]. Ihre Funktion liegt in der Stabilisierung des Außenmeniskushinterhornes, dessen Einklemmung sie verhindern.

2.3 MR-tomographische Darstellung

Bänder und Sehnen sind relativ unelastische Strukturen. Sie bestehen aus kurzen Fasern dichten, regulär angeordnlten fibrösen Gewebes. Histologisch finden sich lineare Polypeptidketten, welche zu einer Helixkette gefaltet das Tropokollagenmolekül formen. Diese, zu Mikrofibrillen angeordnet, bilden Fibrillen, aus denen letztendlich die Fasern bestehen, die in eine amorphe Grundsubstanz eingebettet sind. Diese einzigartige Struktur der Tropokollagenmoleküle und ihre Fähigkeit, kovalente intra- und intermolekulare Verbindungen einzugehen, sind die Ursache für ihre Stabilität. Innerhalb dieses dichten Netzwerkes ist das Wasser bzw. sind die Protonen dicht an diese Polypeptide gebunden. Sie tragen somit nicht oder nur unwesentlich zur Signalgebung bei, weshalb normale Bandstrukturen auf allen Sequenzen und Wichtungen eine niedrige Signalintensität aufweisen [1]. Meist zeigt das vordere Kreuzband eine geringgradig höhere Signalintensität als das hintere Kreuzband, was zum Teil auf eine verstärkte Verwringung der vorderen Fasern, verglichen mit den Faserzügen des hinteren Kreuzbandes, zurückzuführen sein dürfte [13]. Zu 30–40% finden sich im vorderen Kreuzband zwei oder drei lineare hypointense Bandstrukturen, welche eindeutig voneinander durch mehr oder minder hyperintenses Gewebe getrennt sind. Die dunklen (hypointensen) Faserzüge repräsentieren das anteromediale sowie das posterolaterale Band, aus denen das vordere Kreuzband besteht. Die mehr oder minder hyperintensen Streifen sind auf das vermehrte Vorhandensein von

Fasergewebe bzw. Fetteinlagerungen zurückzuführen (s. Abb. 2.1). Dies ist insbesondere im ansatznahen vorderen Kreuzbandabschnitt erkennbar. Bei dem normalen hinteren Kreuzband sollte keine Signalalteration erkennbar sein; ansonsten müßten pathologische Veränderungen angenommen werden [21].

Bei der Untersuchung des Kniegelenkes (Kreuzbänder) wird der Patient in Rückenlage mit dem Fuß leicht nach außen rotiert (10–15°; bequem für den Patienten) gelagert, wobei für eine gute Bildqualität die Verwendung einer Oberflächenspule (Kniespule) unumgänglich ist. In der alltäglichen Routine werden nach wie vor T1- und T2-betonte SE-Sequenzen verwendet. In neuerer Zeit werden allerdings, falls vorhanden, die T2-betonten konventionellen SE-Sequenzen durch schnelle (Turbo-/Fast-)SE-Sequenzen ersetzt, um so bei gleichbleibender, wenn nicht sogar verbesserter, Bildqualität Zeit zu sparen. Daneben kommen noch 2-D- und 3-D-GE-Sequenzen zum Einsatz, wobei sich durch letztere die Auflösung verbessert; da sie eine lückenlose Aneinanderreihung dünner Schichten erlauben, ermöglichen sie die Anfertigung von Rekonstruktionen in verschiedenen Ebenen. Auf fettunterdrückende Techniken ("chemical shift", STIR- oder IR-Sequenzen) sollte bei Verdacht auf Knochenmarkveränderungen nicht verzichtet werden.

Standardmäßig werden kontinuierliche 3–4 mm dicke Schichten in sagittaler und koronaler Ebene angefertigt. Dadurch ist eine exakte Beurteilung des vorderen und des hinteren Kreuzbandes gegeben. Schrägsagittale Schichten, parallel zum vorderen Kreuzband, können zu einer besseren Darstellung der Kreuzbandstruktur selbst, allerdings zu einer erschwerten Beurteilung der übrigen intraartikulären Strukturen führen. Es ist daher nicht üblich, diese schrägsagittalen Schichten standardmäßig durchzuführen. Sie sollten ggf. zusätzlich angefertigt werden.

Nach Kreuzbandoperationen kommt es häufig zu Narbenbildungen und Verwachsungen, wodurch die Beurteilung mittels konventioneller MRT erschwert wird. Hier kann die Durchführung einer MR-Arthrographie abhelfen. Dabei werden ca. 40 ml einer 2mmolaren -Gd-DTPA-Lösung unter sterilen Kautelen entsprechend der üblichen arthrographischen Technik in das Gelenk eingebracht. Die MR-Arthrographie erzielt ihre gute Bildqualität durch den hohen Kontrast zwischen Kontrastmittel und Band- bzw. intraartikulären Strukturen.

2.4 Pathologische Veränderungen

2.4.1 Läsionen des vorderen Kreuzbandes

Eine akute Kreuzbandruptur ist ein traumatisches Geschehen, das fallweise mit einem dumpfen Geräusch im Kniegelenk einhergeht. Die einzigartige helikoide Anordnung der Faserstränge erlaubt eine beträchtliche Dehnung, ehe es zu einem Einriß bzw. zu einer kompletten Ruptur kommt. Der Patient verspürt zwar bei der Ruptur einen akuten massiven Schmerz, ist allerdings weiter gehfähig. Eine entsprechende Schwellung im Kniegelenk tritt erst zwischen 6 und 24h nach dem Trauma auf. Dies ist auf Sickerblutungen zurückzuführen. Eine massive, rasch auftretende Schwellung sollte an Begleitverletzungen wie osteochondrale Frakturen oder Ausrißfrakturen denken lassen.

Läsionen im Bereich des vorderen Kreuzbandes werden durch verschiedene Mechanismen ausgelöst oder verursacht:

– externe Rotation und Abduktion mit Hyperextension,
– ventrale Translation der Tibia in Bezug zum Femur,
– Innenrotation der Tibia bei extendiertem Knie,

– forcierter Valgusstreß mit Außenrotation bei gebeugtem Knie;

dies ist die häufigste Verletzungsursache, bei der nicht selten Begleitverletzungen wie Meniskus- und Kollateralbandläsionen zu beobachten sind.

Zur klinischen Beurteilung einer Knieinstabilität, basierend auf einer Ruptur des vorderen Kreuzbandes, werden meist das vordere Schubladenphänomen und der Lachman-Test herangezogen. Diese Untersuchungen weisen hohe Sensitivitäten und Spezifitäten (78–100%) auf, hängen allerdings sehr von der Erfahrung des untersuchenden Arztes ab und sind somit sehr subjektiv [15,17]. Entsprechend stark ausgeprägte Muskulatur des Patienten kann die Untersuchung erschweren und zu falschen Schlüssen Anlaß geben.

Die MRT erlaubt eine nichtinvasive direkte Darstellung des vorderen Kreuzbandes bzw. dessen pathologischer Veränderungen. Kreuzbandläsionen lassen sich in 4 Grade einteilen:

– Grad I   Zerrung,
– Grad II partielle Ruptur,
– Grad III komplette Ruptur; bei kompletten Rupturen können auch Begleitverletzungen auftreten: Meniskus- und/order Seitenbandläsion finden sich zu ca. 65–80% [29].

Schweregrade

Grad I – Zerrung

Das Kreuzband inklusive des Synovialschlauches ist in seiner Kontinuität erhalten (Abb. 2.3). Intraligamentär (extrasynovial) finden sich hyperintense Signalalterationen, welche auf ödematöse Veränderungen zurückzuführen sind. Signalveränderungen kommen auch im Rahmen degenerativer Veränderungen vor. Letztere zeigen allerdings infolge mukoider Verquellungen auf T2-betonten Aufnahmen einen wesentlich weniger

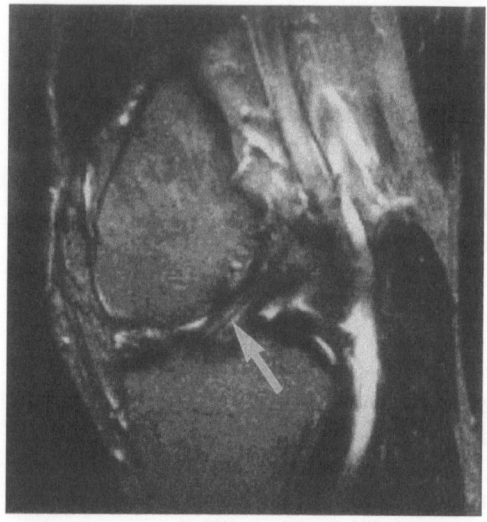

Abb. 2.3. Läsion des vorderen Kreuzbandes, Grad I (Zerrung). Sagittales T2-gewichtetes SE-Bild. Das vordere Kreuzband zeigt eine unauffällige Kontur sowie reguläre hypointense Faserzüge mit dazwischenliegenden hyperintensen Signalalterationen, vermehrter Wassereinlagerung entsprechend (*Weißer Pfeil*: Ödem)

starken Signalanstieg und sollten daher nicht als Zerrung fehlgedeutet werden.

Grad II – Teilruptur

Partielle Kreuzbandrupturen finden sich bei ca. 10–28% aller Verletzungen des vorderen Kreuzbandes. Sie zeigen eine unklare Symptomatik, beruhend auf verschiedenen Funktionen des anteromedialen und posterolateralen Bandes und werden daher oft klinisch fehlinterpretiert. Normalerweise ist das anteromediale Band gerissen. Solche Risse können durchaus ausheilen. Häufig führen sie aber innerhalb eines Jahres zu kompletten Rupturen [19,21]. Partielle Risse des vorderen Kreuzbandes sind MR-tomographisch wesentlich schwieriger zu diagnostizieren. Das Vorhandensein zarter straffer Faserzüge im Bereich des vorderen Kreuzbandes, welches allerdings andererseits nur schlecht abgrenzbar ist und insgesamt eine

den meisten Fällen auch deren exakte Lokalisation angeben. Überwiegend kommt es im mittleren Drittel (72%) zum Zerreißen des Bandes. Im proximalen bzw. distalen Abschnitt werden sie in 4 bis 18% nachgewiesen. Die exakte Beurteilung der Lokalisation und des Grades einer Kreuzbandruptur ist in der subakuten Phase (2–8 Wochen nach dem Trauma)

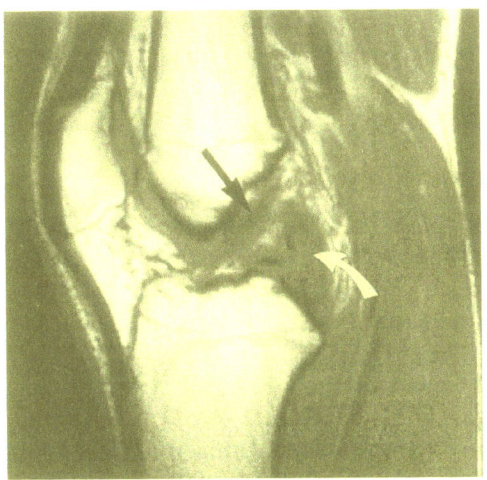

Abb. 2.4. Läsion des vorderen Kreuzbandes, Grad II, sowie Ruptur des hinteren Kreuzbandes. Sagittales, T1-betontes SE-Bild. Das vordere Kreuzband zeigt durchgehende Kontinuität und normale hypointense Signalintensität aufweisende Faserzüge (*schwarzer Pfeil*), umgeben von Gewebe mit mittlerer Signalintensität. Das hintere Kreuzband (*gebogener weißer Pfeil*) ist deutlich aufgetrieben und signalalteriert

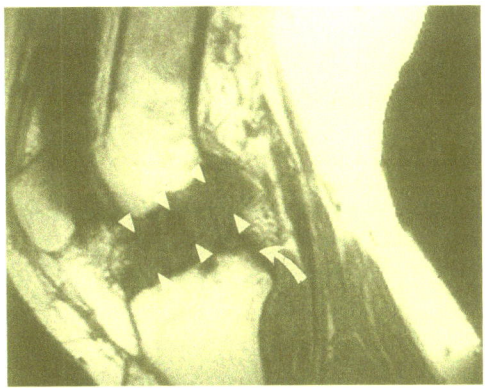

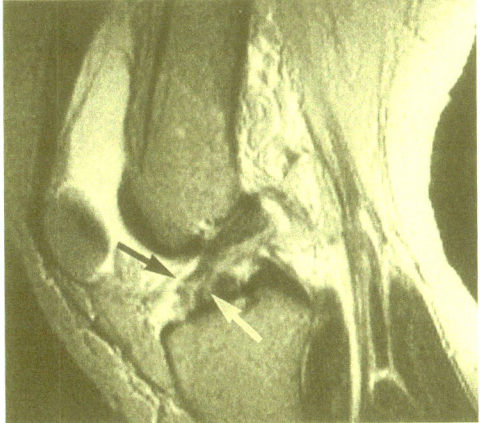

erhöhte Signalintensität aufweist, ist hochgradig suspekt auf das Vorliegen einer partiellen Ruptur (Abb. 2.4). Knochenmarkveränderungen im Sinne einer Kontusion lassen sich bei derartigen Verletzungen nicht nachweisen [22].

Grad III – Komplette Ruptur (s. unten)

Komplette Rupturen

Direkte Zeichen

Primär basiert die MR-Diagnose einer kompletten Ruptur des vorderen Kreuzbandes auf direkten Zeichen wie wellige Bandstruktur, fokale oder diffuse Signalalterationen bzw. diskontinuierlicher Verlauf des vorderen Kreuzbandes oder Kombinationen dieser Hinweise (Abb. 2.5–2.7) [1,17,23,24]. Die MRT erlaubt nicht nur die Aussage, daß eine Bandruptur vorliegt, sondern kann in

Abb. 2.5a,b. Läsion des vorderen Kreuzbandes, Grad III (komplette Ruptur). **a** Sagittales, T1-betontes SE-Bild. Das vordere Kreuzband ist nicht abgrenzbar, statt dessen zeigt sich eine wulstartige weichteilintense Gewebsmasse (*Pfeilspitzen*). Im hinteren Kreuzband (*gebogener Pfeil*) ist der ansatznahe Abschnitt erkennbar. **b** Sagittales, T2-betontes Fast-SE-Bild. Ein kompletter Riß im Bereich des distalen vorderen Kreuzbanddrittels ist, bedingt durch die gute Kontrastierung durch den Gelenkerguß, erkennbar (*Pfeile*)

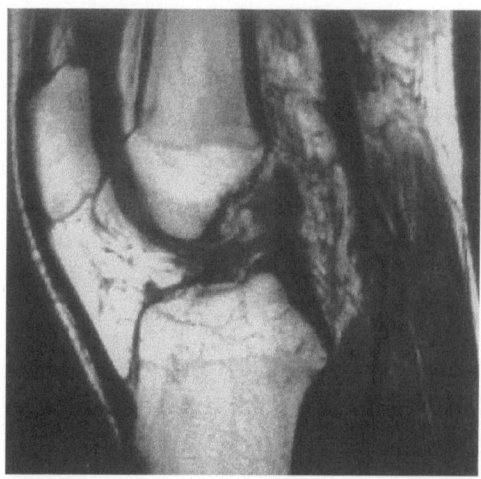

Abb. 2.6. Läsion des vorderen Kreuzbandes, Grad III (komplette Ruptur). T1-betontes sagittales SE-Bild. Das vordere Kreuzband zeigt einen abnormen Verlauf sowie eine Signalanhebung. Der ursprungsnahe Abschnitt ist deutlich nach dorsal verlagert, das mittlere Kreuzbanddrittel nicht dargestellt

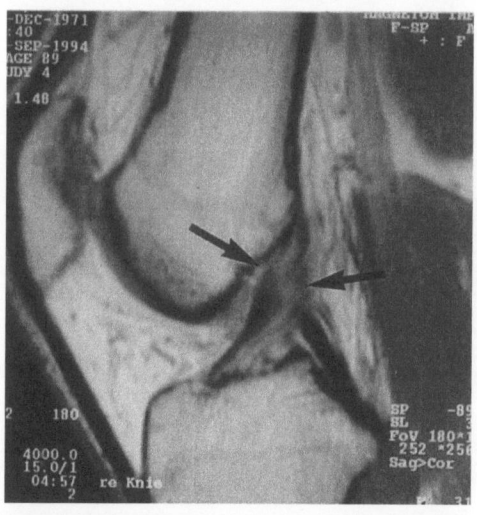

Abb. 2.7. Läsion des vorderen Kreuzbandes, Grad III (komplette Ruptur). Sagittales PD-Fast-SE-Bild. Eine deutliche Auffaserung (*Pfeile*) und Auftreibung des vorderen Kreuzbandes am Übergang vom proximalen zum mittleren Drittel ist erkennbar

wesentlich leichter als in der Akutphase, da sich in der Zwischenzeit die Bandenden leicht retrahiert und das Hämatom zumindest teilweise rückgebildet hatben.

Hilfreich ist in dieser Phase auch das Vorhandensein eines Gelenkergusses, der zu einer entsprechenden Kontrastanhebung beiträgt.

Indirekte Zeichen

Im Laufe der Jahre wurden zahlreiche sekundäre (indirekte) Zeichen einer Ruptur des vorderen Kreuzbandes beschrieben, die zur Verbesserung der Diagnostik führen [4,5,7,9,16,19,22,25–27,31–34]. Indirekte Zeichen sind zwar sehr hilfreich bei der Diagnose einer kompletten Ruptur, aber von wesentlich geringerer Bedeutung, wenn es darum geht, eine komplette von einer partiellen Ruptur zu unterscheiden.

Knochenkontusion, Fraktur

Die enge Beziehung zwischen Knochenfrakturen und Rupturen des vorderen Kreuzbandes ist seit langem bekannt [28,30]. Knöcherne Ausrisse finden sich nahezu ausschließlich im Bereich der Eminentia intercondylaris der Tibia, was darauf beruht, daß das vordere Kreuzband im ansatznahen Bereich wesentlich kräftiger ausgebildet ist als im proximalen und mittleren Drittel. Meist kommt es allerdings lediglich zu einer minimalen Dislokation, nur selten zu ödematösen Knochenmarkveränderungen im Fragment bzw. im Bereich der Tibiaepiphyse. Auch die Segond-Fraktur, ein Kantenabriß an der proximalen lateralen Tibia, hat eine hohe Inzidenz mit Rupturen des vorderen Kreuzbandes und Meniskusrissen.

Wesentlich häufiger lassen sich allerdings im Rahmen von Läsionen des vorderen Kreuzbandes Knochenmarkabnormitäten im Bereich der laterodorsalen Tibiaepiphyse sowie des lateralen Femurkondylus beobachten (Abb. 2.8) [22]. Gut erkennbar sind derartige Veränderungen insbesondere bei Verwendung fettunterdrückter, T2-betonter Fast-SE-Sequenzen oder IR-Sequenzen; GE-Sequenzen sind weniger gut geeignet.

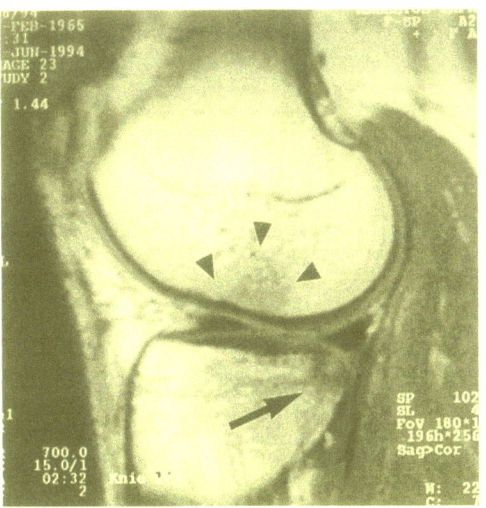

Abb. 2.8. Kissing-Läsion bei Vorliegen einer kompletten Ruptur des vorderen Kreuzbandes. Sagittales, T1-betontes SE-Bild. Inhomogene hypointense Signalalteration im Bereich der dorsolateralen Tibiaepiphyse bei erhaltener Kortikalis (*Pfeile*). Am lateralen Femurkondylus gelangt subchondral gelegen ein flau hypointenses Areal zur Darstellung (*Pfeilspitzen*). Diese Veränderungen entsprechen vermehrten Wassereinlagerungen sowie trabekulären Mikrofrakturen

Derartige Knochenkontusionen sind meist durch eine ventrale Subluxation der Tibia zum Zeitpunkt des Traumas verursacht und können mit einer osteochondralen Impression im Bereich des lateralen Femurkondylus einhergehen [16]. Die abnormen Knochenmarkveränderungen (Hypointensitäten auf T1- bzw. hyperintense Veränderungen auf T2- und fettunterdrückten Sequenzen) korrespondieren mit Blut, Ödem sowie Hyperämie bzw. trabekulären Mikrofrakturen [20,26]. Die verstärkte osteochondrale Eindellung im Bereich des lateralen Femurkondylus bei Patienten mit einer Ruptur des vorderen Kreuzbandes ist auf eine Impressionsfraktur ähnlich der Hill-Sachs-Läsion im Bereich des Humerus zurückzuführen. Zur Einstauchung kommt es, wenn die Tibia ventral-verschoben auf den lateralen Femurkondylus gepreßt wird [17,22,26]. Da derartige Veränderungen im Nativröntgen nicht ersichtlich sind, werden sie als okkulte Frakturen bezeichnet. Solche Kontusionsareale lassen sich entweder am Femurkondylus oder an der Tibia nachweisen. Kommen sie an beiden Knochen vor, werden sie als Kissing-Kontusionen bezeichnet [16]. Ihre Sensitivität/Spezifität für das Vorliegen einer akuten Ruptur des vorderen Kreuzbandes beträgt 50 bzw. 100%. Mit einer völligen Rückbildung derartiger Knochenmarkveränderungen ist zwischen 6 Wochen und 3 Monaten zu rechnen, so daß bei alten Rupturen fallweise nur mehr die Delle am lateralen Femurkondylus bemerkbar ist [5,25,34].

Abnormer Verlauf des hinteren Kreuzbandes

Legt man bei sagittalen Bildern an den distalen Abschnitt des hinteren Kreuzbandes eine Gerade, so schneidet die proximale Verlängerung derselben normalerweise die Interkondylarlinie (Blumensaat-Linie). Bei einer Ruptur des vorderen Kreuzbandes kommt es zu einer Abweichung und einem steileren Verlauf derselben (Abb. 2.9) [25,27]. Der Winkel des hinteren Kreuzbandes (gemessen als Winkel zwischen den Linien durch den proximalen und durch den distalen Kreuzbandabschnitt) sollte mehr als 107° betragen. Eine Abnahme weist mit einer Sensitivität von 52% und einer Spezifität von 94% auf eine Ruptur des vorderen Kreuzbandes hin.

Abnormer Verlauf des vorderen Kreuzbandes

Normalerweise beträgt der Winkel zwischen vorderem Kreuzband und Tibiaplateau 45° oder mehr. Abweichungen davon weisen mit einer Sensitivität/Spezifität von 91/97% auf eine Insuffizienz des vorderen Kreuzbandes hin (Abb. 2.10) [7]. Der Winkel zwischen dem vorderen

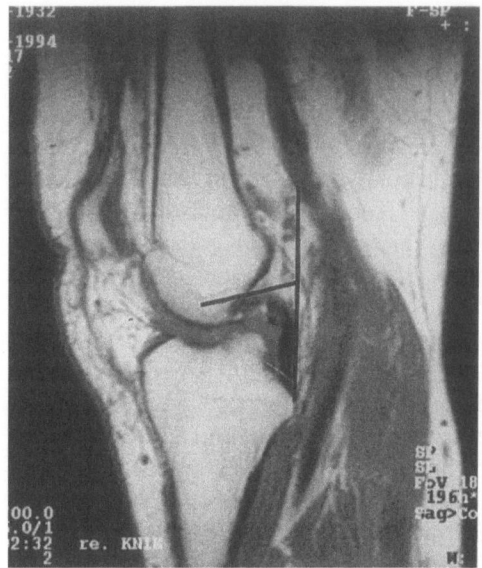

Abb. 2.9. Komplette Ruptur des vorderen Kreuzbandes. Pathologisch verlaufende Linie des hinteren Kreuzbandes sowie verringerter Winkel des hinteren Kreuzbandes (indirekte Zeichen einer Ruptur des vorderen Kreuzbandes). Sagittales, T1-betontes SE-Bild. Der distale Abschnitt des hinteren Kreuzbandes verläuft sehr steil, eine unmittelbar daran angelegte Gerade schneidet die Blumensaat-Linie nicht mehr. Der Winkel zwischen proximalem und distalem Kreuzbandabschnitt ist kleiner als 90°

Kreuzband und der Interkondylarlinie (Blumensaat-Linie) sollte weniger als knapp 10° betragen.

Meniskusverlagerung

Die Dorsalverlagerung des lateralen Meniskus wird als positives Zeichen für eine Ruptur des vorderen Kreuzbandes angesehen, wenn dieser hinter dem äußersten dorsalen Rand des Tibiaplateaus zu liegen kommt (Abb. 2.11). Die Dorsalverlagerung beruht auf einer ventralen Dislokation der Tibia. Wenn die Tibia nach ventral verschoben wird, verbleiben Femur und Meniskus am Ort, so daß daraus eine Dislokation des Meniskushinterhornes in bezug auf die Tibia resultiert [4, 33]. Dieses Zeichen gilt als nicht sehr sensitiv (bei einer Verlagerung von 3,5 mm Sensitivität von 44%), allerdings als sehr spezifisch (94%). Die verstärkte Steilstellung des hinteren Kreuzbandes bzw. die dorsale Subluxation des lateralen Meniskushinterhornes können auch als MR-Schubladenphänomen zusammengefaßt werden. Es ist allerdings darauf zu achten, daß bei der Lagerung des Patienten keine Hyperextensionsstellung des Kniegelenkes eingenommen wird, da dies ansonsten zur Verfälschung führen würde.

Alte/chronische Ruptur des vorderen Kreuzbandes

Bei ca. 30% der Patienten mit einer chronischen Ruptur des vorderen Kreuzbandes finden sich zarte durchgehende Faserzüge mit niedrigem Signal (fibrös-narbige Stränge), die zur Fehldiagnose eines intakten vorderen Kreuzbandes führen können (Abb. 2.12). In der Mehrzahl der Fälle fehlt allerdings das vordere Kreuzband gänzlich. Dies ist auf die verstärkte

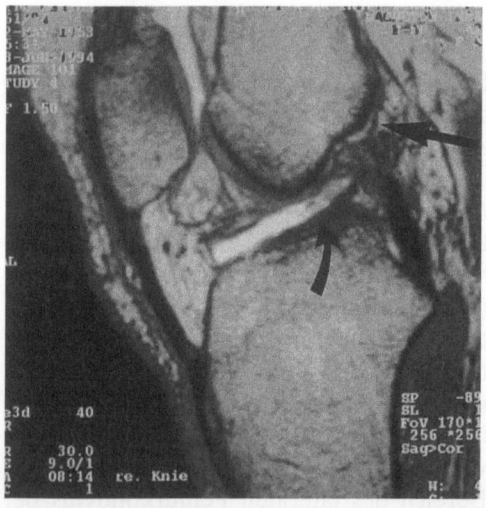

Abb. 2.10. Ruptur des vorderen Kreuzbandes. Abnormer Verlauf des vorderen Kreuzbandes (indirekter Hinweis). T2*-betontes, sagittales 3-D-GE-Bild. Das vordere Kreuzband ist weit nach kaudal durchgebogen (*gebogener Pfeil*). Das proximale und mittlere Kreuzbanddrittel ist nur mehr andeutungsweise erkennbar (*gerader Pfeil*)

Vorhandensein einer Knochenkontusion herausgestellt [32,33].

Kreuzbandplastik

Entsprechend den ggf. vorhandenen Bohrkanälen finden sich ossäre Veränderungen an Femur und Tibia, die in Abhängigkeit von der zurückliegenden Operationszeit mehr oder minder gut vom übrigen Knochenmark abgrenzbar sind. Das funktionell intakte Kreuzband zeigt eine durchgehende Kontinuität (Abb. 2.13). Mäßig hyperintense Signalalterationen können nicht als pathologisch angesehen werden. Da das Kreuzband auch noch lange nach der Operation ein im Vergleich zu einem normalen vorderen Kreuzband verändertes Signal aufweisen kann, ist es schwierig, zwischen normalem postoperativem Verlauf, degenerativen Veränderungen und fallweise partiellem Einriß zu unterscheiden.

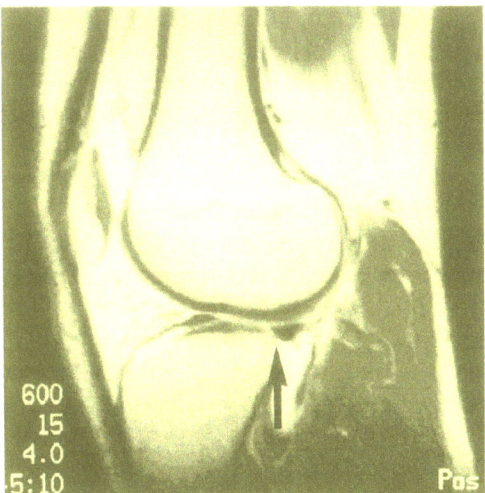

Abb. 2.11. Ruptur des vorderen Kreuzbandes, Meniskussubluxation. T1-betontes, sagittales SE-Bild nach intraartikulärer KM-Applikation. Das laterale Hinterhorn kommt weit dorsal des Tibiahinterrandes (*Pfeil*) zu liegen (subluxiert)

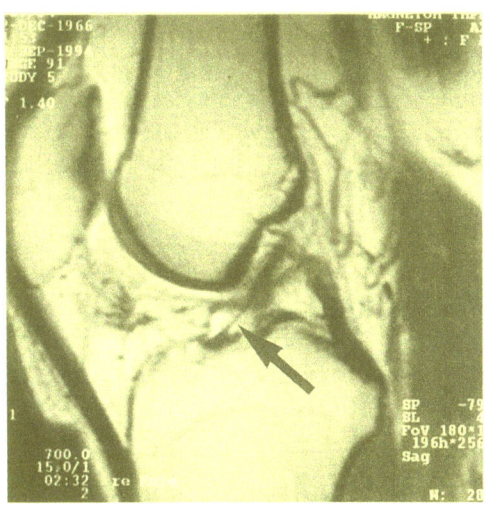

Abb. 2.12. Alte partielle Ruptur des vorderen Kreuzbandes. Sagittales, T1-betontes SE-Bild (MR-Arthrographie). Das vordere Kreuzband (*Pfeil*) ist nur mehr hauchdünn, von Flüssigkeit umspült dargestellt. Die Funktion ist noch erhalten, es besteht allerdings die große Gefahr einer kompletten Ruptur

Retraktionstendenz der gerissenen Enden zurückzuführen. Als Kriteriun für die Unterscheidung einer akuten Kreuzbandruptur von einer chronischen hat sich das

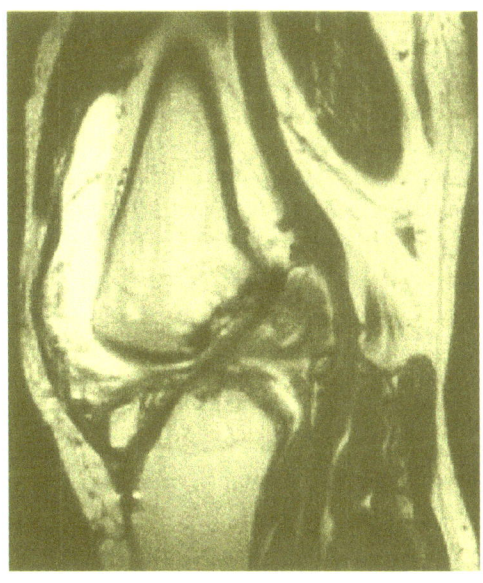

Abb. 2.13. Status post Kreuzbandplastik. Sagittales T1-betontes SE-Bild nach intraartikuläeer KM-Applikation. Das vordere Kreuzband ist durchgehend intakt und zeigt einen regulären Verlauf. Die Stellung des Femurs zur Tibia ist unauffällig. Im Bereich der Tibia ist ventral der Durchzugskanal erkennbar

2.4.2 Läsionen des hinteren Kreuzbandes

Verletzungen des hinteren Kreuzbandes sind wesentlich seltener als die des vorderen und machen maximal 20% aller Kreuzbandverletzungen aus [3]. Nur in wenigen Fällen handelt es sich um eine isolierte Läsion des hinteren Kreuzbandes. Die exakte Beurteilung des hinteren Kreuzbandes kann in der Arthroskopie durchaus schwierig sein, wenn das vordere Kreuzband intakt und somit beim ventralen Zugang nicht in allen Abschnitten exakt einsehbar ist [18]. Weiters kann ein meniskofemorales Ligament ein intaktes hinteres Kreuzband vortäuschen [6]. Die klinische Untersuchung bedient sich des hinteren Schubladenphänomens, das allerdings nur zu 50–60% zielführend ist. Eine Läsion des hinteren Kreuzbandes kann üblicherweise auf 3 Ursachen zurückgeführt werden:

1. Direkte Krafteinwirkung auf die proximale vordere Tibia bei gebeugtem Knie;
2. Hyperextension; bei anhaltender Extension besteht auch die Gefahr einer Ruptur des vorderen Kreuzbandes;
3. Große Ab- oder Adduktionskräfte in Verbindung mit Rotationskräften, allerdings erst, nachdem die Seitenbänder ihre Funktion verloren haben.

Das hintere Kreuzband ist aufgrund seiner Größe und der geringen Signalintensität in allen Sequenzen die am besten identifizierbare Struktur des Kniegelenkes. Der gesamte Verlauf des hinteren Kreuzbandes ist (bei sagittaler Einstellung) meist auf einer koronalen Einzelschicht (zu ca. 95%) erkennbar [10].

Eine *Zerrung* führt ebenso wie beim vorderen Kreuzband zu vermehrter Wassereinlagerung bei erhaltener Bandkontinuität und intaktem Synovialschlauch und so zu mehr oder minder starker Signalanhebung in den verschiedenen Sequenzen.

Eine *partielle Ruptur* liegt vor, wenn neben abnormen Signalintensitäten und intakten Faserzügen auch diskontinuierlich verlaufende Kreuzbandanteile erkennbar sind.

Bei einer *kompletten Ruptur* des hinteren Kreuzbandes läßt sich das Band nicht mehr abgrenzen (Abb. 2.14). Es finden sich keine kontinuierlich verlaufenden Faserzüge. Statt dessen ist ein amorphes Areal mit hoher Signalintensität auf T1- und T2-betonten MR-Bildern zu beobachten. Da die meisten Rupturen des hinteren Kreuzbandes interstitiell lokalisiert sind, bleibt die Kontinuität meist erhalten. Im Rahmen eines spontanen Repair-Mechanismus wird anschließend das Hämatom durch fibröses Narbengewebe ersetzt, im Gegensatz zu den massiv atrophischen Veränderungen bei Rupturen des vorderen Kreuzbandes. Da sowohl Narbengewebe als auch normale Kreuzbandfasern ein niedriges Signal auf allen Sequenzen aufweisen, kann dieses anatomisch scheinbar intakte, jedoch funktionell gerissene hintere Kreuzband durchaus zu einer Fehlinterpretation führen.

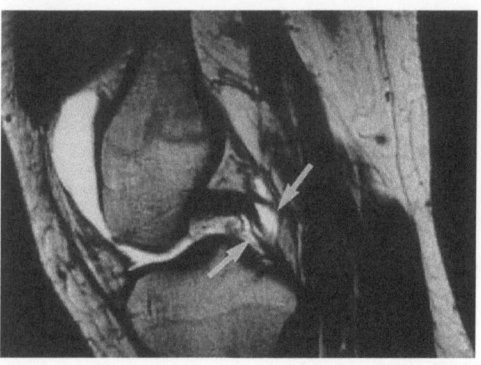

Abb. 2.14. Komplette Ruptur des hinteren Kreuzbandes. Sagittales T2-betontes Fast-SE-Bild. Das hintere Kreuzband ist im mittleren Drittel gerissen. Die rupturierten Faserzüge (*Pfeile*) werden von Flüssigkeit umspült und weisen in verschiedene Richtungen

2.4.3 Kreuzbandzysten

Kreuzbandzysten bzw. intraartikuläre Ganglien können mit einer Kreuzbandverletzung einhergehen. Ähnlich wie ihr extraartikulärer Widerpart sind sie mit visköser Flüssigkeit gefüllt. Während extraartikuläre Ganglien durch ihren raumfordernden Effekt (Schwellung) klinisch entdeckt werden, führen intraartikuläre Ganglien aufgrund des nur geringen vorhandenen Platzes frühzeitig zu Bewegungseinschränkung und somit klinischen Symptomen. Ätiologisch sind sowohl kongenitale als auch traumatische Ursachen in Betracht zu ziehen. MR-tomographisch zeigen sie ein typisches, gut umschriebenes, flüssigkeitsintenses Signalverhalten und sind bei Vorhandensein eines entsprechenden Gelenkergusses von diesem nur schwer zu differenzieren (Abb. 2.15). Eine exakte Diagnose und Abhilfe läßt sich mittels MR-Arthrographie herbeiführen.

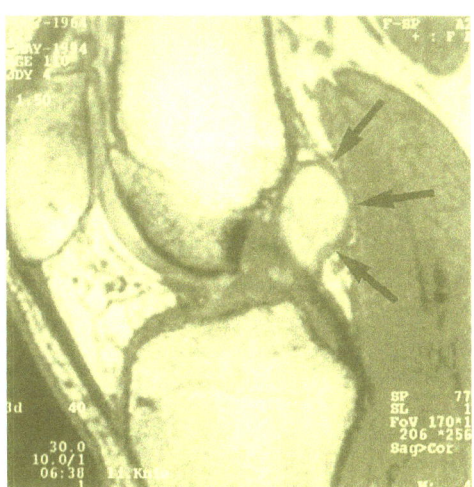

Abb. 2.15. Zyste am hinteren Kreuzband. Sagittales T2*-betontes 3-D-GE-Bild. Dorsal des ursprungsnahen Anteils des hinteren Kreuzbandes findet sich eine scharf begrenzte, von einem zarten Saum (*Pfeile*) umgebene, flüssigkeitsintense Struktur, während ansonsten das Kreuzband unauffällig und auch kein Hinweis auf einen Erguß im übrigen Gelenkkavum erkennbar ist

2.5 Zusammenfassung

Die MRT stellt heute die Methode der Wahl bei der nichtinvasiven Abklärung von Kreuzbandläsionen dar. Dabei erlaubt sie nicht nur die exakte Beurteilung und Diagnose pathologischer Veränderungen, sondern auch evtl. vorhandener Begleitverletzungen. Werden neben den direkten Zeichen auch sekundäre Hinweise auf eine Kreuzbandläsion zur Verbesserung der Diagnose herangezogen, lassen sich Sensitivitäten bzw. Spezifitäten zwischen 95 und 100% erzielen. Da die Therapie- (Operations-)Planung wesentlich von der Art und Lokalisation der Kreuzbandläsion bzw. deren Begleitverletzungen abhängt, ist die MRT beim Verdacht auf eine Kreuzbandverletzung unumgänglich.

Übersicht: Kreuzbandläsionen

Läsionen des vorderen Kreuzbandes

Zerrung (Grad I)	Kontinuität erhalten Intraligamentäre hyperintense Signalalterationen (Ödem)
Partielle Ruptur (Grad II)	Teilweise irregulär verlaufende Faserzüge Hyperintense Signalalterationen (Ödem, Blutung)
Komplette Ruptur (Grad III)	*Direkte Zeichen*: Kontinuitätsunterbechung

Wellige Struktur
Fokale Signalalteration (Ödem, Blutung)

Indirekte Zeichen:	Sensit./Spezif. [%]
Knochenkontusion	50/100
Abnormer Verlauf HKB	50/90
Abnormer Verlauf VKB	91/97
Abnormer Winkel HKB	50/95
Meniskusverlagerung	<50/>90

Alte Ruptur:

Bandatrophie

Postop. Verlauf/ Kreuzbandplastik — Intraligamentäre Signalinhomogenitäten sind nicht unbedingt pathologisch!

Läsionen des hinteren Kreuzbandes

Zerrung } Wie bei Läsionen des VKB
Partielle Ruptur

Komplette Ruptur — Direkte Zeichen wie bei Ruptur des VKB

Alte Läsion des HKB — Cave: Kaum Atrophie! Narbengewebe kann intaktes Band vortäuschen!

Literatur

1. Beltran J, Noto AM, Mosure JC, Weiss KL, Zuelzer W, Christoforidis AJ (1986) The knee: surface-coil MR imaging at 1.5 T. Radiology 159: 747–751
2. Benninghoff A, Goerttler K (1975) Spezielle Anatomie des Bewegungsapparates. In: Ferner H, Staubesand J (Hrsg) Lehrbuch der Anatomie des Menschen, 11. Aufl. Urban & Schwarzenberg, München
3. Berger RS, Larson RL (1993) Posterior cruciate and posterolateral injuries. In: Larson RL, Grana WA (Hrsg) The knee: form, function, pathology, and treatment. Saunders, Philadelphia, S 565–583
4. Chan WP, Peterfy C, Fritz RC, Genant HK (1994) MR diagnosis of complete tears of the anterior cruciate ligament of the knee: importance of anterior subluxation of the tibia. AJR 162: 355–360
5. Cobby MJ, Schweitzer ME, Resnick D (1992) The deep lateral femoral notch: an indirect sign of a torn anterior cruciate ligament. Radiology 184: 855–858
6. Dehaven KE (1988) Arthroscopy in the cruciate-injured knee. In: Feagin JA Jr (Hrsg) The crucial ligaments. Churchill, New York, S 334
7. Gentili A, Seeger LL, Yao L, Do HM (1994) Anterior cruciate ligament tear: Indirect signs at MR imaging. Radiology 193: 835–840
8. Girgis FG, Marshall JL, Al Monajem H (1975) The cruciate ligaments of the knee joint. Clin Orthop 106: 216–231
9. Graf BK, Cook DA, DeSmet AA, Keene JS (1993) "Bone bruises" on magnetic resonance imaging evaluation of anterior cruciate ligament injuries. Am J Sports Med 21: 220–223
10. Grover JS, Bassett LW, Gross ML, Seeger LL, Finerman GAM (1990) Posterior

cruciate ligament: MR imaging. Radiology 174: 527–530
11. Heller L, Langman J (1964) The meniscofemoral ligaments of the human knee. J Bone Joint Surg Br 46: 307–313
12. Hertel P, Schweiberer L (1975) Biomechanik und Pathophysiologie des Kniebandapparates. Hefte Unfallheilkd 125: 1–16
13. Hodler J, Haghighi P, Trudell D, Resnick D (1992) The cruciate ligaments of the knee: correlation between MR appearance and gross and histologic findings in cadaveric specimens. AJR 159: 357–360
14. Hughston JC, Andrews JR, Cross MJ, Moschi A (1976) Classification of knee ligament instabilities. Part I: The medial compartment and cruciate ligaments. Part II: The lateral compartment. J Bone Joint Surg Am 58: 159–179
15. Jonsson T, Althoff BO, Peterson L, Renstrom P (1982) Clinical diagnosis of ruptures of the anterior cruciate ligament: a comparative study of the Lachman test and the anterior drawer sign. Am J Sports Med 10: 100–102
16. Kaplan PA, Walker CW, Kilcoyne RF, Brown DE, Tusek D, Dussault RG (1992) Occult fracture patterns of the knee associated with anterior cruciate ligament tears: assessment with MR imaging. Radiology 183: 835–838
17. Lee JK, Yao L, Phelps CT, Wirth CR, Czajka J, Lozman J (1988) Anterior cruciate ligament tears: MR imaging compared with arthroscopy and clinical tests. Radiology 166: 861–864
18. Lysholm J, Gillquist J (1981) Arthroscopic examination of the posterior cruciate ligament. J Bone Joint Surg Am 63: 363–366
19. McCauley TR, Moses M, Kier R, Lynch JK, Barton JW, Joki P (1994) MR diagnosis of tears of anterior cruciate ligament of the knee: importance of ancillary findings. AJR 162: 115–119
20. Mink JH, Deutsch AL (1989) Occult cartilage and bone injuries of the knee: detection, classification, and assessment with MR imaging. Radiology 170: 823–829
21. Mink JH, Levy T, Crues JV III (1988) Tears of the anterior cruciate ligament and menisci of the knee: MR imaging evaluation. Radiology 167: 769–774
22. Murphy BJ, Smith RL, Uribe JW, Janecki CJ, Hechtman KS, Mangasarian RA (1992) Bone signal abormalities in the posterolateral tibia and lateral femoral condyle in complete tears of the anterior cruciate ligament: a specific sign? Radiology 182: 221–224
23. Reicher MA, Hartzmann S, Basset LW, Mandelbaum B, Duckwiler G, Gold RH (1987) MR imaging of the knee. I. Traumatic disorders. Radiology 162: 547–551
24. Remer EM, Fizgerald SW, Friedman H, Rogers LF, Hendrix RW, Schafer MF (1992) Anterior cruciate ligament injury: MR imaging diagnosis and pattern of injury. Radiographics 12: 901–915
25. Robertson PL, Schweitzer ME, Bartolozzi AR, Ugoni A (1994) Anterior cruciate ligament tears: evaluation of multiple signs with MR imaging. Radiology 193: 829–834
26. Rosen MA, Jackson DW, Berger PE (1991) Occult lesions documented by magnetic resonance imaging associated with anterior cruciate ligament ruptures. Arthroscopy 7: 45–51
27. Schweitzer MF, Cervilla V, Kursunoglu-Brahme S, Resnick D (1992) The PCL line: an indirect sign of anterior cruciate ligament injury. Clin Imaging 16: 43–48
28. Stallenberg B, Genevois PA, Sintzoff SA Jr, Matos C, Andrianne Y, Struyven J (1993) Fracture of the posterior aspect of the lateral tibia plateau: radiographic sign of anterior cruciate ligament tear. Radiology 187: 821–825
29. Strobel M, Stedtfeld H-W (1988) Diagnostik des Kniegelenkes. Springer, Berlin Heidelberg New York Tokyo
30. Torisu T (1979) Avulsion fractures of the tibial attachment of the posterior cruciate ligament: indications and results of delayed repari. Clin Orthop 143: 107–114
31. Tung GA, Davis LM, Wiggings ME, Fadale PD (1993) Tears of the anterior cruciate ligament: primary and secondary signs at MR imaging. Radiology 188: 661–667
32. Vahey TN, Broome DR, Kayes KJ, Shelbourne KD (1991) Acute and chronic tears of the anterior cruciate ligament: differential features at MR imaging. Radiology 181: 251–253
33. Vahey TN, Hunt JE, Shelbourne KD (1993) Anterior translocation of the tibia at MR imaging: a secondary sign of anterior cruciate ligament tear. Radiology 187: 817–819
34. Warren RF, Kaplan N, Bach BR (1988) The lateral notch sign of anterior cruciate ligament insufficiency. Am J Knee Surg 1: 119–124

3 Patellofemorales Gelenk

K. Lehner

3.1	Einleitung	22
3.2	Anatomie	22
3.2.1	Synoviale Plicae	24
3.2.2	Funktionelle Aspekte	24
3.3	MR-tomographische Darstellung und pathologische Befunde	25
3.3.1	Chondromalacia patellae	25
3.3.2	Osteochondrale Fraktur bzw. Patellafraktur, Patella partita, dorsaler Defekt der Patella	27
3.3.3	Patellarsehne, Tendoperiostose, Bursitis infrapatellaris	28
3.3.4	Sehnenruptur	29
3.3.5	Morbus Osgood-Schlatter, Morbus Sinding-Larsen-Johansso	29
3.4	Zusammenfassung	31
	Übersicht: Wertigkeit diagnostischer Verfahren	32
	Literatur	32

3.1 Einleitung

Abgesehen von Belastungsspitzen durch kurzzeitige Extension des Kniegelenkes ist das femoropatellare Gleitlager beim Stehen einer ständigen Druckbelastung ausgesetzt. Inkongruente Gelenkflächen, anatomisch variante Plicae synoviales und gestörte funktionelle Faktoren der Kraftübertragung führen häufig zur Chondropathia patellae (s. Kap. 14) oder zum Knorpelschaden (Chondromalazie). Dieser kann schon mit nativer MRT eher treffsicherer als mit der CT-Arthrographie nachgewiesen werden. Die Faktoren, die je nach verwendeter Untersuchungssequenz zu einer unterschiedlichen Morphologie des Gelenkknorpels in der MRT führen, sind allerdings noch nicht bis ins letzte bekannt. MRT und CT ergeben bei der osteochondralen und der Patellafraktur Aussagen mit etwas unterschiedlicher Gewichtung. Patella partita und dorsaler Defekt der Patella haben als entwicklungsbedingte Varianten keinen ursächlichen Zusammenhang mit einer Chondropathia patellae oder einer Osteochondrosis dissecans. Relevante Beschwerdebilder am ligamentären Kniestreckapparat sind akute Ruptur, chronischer Überlastungsschaden, Bursitis und Morbus Osgood-Schlatter oder Morbus Sinding-Larsen-Johansson.

3.2 Anatomie

Beninghoffs [2] Definition eines Gelenkes aufgrund einer darin stattfindenden Drehbewegung trifft für das "Femoropatellargelenk" eigentlich nicht zu. Es handelt sich vielmehr um ein Gleitlager, in welchem die Patella als Sesambein der Sehne des M. quadriceps femoris gegenüber der Trochlea femoris je nach Beugungsgrad des Kniegelenkes bewegt wird. Die Trochlea oder Facies patellaris des Femurs ist nach kaudal gegenüber den Femurkondylen meist durch eine wall- und/oder grabenähnliche, medial und lateral schrägverlaufende Unebenheit der knöchernen/knorpeligen Gelenkfläche abgesetzt (Lineae condylopatellares). Nach medial ist die Vertiefung der Trochlea durch einen steilen, kurzen und nach

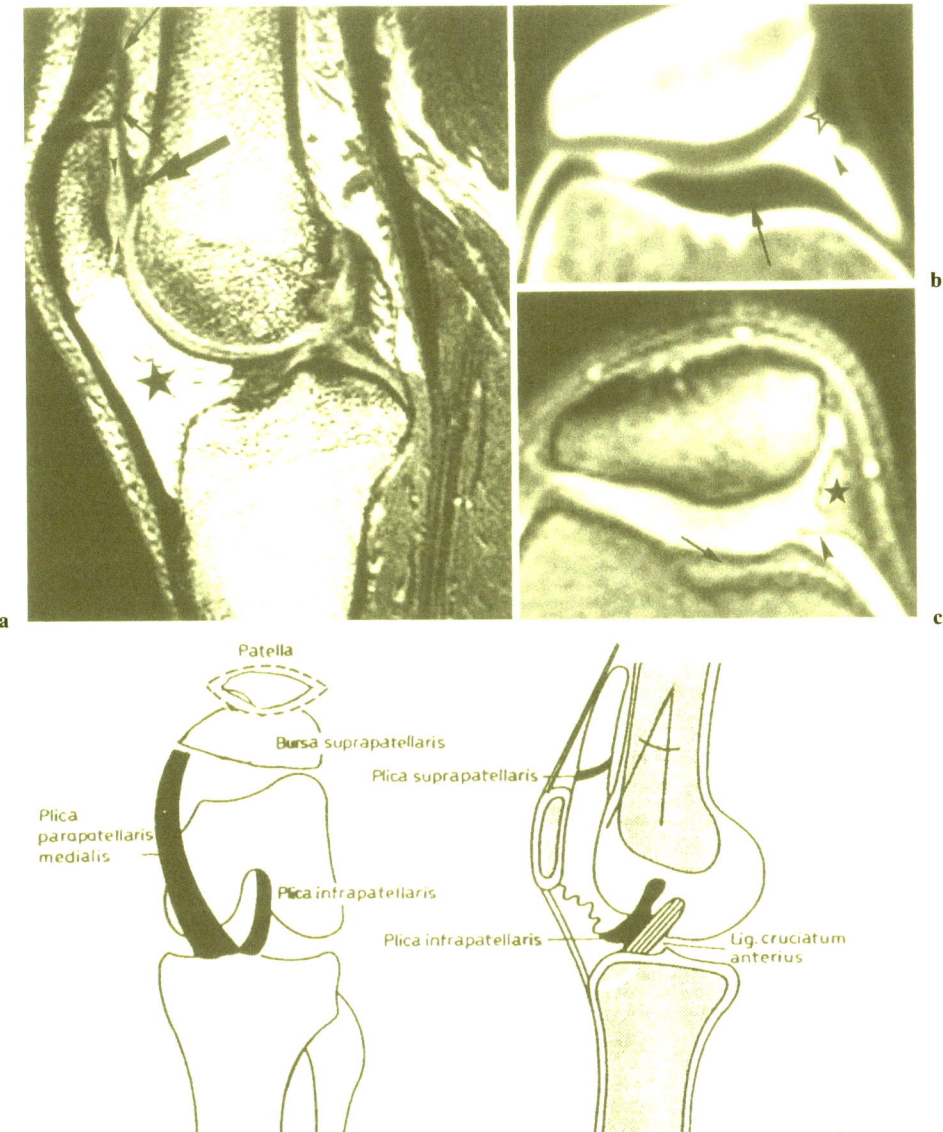

Abb. 3.1. a Sagittales, T1-gewichtetes MRT aus einer 3-D-Gradientenecho-Akquisition. Übergang vom Gelenkknorpel der Trochlea zum präfemoralen Fettpolster (*Pfeil*). Unterschiedlich signalintense Schichten im patellaren Knorpel (*Pfeilspitzen*). Hoffa-Fettkörper (*Stern*). Die Bursa suprapatellaris ist immer als dünne Struktur zwischen dem präfemoralen und suprapatellaren Fettpolster zu erkennen (*kleine Pfeile*); sie enthält etwas Flüssigkeit, die gegenüber Gelenkknorpel leicht hypointens ist. **b, c** 22jähriger Patient mit Chondropathia patellae. Es liegt eine Plica synovialis medio-oder parapatellaris vor. Sie ist in der CT-Arthrographie (**b**) und in der MRT (T2-gewichtetes Gradientenecho) (**c**) als koronal im Gelenkraum verlaufende Membran erkennbar (*Pfeilspitzen*), die zwischen dem medialen Ausläufer des Hoffa-Fettkörpers (Plica alaris, *Sterne*) und dem präfemoralen Fett (*Pfeile*) ausgespannt ist. **d, e** Skizze zu den synovialen Strukturen (nach Dihlmann). "Anstellwinkel" der Quadrizepssehne

lateral durch einen flacheren Knochenwulst von den (Epi-)Kondylen abgegrenzt (s. Abb. 14.6b). Der Knorpelbelag der Trochlea geht nach proximal unmittelabar in ein Fettpolster über, welches dem Femur ventral aufliegt (s. Abb. 3.1a) und auf axialen Schichten fälschlicherweise als Gelenkknorpel interpretiert werden kann. Es bildet den Boden der Bursa suprapatellaris, der größten Ausbuchtung des synovialen Gelenkraumes (s. Abb. 3.1a).

Die Gelenkfläche der Patella ist queroval, wird aber durch einen vertikal verlaufenden First (Crista patellae) in eine große und gering konkave laterale sowie eine kleinere mediale Gelenkfläche unterteilt. Ein weiterer vertikaler First kann von der eigentlichen medialen Gelenkfläche zur Patellamitte hin noch eine weitere kleinere Gelenkfläche ("odd facet") abtrennen (s. Abb. 14.6b). Zusammen mit der Sehne des M. quadriceps femoris, die an der Basis patellae ansetzt, und dem Lig. patellae, welches vom Apex patellae zur Tuberositas tibiae weiterzieht, umschließt die Kniescheibe das Kniegelenk und die Bursa suprapatellaris von ventral. Die konstant angelegte Bursa infrapatellaris profunda (prätibiale Bursa) (s. Abb. 3.4d) befindet sich als Polster zwischen dem Ansatz des Lig. patellae und der Tibiavorderkante. Wie die Bursa praepatellaris hat sie keine Verbindung zum Gelenkraum.

3.2.1 Synoviale Plicae

Im infrapatellaren Raum zwischen dem Lig. patellae und den Meniskusvorderhörnern liegt der Area intercondylaris des Tibiaplateaus der Hoffa-Fettkörper auf (Corpus adiposum infrapatellare) (Abb. 3.1a). Von ihm ausgehend setzen sich zwei von Synovia überzogene Fettfalten (Plicae alares) innerhalb der vorderen Gelenkkapsel nach proximal bis medial und lateral der Patella fort (Abb. 3.1b,c). Die Plica synovialis infrapatellaris verläuft als weiterer bindegewebiger und fetthaltiger Strang in der Mitte zwischen den Plicae alares vom Hoffa-Fettkörper zur Fossa intercondylaris des Femurs (Abb. 3.1d).

In bis zu 30% ist in der Fortsetzung der Plica alaris medialis ein bindegewebiges Band angelegt, welches sich segelartig zwischen der medialen Gelenkfläche der Patella und der Trochlea femoris ausspannt (Plica synovialis medio- oder parapatellaris) (Abb. 3.1b–e). Die Hypertrophie dieses Bandes kann durch Einklemmungen einen uncharakteristischen Schmerz im vorderen Knie auslösen oder durch Schleifwirkung zu Knorpelschäden an der medialen patellofemoralen Gleitbahn führen. Mit der Plica synovialis mediopatellaris ist häufig ein horizontal verlaufendes Septum zwischen der Bursa suprapatellaris und dem eigentlichen Kniegelenkraum kombiniert (Plica synovialis suprapatellaris) (Abb. 3.1e).

3.2.2 Funktionelle Aspekte

Beim Aufstehen aus der Hockstellung muß der M. quadriceps femoris hohe Kräfte aufbringen, so daß – je nach Impulsentwicklung – zwischen den Femurkondylen und dem Streckapparat eine im Vergleich zur Einwirkung des normalen Körpergewichtes bis zu 20mal höhere Druckbelastung entsteht. Ein Sesambein nach Art der Kniescheibe ist für diese Druckübertragung am besten geeignet. Im Stehen muß die Streckmuskulatur hingegen eine dem Körpergewicht ständig entgegengesetzte Haltekraft aufwenden, die wegen der zur Femurachse fast parallelen Zugrichtung des M. quadriceps femoris eine ungünstige Hebeleinstellung besitzt. Die Quadrizepssehne wird jedoch durch die Patella gegenüber den Femurkondylen vorverlagert, so daß ihre Kraftübertragung auf die Tibia in Streckstellung durch diesen nach dorsal geöffneten "Anstellwinkel" [13] begünstigt wird (s. Abb. 3.1e). Auch in der Frontalebene befindet sich die Kniescheibe entsprechend dem physiologischen Genu valgum im Scheitel eines nach lateral offenen Winkels, der von der Zugrichtung der Quadrizepssehne und dem Lig. patellae gebildet wird (Q-Winkel: Crista iliaca anterior Superior–Patellamittelpunkt– Tuberositas tibiae). Die Patella ist in dieser Scheitelstellung unter anderem durch die Retinacula patellae seitlich verspannt und sorgt dadurch für eine bessere Stabilisierung der Haltefunktion des M. quadriceps. Die stabile Position der Patella in der frontal ausgerichteten Gleitbahn wird gefährdet, wenn die Harmonie der dazu erforderlichen vielfältigen, anatomisch präformierten und funktionellen Faktoren (wie Gleitlager-/Patellaform Beinachsen/-rotation, Q-Winkel, Bandlaxität, Muskellaxität etc.) verloren geht. Dies führt zur Chondropathia patellae (s. Kap. 14) und evtl. zur Chondromalacia patellae.

3.3 MR-tomographische Darstellung und pathologische Befunde

Für die Abbildung des patellofemoralen Gelenkes kommen vor allem axiale und sagittale T1- und T2-gewichtete Untersuchungsebenen zur Anwendung; sagittale werden für Veränderungen im Verlauf von Lig. patellae und Quadrizepssehne, axiale für die Abbildung des femoropatellaren Gelenkknorpels bevorzugt. Gegebenenfalls, wie für die Abbildung der Plicae synoviales oder Proliferationen der Synovia, werden beide Schnittführungen kombiniert. Die normale und gestörte Kinematik des femoropatellaren Gelenkes kann mit bewegungsgetriggerter MRT [3] oder Ultrafast-CT [24] eindrucksvoll wiedergegeben werden; jedoch läßt sich dabei die Kippung/Lateralisation der Patella bisher nicht befriedigend quantifizieren.

3.3.1 Chondromalacia patellae

In der patellofemoralen Gleitbahn ist der Gelenkknorpel ausgesprochen kräftig und deshalb für eine Beurteilung mit MRT-/CT-Arthrographie besonders geeignet. Der wasserreiche Gelenkknorpel erscheint in der MRT sehr signalreich, wenn man von der T1- oder T2-Wichtung her in Richtung Protonenwichtung die Sequenzparameter so wählt, daß evtl. vorhandene Gelenkflüssigkeit gerade noch etwas signalärmer oder signalreicher als die Knorpelschicht erscheint. Die Abgrenzung des hyalinen Knorpels von der subchondralen Kortikalis und von verkalktem Knorpel ("tide mark") läßt sich am besten auf T1-gewichteten SE-Sequenzen durchführen.

Für die patellofemorale Knorpeldiagnostik können derart gewichtete axiale Spinecho-, Inversionsecho-, Gradientenecho- sowie Turbospinecho-/gradientenechosequenzen in senkrechter Anordnung zur Gleitfläche zur Anwendung kommen, wobei Schichtdicke und Gap im Multisliceverfahren nach der minimalen Größe der nachzuweisenden Knorpeldefekte gewählt werden. Für die übrigen z.T. gekrümmt verlaufenden und mit dünnerem Knorpel bekleideten Kniegelenkflächen wird ein 3-D-Datensatz mit GE-Sequenzen (z.B. FLASH/FFE mit tR = 40 ms, tE = 10 ms, Flipwinkel 30° oder FISP mit tR = 40 ms, tE = 10 ms, Flipwinkel 40°) und Schichtdicken unter 1 mm akquiriert, um daraus Schichten zu rekonstruieren, die jeweils senkrecht zu den zu beurteilenden Knorpeloberflächen verlaufen (s. Abb. 3.1a). Mit dieser Untersuchungstechnik können die generalisierte Verdünnung des Gelenkknorpels (Abb. 3.2a) und bis auf die subchondrale Kortikalis reichende chondromalazische Defekte (Stadium III nach

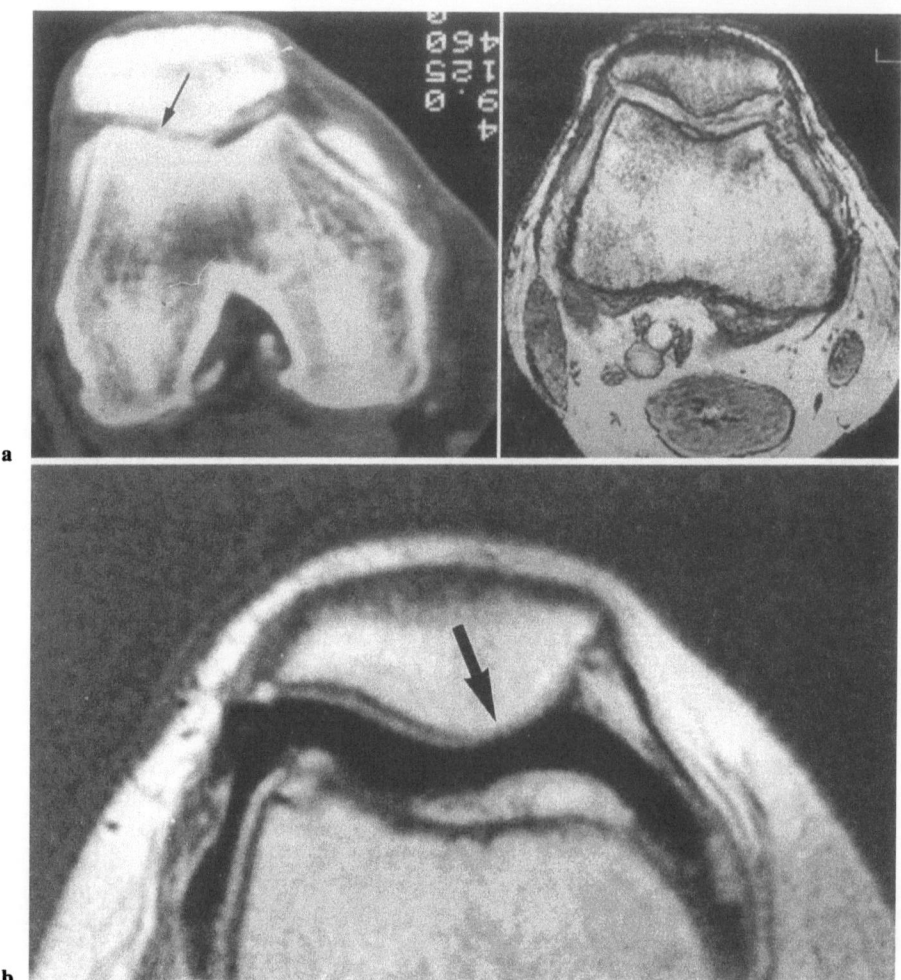

Abb. 3.2a,b. Generalisierter Substanzverlust an Gelenkknorpel. **a** 4-mm-CT-Arthrogramm-Schicht: Zum Teil bis auf den Knochen reichende Knorpelulzeration (Fründ III, *Pfeil*); KM dringt hier in die Vertiefung ein. Protonengewichtetes Gradientenecho MRT; bei 1 mm Schichtdicke ergibt sich der identische Befund. **b** T1-gewichtete IR-MRT mit 3 mm Schichtdicke; am Patellafirst ist die Knorpelschicht verdünnt und aufgerauht (*Pfeil*)

Ficat [8]) sicher nachgewiesen werden [1,3,21]. Abhängig von der Schichtdicke werden auch den oberflächennahen Knorpel betreffende Ulzerationen des Stadiums II nach Ficat zuverlässig erkannt (Abb. 3.2b). Ähnlich der CT-Arthrographie (s. Abb. 14.6b) verbessert die intraartikuläre Applikation von Gd-DTPA die Nachweisbarkeit der Auffaserung der Knorpeloberfläche des Stadiums II nach Ficat, allerdings um den Preis der Invasion des Gelenkraumes [7]. Hingegen ist eine verläßliche Diagnostik der Knorpelerweichung des Stadiums I mit MRT oder CT-Arthrographie nicht möglich gewesen [12,14,23]. Im Gegensatz zur Chondromalazie des Stadiums II und III nach Ficat kann sich die MRT dabei nicht mehr auf den Nachweis von Unregelmäßigkeiten und Defekten der Knorpeloberfläche, sondern nur noch auf eventuelle Signalabweichungen der Knorpelschicht stützen.

Der Gelenkknorpel weist aufgrund einer sehr differenzierten Anordnung der verschiedenen Knorpelzellschichten, der Kollagenfasern, des von der Tiefe zur Oberfläche abnehmenden Gehaltes an Proteoglykanen und in gleicher Richtung zunehmenden Wasseranteiles je nach Schichttiefe unterschiedliche funktionell-mechanische und MRT-morphologische Eigenschaften auf [9,11,15]. Bereits innerhalb der Gelenkfläche des Tibiaplateaus ist allerdings dieser funktionell-morphologisch differenzierte Schichtaufbau des Gelenkknorpels unterschiedlich und anders gewichtet als z.B. an der Patella oder den Femurkondylen [5]; auch an den verschiedenen Gelenken des Körpers dürften bisher nicht systematisch untersuchte Unterschiede in der Knorpelarchitektur vorliegen.

Eine der frühesten physikochemisch nachweisbaren Veränderungen bei Arthrosebeginn sind ein Elastizitätsverlust bzw. eine Erweichung und ein vermehrter Wassergehalt des Gelenkknorpels [15,19]. Neben der oberflächlich beginnenden Chondromalazie wird – speziell für den Gelenkknorpel der Patella – eine vorzugsweise bei jungen Patienten basal einsetzende Erweichung des Gelenkknorpels beschrieben [10].

Der hohe und in die Knorpeltiefe abnehmende Wassergehalt ist die Eigenschaft des hyalinen Gelenkknorpels, welche die MRT-Morphologie vorzugsweise bestimmt. Je nach Auflösungsvermögen des MR-Gerätes, Sequenz und evtl. Kontrastmittel- oder Luftinjektion in den Gelenkraum können in vivo/in vitro bis zu 3 unterschiedlich signalintense Schichten oberflächlich zum verkalkten Knorpel abgebildet werden [14,16,24] (Abb. 3.3a); über die normale Dicke des Knorpelbelages und die normale Breite der einzelnen Schichten an den verschiedenen Gelenken gibt es aber bisher keine Anhaltswerte aus systematischen Untersuchungen. Die MRT-Morphologie des normalen Gelenkknorpels wird dadurch noch weiter kompliziert, daß die dünne oberflächliche Knorpelschicht von der mittleren Lamina des Gelenkknorpels nicht mehr unterschieden werden kann, wenn die Knorpeloberfläche von der Achse des konstanten äußeren Magnetfeldes Bo erheblich abweicht [24]. Trotzdem zeigt der normale femoropatellare Gelenkknorpel in den verschiedenen Sequenzen eine soweit konstante MRT-Morphologie (Abb. 3.3a; s. Abb. 3.1a), daß z.B. im protonengewichteten Bild umschriebene Signalerhöhungen oder -minderungen in der Knorpelschicht weitgehend zuverlässig als Erweichungsbezirke mit höherem Wassergehalt (Abb. 3.3b) oder z.B. auch als faseriger Ersatzknorpel mit vermindertem Wassergehalt (Abb. 3.3c,d) gewertet werden können [4,12].

3.3.2 Osteochondrale Fraktur bzw. Patellafraktur, Patella partita, dorsaler Defekt der Patella

Während der knöcherne Defekt bei einer osteochondralen Fraktur oder Osteochondrosis dissecans (s. Abb. 14.7) und die Stufenbildung der knöchernen Gelenkfläche nach einer Patellafraktur besser mit CT beurteilbar sind, werden entsprechende Defekte oder Unebenheiten der knorpeligen Gelenkfläche in diesen Fällen bei einer rein kartilaginären Flake-Fraktur oder einem entwicklungsbedingten dorsalen Defekt der Patella (Abb. 3.3c,d) nur mit der MRT nichtinvasiv sichtbar. Der dorsale Defekt der Patella ist wie die Patella partita gewöhnlich im oberen äußeren Quadranten der Patella lokalisiert und wahrscheinlich auf eine Entwicklungshemmung in Form einer verzögerten oder unterbrochenen Ossifikation der Knorpelanlage zurückzuführen [18]. Anders als bei der Patella partita betrifft der dorsale Defekt der Patella häufig sowohl Knochen wie auch Gelenkknorpel.

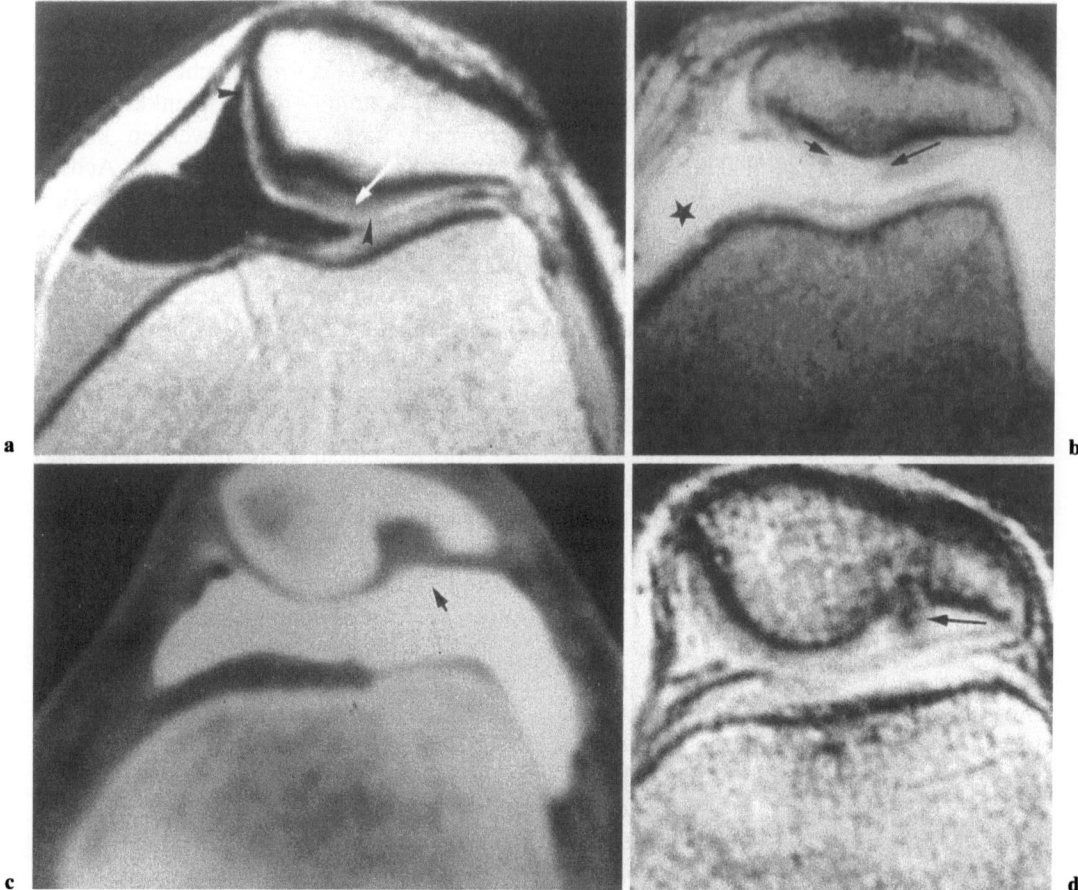

Abb. 3.3. a Die Luftarthro-MRT des Kniegelenkes eines 37jährigen Probanden (SE, TR 1400 ms, TE 90 ms) zeigt in der oberflächlichen Schicht des patellaren Gelenkknorpels ein höheres Signal (*Pfeilspitzen*) als in der Knorpeltiefe (*Pfeil*). Auch ohne KM-/Luftinjektion ist dieser Signalunterschied nahezu regelmäßig erkennbar (s. Abb. 3.1a). **b** Durch Patellaluxation eingetretener Knorpelriß mit Erweichungsbezirk (arthroskopisch bestätigt), der in Protonen- und T_2-Wichtung im Vergleich zu normalem Gelenkknorpel signalintenser erscheint (*Pfeile*); Erguß (*Stern*). **c, d** Knöcherner dorsaler Defekt (DDP) im äußeren oberen Quadranten der Patella. **c** Die Knorpeloberfläche über dem Knochendefekt erscheint in der CT-Arthrographie intakt (*Pfeil*). **d** Dies ist auch in der protonengewichteten Gradientenechosequenz zu sehen. Jedoch ist in der Knorpeltiefe ein Bezirk mit geringerem Signal als normaler Gelenkknorpel zu erkennen (*Pfeil*). Ersatzknorpel?

3.3.3 Patellarsehne, Tendoperiostose, Bursitis infrapatellaris

Am Kniestreckapparat manifestieren sich bei jüngeren Menschen und insbesondere Leistungssportlern wie Hochspringern, Läufern oder Basketballspielern chronische Schmerzen als Überlastungsfolge oder akute Schmerzen z.B. bei einer Bursitis infrapatellaris, welche klinisch fälschlicherweise leicht mit Schädigungen anderer Kniegelenksstrukturen erklärt werden. Während das seitliche Röntgenbild in diesen Fällen bereits häufig eine Verbreiterung der Patellarsehne zeigt, kann sonographisch zusätzlich auch gut zwischen einer rein tendinealen Ursache bei der Tendoperiostose (Patellaspitzensyndrom) und einer extratendinealen Ursache in Form z.B. einer angeschwollenen, flüssigkeitsgefüllten Bursa infrapatellaris bei der Bursitis unterschieden werden. In der CT äußert sich das Patellaspitzensyndrom als Anschwellung der proximalen Sehne mit deutlicher Dichteabnahme, evtl. sogar einer umschriebenen herdförmigen Sehnendegeneration (Abb. 3.4.a,b) [17].

3.3.4 Sehnenruptur

Bei der klinisch eindeutig erkennbaren kompletten Ruptur der Quadrizeps- oder Patellarsehne sind mit Sonographie oder CT außer der Kontinuitätsunterbrechung und dem Rupturhämatom auch die Sehnenstummel abgrenzbar, solange das Trauma frisch ist. Später oder bei Teilrupturen findet sich echoreichhypodenses Granulations- oder Narbengewebe, das von degenerativen Herden bei einer Überlastungstendinose kaum zu unterscheiden ist.

3.3.5 Morbus Osgood-Schlatter, Morbus Sinding-Larsen-Johansson

Die MRT besitzt bei der Diagnostik des Kniestreckapparates gegenüber der Sonographie den Vorteil einer besseren Bildgüte und Kontrastauflösung und der freien Schichtwahl gegenüber der CT.

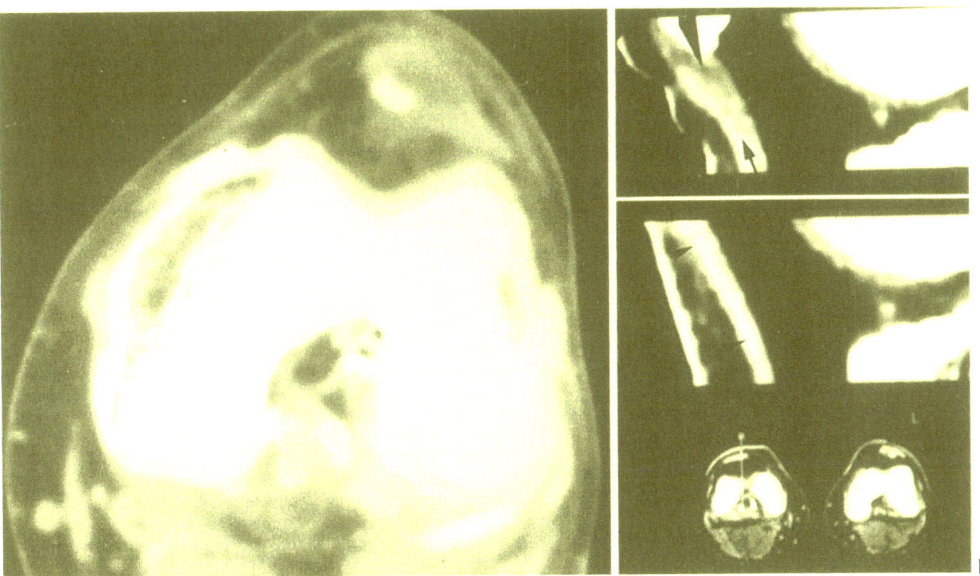

Abb. 3.4. a Sportlich sehr aktiver Patient mit uncharakteristischen Beschwerden im rechten Kniegelenk. Die CT zeigt eine deutliche Verdickung und Dichteminderung im oberen Abschnitt des Lig. patellae. **b** Sagittale Rekonstruktion bei einem weiteren Patienten mit Patellaspitzensyndrom: erkrankte Sehne (*Pfeil*), normales Knie (*Pfeilspitzen*). **c** 16jähriger Patient mit Spontan- und Belastungsschmerz am Ansatz der Patellarsehne bei M. Osgood-Schlatter. Im Röntgenbild ist eine Weichteil-/Sehnenanschwellung (*Pfeile*) über der "fragmentierten" Tuberositas tibiae (*Pfeilspitzen*) zu sehen. Durch die ödematösen Veränderungen ist auch die Transparenz im ventro-basalen Abschnitt des Hoffa-Fettkörpers herabgesetzt (*Stern*). Im MRT ist die Anschwellung der Patellarsehne und ödembedingte Signaländerung im Hoffa-Fettkörper gut zu sehen (*Pfeil*). **d** Beispiel für "fragmentierte" Tuberositas tibiae (durch Entwicklungsvariante), jedoch ohne Sehnenveränderung oder Beschwerden. Bursa infrapatellaris (*Pfeil*)

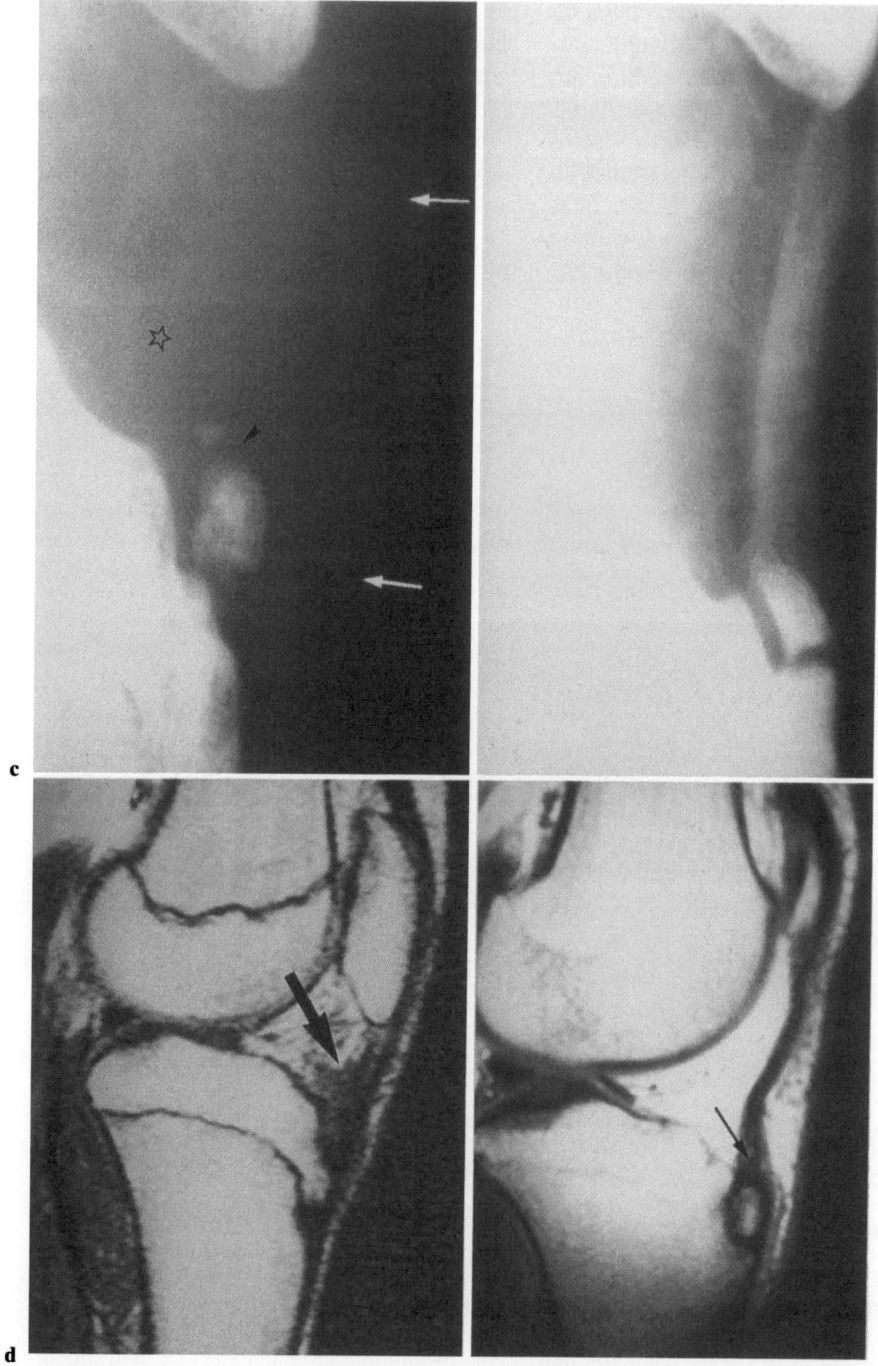

Abb. 3.4. (*Forts.*)

Sofern beim Morbus Osgood-Schlatter oder der äquivalenten Apophysenstörung am unteren Patellapol (Morbus Sinding-Larsen-Johansson) eine Osteonekrose des Apophysenkernes vorliegt, würde nur aus der MRT die entsprechende Abnahme des Marksignales in T1-Wichtung erfaßt. Nach neueren Erkenntnissen scheint für diese Erkrankung allerdings keine Osteonekrose ursächlich zu sein [21], sondern ein traumatischer Überlastungsschaden des Bandansatzes des Lig. patellae an der Tuberositas tibiae. Die Klinik dieser vorwiegend männliche Kinder im Alter von 11–15 Jahren betreffenden und zu 25% bilateral auftretenden Veränderung ist ein belastungsabhängiger Schmerz mit Schwellung an der Tuberositas tibiae. Die seitliche Röntgenaufnahme der Tuberositas tibiae oder Sonographie zeigt eine ventral davon liegende subkutane Weichteilschwellung, wodurch die Sehnenränder nahe dem Bandansatz unscharf erscheinen (Abb. 3.4c). Die gewöhnlich erhöhte Transparenz des Hoffa-Fettkörpers kann durch die begleitende ödematös-entzündliche Infiltration ausgelöscht sein (Abb. 3.4c). Durch den partiellen knöchernen Ausriß der Patellarsehne aus der Tuberositas-tibiae-Apophyse kann das Bild einer fragmentierten Apophyse entstehen. Eine fragmentierte Apophyse kann jedoch auch entwicklungsbedingt auftreten, ohne daß damit das Beschwerde- und Befundbild des Morbus Osgood-Schlatter einhergehen muß (Abb. 3.4d). Die Diagnose des Morbus Osgood-Schlatter bzw. Morbus Sinding-Larsen-Johansson basiert daher auf der Kombination von klinischen Befunden und Weichteil-/Sehnenschwellung in Röntgenbild, Sonographie oder MRT.

3.4 Zusammenfassung

Mit der nativen MRT kann in der femoropatellaren Gleitbahn eine generalisierte Verdünnung des Gelenkknorpels, ein bis auf die subchondrale Kortikalis reichender chondromalazischer Defekt (Ficat III) und eine oberflächennahe Ulzeration (Ficat II) zumindest so verläßlich nachgewiesen werden wie mit der CT-Arthrographie. Aufgrund spezifischer Signalabweichungen sind in der nativen MRT Erweichungsbezirke oder faseriger Ersatzknorpel meist erkennbar, was für die CT-Arthrographie gewöhnlich nicht zutrifft. Das Plicasyndrom wird mit der MRT nur bei Vorliegen von Gelenkflüssigkeit, ansonsten mit intraartikular verabreichtem Gd-DTPA verläßlich erkannt. Details ossärer Fragmente bei der Patellafraktur sind in der Dünnschicht-CT besser sichtbar. Umgekehrt ist der kartilaginäre Anteil eines osteokartilaginären Fragmentes wie überhaupt auch die eigentliche kartilaginäre Gelenkfläche bei der Patella partita und dem dorsalen Defekt der Patella im Vergleich zur CT-Arthrographie besser und nichtinvasiv mit der MRT beurteilbar. Die Ruptur der Quadrizeps- oder Patellarsehne wird – soweit nicht bei der klinischen Untersuchung schon eindeutig – unter geringstem Aufwand mittels der Sonographie abgebildet. Die Qualität der Sehnenreste, die Struktur der Sehne bei Teilruptur und Tendoperiostose sowie eine Bursitis infrapatellaris sind jedoch klarer mit MRT oder auch Dünnschicht-CT zu dokumentieren. Eine fragmentierte Apophyse im Röntgenbild beweist nicht das Vorliegen eines Morbus Osgood-Schlatter oder Morbus Sinding-Larsen-Johansson. Die zugehörige Sehneschwellung ist auf dem Röntgenbild, besser sonographisch oder mit CT quantifizierbar. Die MRT läßt die Veränderungen des Sehnenansatzes, zusätzlich aber auch die Reaktion im Markraum der Tuberositas tibiae oder des unteren Patellapoles erkennen.

Übersicht: Wertigkeit diagnostischer Verfahren

Pathologie	MRT	CT	Sonographie	Röntgen
Chondromalazie				
Sensitivität	++	Arthro-CT++	+	+
Spezifität	+++	+++	+	+
Treffsicherheit	++(+)	++(+)	–	–
Aufwand	++	+	+	+++
Belastung	+++	+	+	+++
Plicasyndrom	nativ mit KM	mit KM		mit KM
Treffsicherheit	+	+++	++	– +
Aufwand	++	++	–	+++
Belastung	+	+	–	+
Osteochondrale-/ Patellafraktur, Patella partita, dorsaler Defekt der Patella				
Ossär	++	+++	–	+
Kartilaginär	+++	nativ – mit KM +++	–	–
Ruptur Quadrizeps-/ Patellarsehne				
Treffsicherheit	+++	++	+++	+
Aufwand	++	++	+++	+++
Belastung	++	+++	+++	+++
Tendoperiostose/ Bursitis infrapatell				
Treffsicherheit	+++	++	++	+
Aufwand	++	++	+++	+++
Belastung	++	+++	+++	+++
M. Osgood-Schlatter/ Sinding-Larsen-Johansson				
Treffsicherheit	+++	++	++	++
Aufwand	++	++	+++	+++
Belastung	++	+++	+++	+++

Literatur

1. Adam G, Bohndorf K, Rescher A, Droonitzky M, Günther RW (1989) KST der Knorpelstrukturen des Kniegelenkes im 3D-Volumen-Imaging in Verbindung mit einem schnellen Bildrechner. Fortschr Röntgenstr 150, 1: 44–48
2. Benninghoff A, Goerttler K (1986) Lehrbuch der Anatomie des Menschen, Bd.1, 10. Aufl. Urban & Schwarzenberg, München
3. Brossmann J, Muhle J, Schröder C et al. (1993) Patellar tracking patterns during active and passive knee extension, evaluation with motion triggered cine MRI. Radiology 187: 205
4. Cauley TR, Kier R, Lynch KJ, Jokl P (1992) Chondromalacia patellae: Diagnosis with MRI. AJR 158: 101–105
5. Clark JM (1991) Variation of collagen fiber alignment in a joint surface: a scanning electron microscopic study. J Orthop Res 9: 246–257

6. Dihlmann W (1987) Gelenke, Wirbelverbindungen. Klinische Radiologie einschließlich Computertomographie. Diagnose, Differentialdiagnose, 3. Aufl. Thieme, Stuttgart
7. Engel A, Hajek PC, Kramer J et al. (1990) Magnetic resonance knee arthrography. Acta Orthop Scand Suppl 240, 61: 1–57
8. Ficat RP, Phillippe J, Hungerford DS (1979) Chondromalacia patellae. A system of classification. Clin Orthop 144: 55
9. Freeman MAR (1979) Adult articular cartilage. Tunbridge Wells, Kent
10. Goodfellow J, Hungerford DS, Woods C (1976) Patellofemoral joint mechanics and pathology. J Bone Joint Surg Br 58: 291–299
11. Hall BK (1983) Cartilage. Academic Press, New York
12. Hayes CW, Sawyer RW, Conway WF (1990) Patellar cartilage lesions: in vitro detection and staging with MRI. Radiology 176: 479–483
13. Henche HR (1985) Flächenpressung im Femoropatellargelenk. Orthopäde 14: 239–246
14. Kramer J, Stiglbauer R, Engel A, Imhof H (1992) MRT des Kniegelenks. In: Reiser M, Nägele M (Hrsg) Aktuelle Gelenksdiagnostik. Thieme, Stuttgart
15. Küttner KE, Schleyerbach R, Hascall VC (1985) Articular cartilage biochemistry. Raven Press, New York
16. Lehner K, Rechl HP, Gmeinwieser JK, Heuck AF, Lukas HP, Kohl HP (1989) Structure, function and degeneration of bovine hyaline cartilage: assessment with MRI. Radiology 170: 495–499
17. Lehner K, Reiser M, Biehl T (1985) Normalbefunde und pathologische Veränderungen des Ligamentum patellae im CT. Digit Bilddiagn 5: 85–88
18. Lehner K, Reiser M, Hawe W, Smasal V (1986) Die Defekte der Patella im CT-Arthrogramm. Fortschr Röntgenstr 144: 95–99
19. McDevitt CA, Muir H (1976) Biochemical changes in the cartilage of the knee in experimental and natural osteoarthrosis in the dog. J Bone Joint Surg Br 58: 94
20. Modl JM, Sether LA, Haughton VM, Kneeland JB (1991) Articular cartilage: correlation of histologic zones with signal intensity in MRI. 181: 853–855
21. Odgen A, Southwick WO (1976) Osgood-Schlatter's disease and tibial tuberosity development. Clin Orthop 116: 180
22. Reiser MF, Bongartz G, Erlemann R et al. (1988) Magnetic resonance in cartilaginous lesions of the knee joint with three-dimensional gradient-echo imaging. Skeletal Radiol 17: 465–471
23. Rubenstein JD, Kim JK, Morava-Protzner J, Standny PL, Henkelman RM (1993) Effects of collagen orientation, an MRI characteristics of bovine articular cartilage. Radiology 188: 219–223
24. Stanford W, Phelan J, Kathol MH et al. (1988) Patellofemoral joint motion: Evaluation by ultrafast CT. Skeletal Radiol 17: 487–492

4 Menisci

M. Vahlensieck

4.1	Einleitung	34
4.2	Anatomie	34
4.3	Formvarianten	35
4.4	MR-tomographische Darstellung	35
4.5	Pathologie	38
4.5.1	Ruptur	38
4.5.2	Zysten	42
4.5.3	Verkalkungen	43
4.5.4	Postoperativer Befund	43
4.6	Fehlermöglichkeiten bei der MR-Interpretation	44
4.7	Zusammenfassung	45
	Übersicht: Diagnostische Wertigkeit der MRT in der Diagnostik von Meniskusrissen	45
	Literatur	46

4.1 Einleitung

Die Meniskusdiagnostik mittels MRT hat sich als hoch sensitiv und spezifisch erwiesen. Als nichtinvasives Verfahren kann es den Orthopäden, Chirurgen und/oder Radiologen rasch zu einer zuverlässigen Diagnose führen, ohne für den Patienten schmerzhaft oder mit einem Infektionsrisiko behaftet zu sein.

Die Bilderzeugung und -interpretation ist allerdings nicht einfach, und es bedarf einiger Erfahrung und technischen Knowhows, um gute Bilder der Menisci zu erzeugen und vor allem die Signalvariationen richtig zu interpretieren. Dies ist vermutlich einer der Gründe für eine unterschiedlich hohe Falsch-positiv- und Falsch-negativ-Rate der Bildinterpretation [19] sowie der Zurückhaltung in der Anforderung der MRT zur Meniskusdiagnostik in einigen Institutionen.

Einen Grund zur Kritik an der Methode stellen die hohen Untersuchungskosten dar, und man kann nur hoffen, daß diese in Zukunft gesenkt werden können.

Im Gegensatz zur Arthrographie liefert die MRT auch detaillierte Informationen über die Kreuzbänder, die Ligg. collateralia, das Knochenmark sowie die Muskulatur und die übrigen Weichteile.

Im folgenden werden die normalen Verhältnisse der MR-tomographischen Meniskusdiagnostik, der Darstellung von Rupturen, Zysten und Verkalkungen sowie Fehlermöglichkeiten in der Bildinterpretation erörtert.

4.2 Anatomie

Die Kniegelenkmenisci des Menschen sind sichelförmige Halbscheiben, die Kräfte im Gelenk bei Bewegung und Belastung auf eine größere Fläche verteilen. Sie liefern zusätzliche Stabilität besonders bei femorotibialer Rotation und axialer Belastung. Sie bestehen aus Bindegewebe mit reichlich kollagenem Fasematerial und eingelagerten knorpelähnlichen Zellen. Die stärkeren kollagenen Fasern verlaufen in Längsrichtung und werden von schwächeren radiär verlaufenden Fasern gekreuzt. Außen überwiegen dabei die in Längsrichtung verlaufenden Fasern und innen die radiär verlaufenden Fasern [32]. Im Gegensatz zu kindlichen Menisci sind Menisci von Erwachsenen relativ avaskulär. Die Versorgung erfolgt durch einen peripher gelegenen Gefäßplexus um den Meniskus, besonders an der Basis.

Von der Basis erfolgt auch die Nervenversorgung der Menisci. Nerven sind überwiegend entlang der Blutgefäße der Basis und am Übergang zum mittleren Drittel nachweisbar. In geringerer Zahl sind freie Nervenendigungen aber auch in zentralen Meniskusabschnitten zu finden [32].

Durch die sich nach innen verjüngende Dicke sind die Menisci dem Gelenk ideal angepaßt. Ihre Höhe beträgt außen 3–5 mm und verringert sich bis zum freien inneren Rand auf weniger als 0,5 mm. Es werden ein Vorderhorn und ein Hinterhorn von der Pars intermedia, den zentralen zwei Dritteln unterschieden. Die Breite der Menisci in Höhe der Pars intermedia beträgt durchschnittlich 12 mm.

Der kleinere Außenmeniskus hat eine mehr rundliche Form und ist vorn in der Area intercondylaris anterior seitlich und hinter dem Ende des vorderen Kreuzbandes angeheftet und hinten in der Area intercondylaris posterior der Tibia. Seitlich besteht eine schwache Anheftung an die Gelenkkapsel. Im Bereich der unterkreuzenden M.-popliteus-Sehne liegt er frei. Der M. Popliteus inseriert am Epicondylus lateralis femoris. Vom Hinterhorn des Außenmeniskus können ein oder zwei Bänder, das Lig. meniscofemorale anterius (Humphry) in 40% der Fälle vor und das Lig. meniscofemorale posterius (Wrisberg) in bis zu 30% der Fälle hinter dem hinteren Kreuzband zum medialen Femurkondylus ziehen. Beide Ligamente gleichzeitig werden in nur 10% der Fälle beobachtet.

Der größere Innenmeniskus ist mehr längsoval geformt und mit seinem Vorderhorn in der Area intercondylaris anterior tibiae, mit der Pars intermedia an den tiefen Teil des Lig. collaterale tibiale angeheftet. Der Innenmeniskus ist aufgrund dieser Befestigung weniger beweglich als der Außenmeniskus. Das Hinterhorn des Innenmeniskus ist breiter als das Vorderhorn.

Beide Menisci sind darüber hinaus an ihrer Außenseite mit der Membrana synovialis der Gelenkkapsel verwachsen. Sie sind auf der Tibia verschiebbar. Zwischen den Vorderhörnern beider Menisci spannt sich das inkonstante Lig. transversum genus aus. Dieses Band ist in 10% der Fälle in mehrere Streifen aufgespalten.

4.3 Formvarianten

Der Meniskus kann Formvarianten aufweisen, die entwicklungsgeschichtlich bedingt sind. Man unterscheidet eine komplette und eine inkomplette Scheiben- oder Diskusform von der seltenen Ringform (Abb. 4.1). Der Außenmeniskus zeigt häufiger eine Scheibenform (2–15%) als der Innenmeniskus (0,1–0,3%) [24]. Ein kompletter Scheibenmeniskus wird in etwa 1% der Fälle beobachtet. Diese Formvarianten können Beschwerden verursachen, und die Diagnosefindung ist daher wichtig. Außerdem kann eine Ringvariante mit Korbhenkelrissen verwechselt werden.

4.4 MR-tomographische Darstellung

Faserknorpel weist im Gegensatz zu hyalinem Knorpel nur wenige freie Wasserprotonen auf. In der MRT wird Faserknorpel daher signalfrei abgebildet. Dies gilt unabhängig von der gewählten MR-Sequenz. Zur Beurteilung der Menisci wurden daher meist T1-gewichtete Spinechosequenzen oder T1-gewichtete Gradientenechosequenzen mit einer guten räumlichen Auflösung verwandt. Degenerative Veränderungen führen zu einer T1-

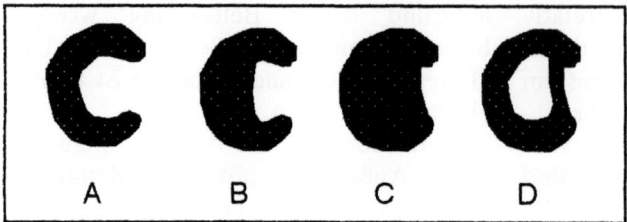

Abb. 4.1. Meniskusformvarianten: *A* normal, *B* inkomplette Diskus- oder Scheibenform, *C* komplette Diskus- oder Scheibenform, *D* Ringform

Relaxationszeitverkürzung und sind so auf T1-gewichteten Bildern signalreich darstellbar [27]. Auch Risse lassen sich mit T1-Kontrast gut nachweisen.

In neuester Zeit allerdings wurden auf T1-gewichteten Bildern immer häufiger Signalerhöhungen im Faserknorpel beobachtet, ohne daß eine pathologische Veränderung gefunden wurde. Eine Erklärung dafür berücksichtigt, daß die Signalintensität anisotroper Gewebe wie Faserknorpel oder hyaliner Knorpel von der Orientierung im Hauptmagnetfeld abhängt. Das heißt, bei bestimmten Winkelstellungen des Ligamentes, der Sehne oder des Meniskus kommt es relativ zum längs verlaufenden Hauptmagnetfeld zu einer Signalerhöhung. Dieser Einfluß ist besonders auf T1- und protonendichtegewichteten Sequenzen zu beobachten [9,30]. T2-gewichtete Sequenzen sind weniger sensibel für diese artifizielle Signalerhöhung. Es ist daher wichtig, T1- und T2-gewichtete Sequenzen zur Meniskusbeurteilung heranzuziehen. Ein weiteres Argument für die Verwendung von T2-gewichteten Sequenzen ist die Vorstellung, daß bei Meniskusrissen Flüssigkeit in den Rißspalt penetriert und dadurch eine besonders kontrastreiche Darstellung auf T2-gewichteten Aufnahmen möglich ist. In einer Studie konnte gezeigt werden, daß T2-gewichtete Bilder eine höhere Sensitivität, Spezifität und Genauigkeit im Rißnachweis aufweisen als T1-gewichtete Aufnahmen [17].

Zur Erzielung eines diagnostisch ausreichenden T2-Kontrastes können neben den konventionellen Spinechosequenzen auch schnelle Turbo- (Fast-) Spinechoseqeuznen und Gradientenechosequenzen mit langer Echozeit (länger als ca. 18 ms) eingesetzt werden. Gradientenechosequenzen mit kurzer Echozeit reichen allerdings nicht aus, eine artifizielle Signalerhöhung von einer Ruptur zu unterscheiden. Daher genügt es zur Meniskusdiagnostik nicht, einen dreidimensionalen Datensatz mittels Gradientenechosequenz mit kurzer Echozeit und nachträglicher sekundärer Rekonstruktion anzufertigen.

Die Menisci sollten in der sagittalen und koronalen Schnittführung untersucht werden [21,26]. Es konnte gezeigt werden, daß die Sensitivität im Nachweis von Meniskusrissen durch die Beurteilung zweier Ebenen im Vergleich zur rein sagittalen Schnittführung gesteigert werden kann [7]. Üblicherweise wird eine Schichtdicke von 3–4 mm gewählt.

Mit einer Schichtdicke von 4 mm erscheinen bei sagittaler Schichtung maximal 3 Schichten durch die Meniskuslängsachse. Dabei wird der Meniskus als bikonkave Scheibe dargestellt (Abb. 4.2). Sind weniger scheibenartige Abbildungen vorhanden, sollte an einen Korbhenkelriß gedacht werden; sind mehr solche Schnitte sichtbar, kann es sich um einen Scheibenmeniskus handeln.

Auf weiter innen gelegenen Schichten stellt sich der Meniskus dreieckig dar. Auf

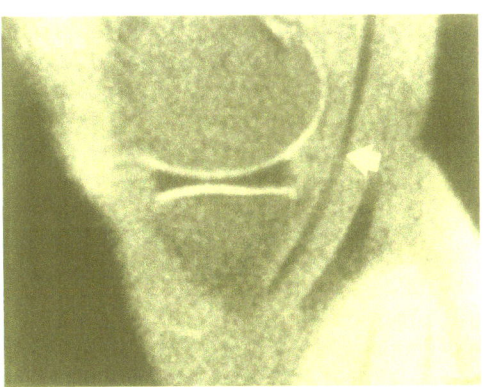

Abb. 4.2. Normaler Meniskus. Längsschnitt durch die Pars intermedia des Innenmeniskus mit bikonkaver Form. Fettunterdrückte T1-gewichtete Spinechosequenz (TR = 600 ms, TE = 15 ms, chemisch selektive Fettunterdrückung mittels Inversionspuls = SPIR). Sehne des M. semimembranosus (*Pfeil*)

Besondere Untersuchungsmethoden und Darstellungsweisen wie die radiale Schnittführung, bei der die Schichten nicht parallel, sondern radiär angeordnet sind [18], oder die Engfensterdarstellung (Abb. 4.5) [3] konnten die Sensitivität im Nachweis pathologischer Veränderungen nicht steigern.

Fettunterdrückte Sequenzen können in der Abgrenzbarkeit des Meniskus gegenüber dem Gelenkknorpel vorteilhaft sein (s. Abb. 4.2), sind für Routineuntersuchungen aber in der Regel nicht erforderlich.

Dreidimensionale Darstellungen des Meniskus können in Einzelfällen die Veranschaulichung pathologischer Veränderungen wie den Verlauf von Rupturen

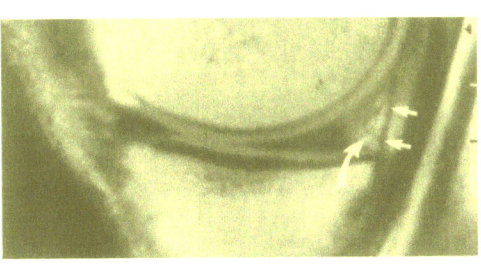

Abb. 4.3. Normaler Meniskus. längsschnitt durch größeres Hinter- und kleineres Vorderhorn des Innenmeniskus. T1-gewichtete Spinechosequenz (TR = 600 ms, TE = 15 ms). Sehne des M. semimembranosus und Gelenkkapsel (*kleine Pfeile*), gefäß- und fettreiche Meniskusbasis mit hoher Signalintensität (*gekrümmter Pfeil*)

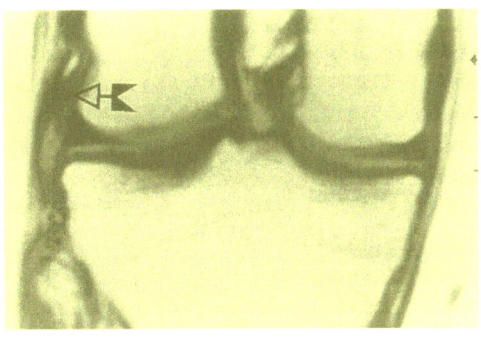

Abb. 4.4. Normale Menisci. T1-gewichtete Spinechosequenz. Koronale Schnittführung durch die Pars intermedia. Distanzierung von Außenmeniskus und Kapsel sowie Teilanschnitt der M.-popliteus-Sehne an ihrer Insertionsstelle (*Pfeil*)

sagittalen Schnitten werden dabei Hinter- und Vorderhorn des Meniskus abgebildet (Abb. 4.3), auf koronalen Schnitten jeweils Außen- und Innenmeniskus (Abb. 4.4).

Das Hinterhorn des Innenmeniskus muß auf sagittalen Schichten immer größer sein als das Vorderhorn (Abb. 4.3). Ist dies nicht der Fall, sollte an einen Korbhenkelriß gedacht werden. In der koronalen Schnittführung muß die Pars intermedia beider Menisci gleich groß sein.

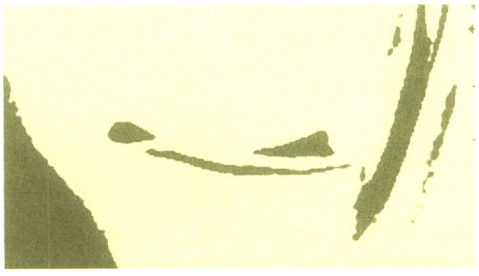

Abb. 4.5. Normaler Innenmeniskus mit größerem Hinterhorn und kleinerem Vorderhorn. Engfensterdarstellung

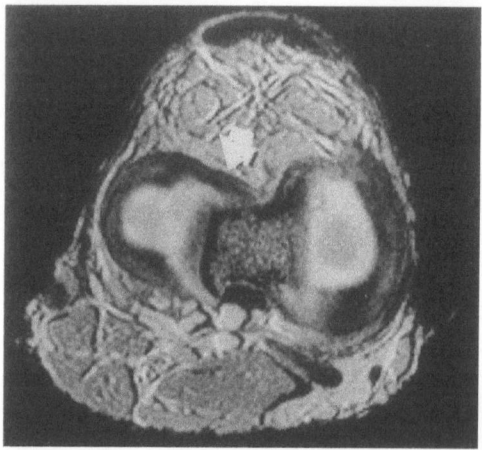

Abb. 4.6. Normale Menisci. Axiale Schnittführung. Teilanschnitt des Lig. transversum genu (*Pfeil*). Gute Darstellung des Außenmeniskus. Der Innenmeniskus ist nur teilweise angeschnitten

oder die Ausdehnung von Meniskuszysten verbessern (s. Abb. 4.14) [29]. Die Methoden sind jedoch sehr zeitaufwendig und fehleranfällig, so daß der Einsatz in der Routine heute noch nicht möglich ist.

Einen bedeutenden Fortschritt in der Nachweisbarkeit und insbesondere der Veranschaulichung von Meniskusrissen stellt neuerdings die hochauflösende axiale Schichtführung [1,14] mit Schichtdicken unter 0,7 mm und einer In-Schicht-Auflösung unter 0,5 mm dar (Abb. 4.6). Bei Verwendung schneller Gradientenechoverfahren als dreidimensionale Datensätze ist diese Technik in weniger als 5 min. Untersuchungszeit durchführbar [10].

4.5 Pathologie

4.5.1 Ruptur

Meniskusrupturen stellen eine häufige Erkrankung des Kniegelenkes dar, und die MRT kann Risse nichtinvasiv mit hoher Sensitivität nachweisen. Neben Längs- und Querrissen unterscheidet man zwischen horizontalen (Fischmaulriß) und lappenförmigen Rissen. Bei den lappenförmigen Rissen kommt es nach Längs- oder Querriß zum Prolaps eines lappenförmigen Meniskusanteiles in das Gelenkinnere. Horizontale Risse können an der Ober- und der Unterseite lokalisiert sein. Bei den Längsrissen wird noch zwischen partiellem, subtotalem, totalem und totalem Riß mit Luxation des abgelösten Meniskusteiles in das Gelenkinnere (Korbhenkelriß) unterschieden (Abb. 4.7). Der Meniskus kann auch am Ansatz abreißen (Entwurzelung). Beim Abriß des Innenmeniskus von der Gelenkkapsel in Höhe der Pars intermedia kommt es zur meniskokapsulären Separation [22,32].

Aus großen Statistiken mit 6500 Kniearthrotomien weiß man, daß isolierte Risse des Vorderhornes mit etwa 1,3% am Innenmeniskus und etwa 9% am

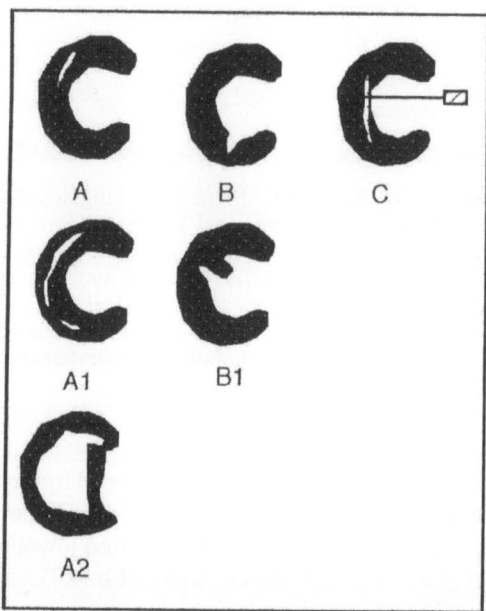

Abb. 4.7. Meniskusrißformen: *A* kleiner Längsriß, *A1* ausgedehnter Längsriß, *A2* ausgedehnter Längsriß mit Dislokation des inneren Fragmentes in das Gelenkinnere (Korbhenkelriß), *B* Querriß, *B1* Querriß mit Fragmentdislokation, *C* Horizontalriß. Separation der Fragmente durch eine Sonde

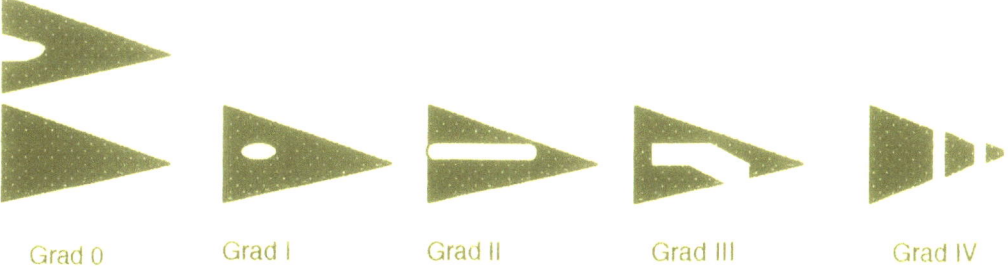

Abb. 4.8. Einteilung MR-tomographischer Signalvariationen des Meniskus nach Lotysch

Außenmeniskus relativ selten anzutreffen sind. Isolierte Risse der Pars intermedia wurden zu etwa 1,5% am Innenmeniskus und zu 32% am Außenmeniskus beobachtet. Am häufigsten freten Risse am Hinterhorn auf, zu etwa 97% am Innenmeniskus und 59% am Außenmeniskus [7].

Der Innenmeniskus ist wegen seiner geringeren Beweglichkeit sowie seines dünneren Vorderhornes häufiger von Verletzungen betroffen. Aufgrund der Faserarchitektur (s. 4.2) kommt es oft zu bogenförmigen Längsrissen im außen gelegenen Meniskusanteil und zu Querrissen am inneren freien Meniskusrand.

Meniskusrupturen führen auf MR-tomographischen Bildern zu einer Signalintensitätserhöhung. Nach Lotysch [15] werden 4 unterschiedliche Typen von abnormalen Signalintensitäten des Meniskus unterschieden (Abb. 4.8):

- Typ I Fokale, globuläre Signalintensitätserhöhung, die den Meniskusrand nicht erreicht (Abb. 4.9a,b). Als Meniskusrand ist dabei die obere und untere, an den Knorpel angrenzende Fläche definiert.
- Typ II Lineare, die Oberfläche nicht erreichende Signalintensitätserhöhung (Abb. 4.10).
- Typ III Lineare oder globuläre Signalintensitätserhöhung, die Meniskusoberfläche erreicht (Abb. 14.11a,b).
- Typ IV Mehrere die Oberfläche erreichende Signalerhöhungen lassen den Meniskus fragmentiert erscheinen.

In mehreren Studien wurde gezeigt, daß Signalerhöhungen des Typs III und IV mit einer Sensitivität von über 90% einer

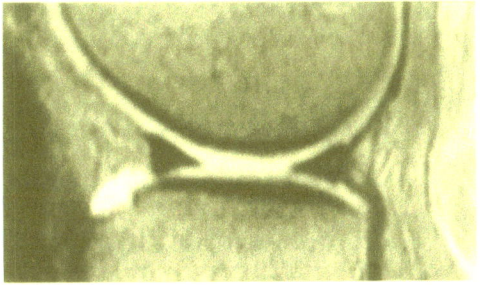

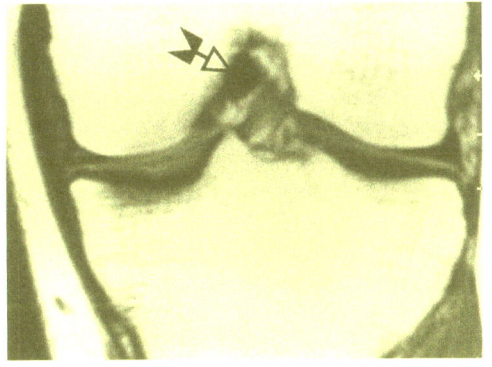

Abb. 4.9. Meniskussignalerhöhung Typ I. **a** Sagittaler Schnitt durch den Außenmeniskus. Globuläre Signalerhöhung im Hinterhorn. Protonendichtegewichtete Spinechoaufnahme. **b** Koronale Schnittführung. Signalerhöhung im Innenmeniskus. T1-gewichtete Spinechosequenz. Hinteres Kreuzband quer geschnitten (*Pfeil*)

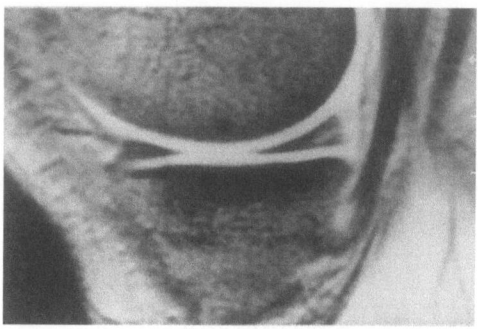

Abb. 4.10. Sagittale Gradientenechoaufnahme. Signalerhöhung Typ II im Hinterhorn des Innenmeniskus. Die lineare Signalerhöhung erreicht nicht die knorpelnahe Meniskusoberfläche

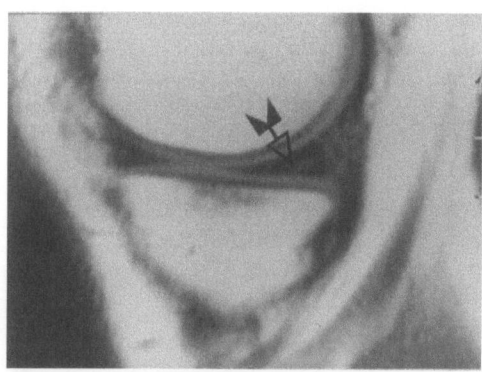

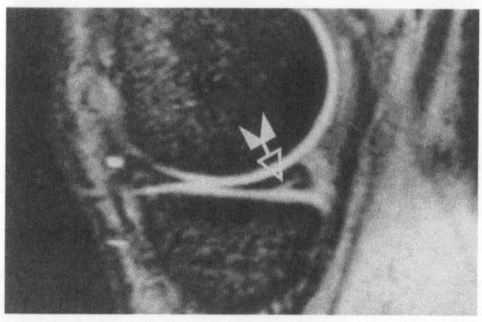

Abb. 4.11. Sagittale Schnittführung. Typ-III-Signalerhöhung im Hinterhorn des Innenmeniskus (*Pfeile*). Arthroskopisch: Horizontalriß. **a** T1-gewichtete Spinechosequenz. **b** T2*-gewichtete Gradientenechosequenz. Durch Flüssigkeitseintritt in den Riß kontrastreichere Darstellung auf der T2*-gewichteten Aufnahme

Meniskusruptur entsprechen [6]. Als besonders sicher gilt dieses Zeichen, wenn die Signalerhöhung in 2 Ebenen nachweisbar und auf T2-gewichteten Aufnahmen sichtbar ist. Sind diese Signalerhöhungen nur auf T1- und/oder protonendichtegewichteten Aufnahmen sichtbar, sollte die Interpretation mit Vorsicht erfolgen.

Signalerhöhungen des Typs I und II stellen degenerative Veränderungen dar, die mit mukoider, hyaliner Degeneration sowie Zellarmut und Kollagenfragmentation einhergehen [27]. Diese mukoide Degeneration ist im dicksten Meniskusanteil mit schlechter Ernährungslage im Innenmeniskus eher zylindrisch und im Außenmeniskus eher keilförmig konfiguriert [32]. Degenerative Veränderungen im Meniskus nehmen mit dem Alter zu und zeigen bereits in der 2. Lebensdekade eine Prävalenz von 25% [11,12]. Eine Typ-I-Signalerhöhung wird demnach häufiger beim alten Meniskus beobachtet. Es wird allgemein angenommen, daß Signalerhöhungen des Typs I und II einen vulnerablen Meniskus anzeigen und bereits leichte Traumen zu einer vollständigen Ruptur mit Signal des Typs III führen können. Eine progrediente Meniskusdegeneration mit zunehmender Signalintensität in der MRT kann auch bei Leistungssportlern mit kurzen starken Belastungen beobachtet werden [2,20,31].

Signalerhöhungen im Meniskus vom Typ I oder II können wahrscheinlich auch ödematös bedingt und damit reversibel sein. Zu einem hohen Prozentsatz (über 50%) sieht man bei untrainierten Sportlern nach einem Basketballtraining eine Signalerhöhung im Meniskus [13]. Diese Reaktionsform scheint vom Trainingszustand des Sportlers abzuhängen. In einem Kollektiv trainierter Marathonläufer sah man nämlich keine intrameniskale Signalerhöhung vor und unmittelbar nach dem Lauf [23].

Typ II kann theoretisch auch einen Riß

des Meniskuszentrums repräsentieren, der arthroskopisch nicht nachweisbar ist. Diese selten beachtete Form der Ruptur kann schmerzhaft sein, da der Meniskus auch in den inneren Anteilen freie Nervenendigungen aufweist. Weiterhin muß berücksichtigt werden, daß Substanzrisse sich zu vollständigen, bis an die Oberfläche reichenden Rissen entwickeln können [6].

Signalerhöhungen werden gelegentlich auch bei kindlichen Menisci durch zentrale Gefäßplexus verursacht, ohne daß eine myxoide Degeneration vorliegt.

Neben der Interpretation der Signalerhöhungen des Meniskus müssen morphologische Kriterien berücksichtigt werden. Korbhenkelrisse führen zu einer Verschmälerung der Pars intermedia, so daß in der sagittalen Schnittführung weniger häufig die bikonkave Scheibenkonfiguration des Meniskus sichtbar ist und in der koronalen Schnittführung der Meniskus wie ein abgeschnittenes Dreieck aussieht. Das dislozierte Meniskusfragment läßt sich gelegentlich in der intertrochantären Region besonders auf koronalen Schnitten nachweisen. Bei Korbhenkelrissen des Innenmeniskus kommt das dislozierte Fragment häufig unter das hintere Kreuzband zu liegen. Dadurch kann es auf sagittalen Bildern zu einer Doppellinienkonfiguration kommen, wobei das kraniale signalarme Band dem hinteren Kreuzband entspricht und das untere dem dislozierten Meniskusfragment [25].

Eine meniskokapsuläre Separation des Innenmeniskus ist sehr schwer zu diagnostizieren. Man sieht dabei insbesondere auf T2-gewichteten koronalen und axialen Schichten eine signalreiche Flüssigkeitsansammlung lateral des Meniskus. Diese liegt zwischen Meniskus und Kollateralband. Am Außenmeniskus ist dieses Kriterium nicht anzuwenden, da bereits physiologischerweise Flüssigkeit in der Sehnenscheide des M. popliteus zwischen Meniskus und Kollateralligament vorhanden ist.

Nach der Pathogenese werden 3 Rißformen unterschieden: primär traumatisch, degenerativ traumatisch bei verminderter Widerstandsfähigkeit und rein degenerativ (chronisch). Die MRT kann zwischen diesen unterschiedlichen Rißformen nicht sicher unterscheiden. Es ist anzunehmen, daß ein chronischer Riß auf dem Boden einer mukoiden Degeneration entsteht und in den Anfangsstadien eine Signalerhöhung vom Typ I und/oder Typ II aufweist, und dann langsam in den Typ III, den kompletten Riß bis an die Oberfläche, übergeht [27]. Degenerativ entstandene Rißformen sind überwiegend der horizontale (Fischmaulriß) und der longitudinale Riß. Akute traumatische Risse weisen direkt eine Signalerhöhung des Typs III oder IV auf und sind oft Querrisse.

Die MRT liefert in bis zu 30% der Fälle falsch-positive Ergebnisse in der Rißdiagnostik. Dafür werden unterschiedliche Ursachen verantwortlich gemacht. Einmal können abgeheilte Risse zu einer persistierenden Signalerhöhung führen, obwohl arthroskopisch kein Defekt nachweisbar ist. Bei der Bildinterpretation ist daher die Anamnese genau zu erheben und der Zeitpunkt möglicher Meniskusrisse zu berücksichtigen. Andererseits gibt es in der Arthroskopie auch falsch-negative Befunde. Dies gilt besonders für horizontale Risse an der Unterfläche des Hinterhornes. In dieser Region stimmen interessanterweise die Falsch-positiv-Rate der MRT und die Falsch-negativ-Rate der Arthroskopie in etwa überein, so daß vermutet werden muß, daß einige Rupturen mit der MRT besser erfaßt werden. Von einigen Autoren wird daher auf die Wichtigkeit der Sondierung mit einem Tasthäkchen während der Arthroskopie hingewiesen, um Risse an der Unterfläche und Risse in der Meniskussubstanz besser erkennen zu können [6].

Die Falsch-negativ-Rate der MRT liegt zwischen 3 und 6%. Am häufigsten kann dies durch Verletzungen des freien Meniskusrandes erklärt werden [17]. Die Auflösung der MRT reicht in diesen Fällen nicht aus, um die Querrisse sichtbar machen zu können. Einziges Zeichen dieser Läsionen am freien Meniskusrand kann eine Signalerhöhung auf T2-gewichteten Bildern sein. Es muß zukünftig untersucht werden, ob hochauflösende axiale MR Schichten diese Falsch-negativ-Rate senken kann (Abb. 4.12a,b) [14].

4.5.2 Zysten

Meniskuszysten sind flüssigkeitsgefüllte Hohlräume, die mit dem Meniskus in Verbindung stehen. Sie sind meist mit einem horizontalen Meniskusriß assoziiert, so daß angenommen wird, daß sie durch Überlastung entstehen. Durch den akut oder chronisch erhöhten Druck soll es zum Flüssigkeitsaustritt kommen. Die Gelenkkapsel kann dabei penetriert werden. Oft ist ein Stiel oder Hals in Verbindung mit dem Meniskus zu erkennen. Die Ausdehnung schwankt von subkapsulären, lateralen kleinen Flüssigkeitsansammlungen bis hin zu großen, die Gelenkkapsel penetrierenden palpablen Raumforderungen, die nicht mit Baker-Zysten oder Ganglien verwechselt werden dürfen. Zysten an der lateralen Seite sind häufiger kleiner und innerhalb der Gelenkkapsel. Zysten, die vom Innenmeniskus ausgehen, penetrieren häufiger die Gelenkkapsel und bilden große Zysten [4].

In der MRT sind Meniskuszysten auf T2-gewichteten Aufnahmen als signalreiche Raumforderungen zu erkennen. In Einzelfällen sind Septierungen innerhalb der zystischen Raumforderung nachweisbar. Der Stiel zum Meniskus ist MR-tomographisch oft sichtbar (Abb. 4.13). Eine dreidimensionale Darstellung kann die Lagebeziehung der Zyste zu Knochen und übrigen Weichteilen mitunter besser veranschaulichen (Abb. 4.14).

Differentialdiagnostisch müssen Ganglien abgegrenzt werden. Diese haben eine vergleichbare Signalcharakteristik und können ebenfalls Septierungen aufweisen. Ganglien besitzen aber oft einen intra-

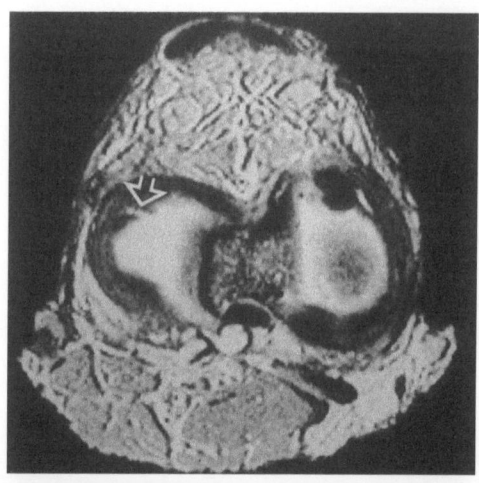

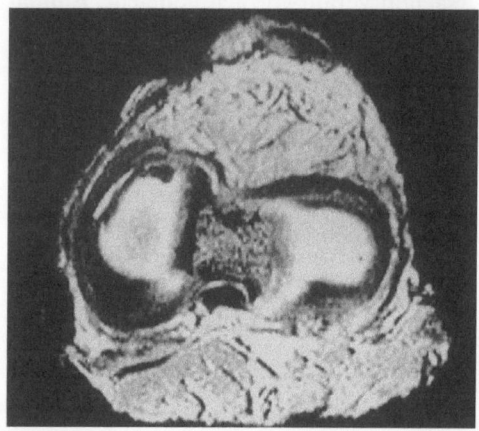

Abb. 4.12. Axiale Schnittführung nach arthrotomisch gesetzten Meniskusläsionen bei Amputatknien. Hochauflösende Gradientenechosequenzen **a** Querläsion des Außenmeniskusvorderhornes (*Pfeil*), kleine Längsläsion des Innenmeniskusvorderhornes. Geringe Luftansammlung am Innenmeniskusvorderhorn. **b** Größere Längsläsion des Innenmeniskus mit diskreter Fragmentdislokation

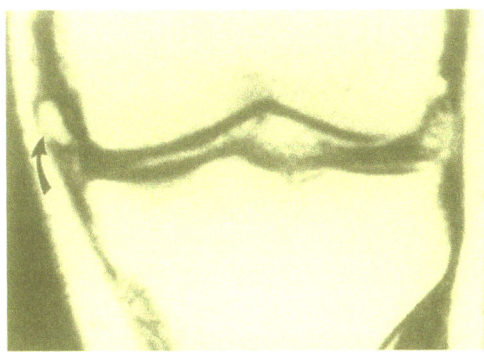

Abb. 4.13. Koronale Schnittführung, T2-gewichtete schnelle Spinechosequenz (TSE). Meniskuszyste am Innenmeniskus (*Pfeil*) mit angedeutetem Stiel. Aufgrund der Aufnahmetechnik stellen sich subkutanes Fett und fettreiches Knochenmark sehr signalintensiv dar

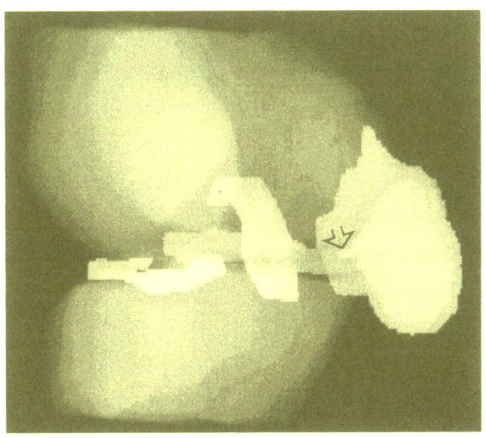

Abb. 4.14. Dreidimensionale Darstellung einer großen Meniskuszyste mit Stiel zum Innenmeniskus (*Pfeil*). Neben Menisci, Femur und Tibia ist das hintere Kreuzband dargestellt

kapsulären Anteil und zeigen keinen Stiel zum Meniskus. Poplitealzysten oder Gefäßaneurysmen sollten nur selten zu differentialdiagnostischen Problemen führen.

4.5.3 Verkalkungen

Verkalkungen von Teilen des Meniskus können im Rahmen einer Arthrose, bei Stoffwechselerkrankungen mit verändertem Löslichkeitsprodukt der Kalziumverbindungen oder bei Pseudogicht auftreten. In der MRT sind Verkalkungen als Signalauslöschungen auf allen Sequenzen erkennbar. Durch verstärkte Suszeptibilitätsartefakte kommt es zu einer Verstärkung der Signalauslöschungen auf Gradientenechoaufnahmen. Diese Effekte nehmen mit längerer Echozeit zu und sind abhängig von der magnetischen Flußdichte des MRT-Systems.

4.5.4 Postoperativer Befund

Arthroskopisch therapierte Meniskusrisse durch Übernähung oder Teilresektion können zu einer MR-tomographisch nachweisbaren Signalerhöhung innerhalb des Meniskusrestes führen. Dieser Befund kann bis zu 2 Jahren nach der Operation persistieren und darf nicht mit einem erneuten Riß verwechselt werden [8]. Zell- und flüssigkeitsreiches Narbengewebe soll dazu führen. Auch Konturunregelmäßigkeiten des Meniskus nach Operationen können MR-tomographisch nachweisbar sein, ohne daß eine erneute Ruptur vorhanden ist [21]. Ein Abstumpfen des freien Meniskusendes beispielsweise nach Arthroskopie stellt einen normalen

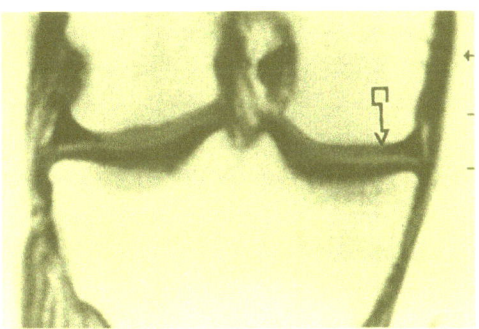

Abb. 4.15. Koronale T1-gewichtete Spinechosequenz. Abstumpfung des Innenmeniskus (*Pfeil*) nach Arthroskopie und Teilabtragung vor Jahren

postarthroskopischen Befund dar [16] (Abb. 4.15).

Ausgedehnte Resektionen führen zu MR-tomographisch sichtbaren Deformierungen der Meniskusanatomie. Ohne entsprechende anamnestische Daten ist die Interpretation solcher Bilder äußerst schwer.

4.6 Fehlermöglichkeiten bei der MR-Interpretation

Von den Typen I bis IV der intrameniskalen Signalerhöhung sind Signalvarietäten im Randbereich des Meniskus zu differenzieren, die durch fibrovaskuläre Bündel zu erklären sind. Diese Signalerhöhungen sind gleichmäßiger konfiguriert, symmetrisch und strahlen vom Meniskusrand her ein (s. Abb. 4.8)

An der Insertionsstelle des Lig. transversum genus am Vorderhorn des Außenmeniskus wird in einem Drittel der Fälle [27] auf sagittalen Bildern eine lineare Signalerhöhung beobachtet, die nicht mit einem Meniskusriß verwechselt werden darf. Selten wird eine solche Signalerhöhung durch die Insertion des Lig. transversum auch am Vorderhorn des Innenmeniskus gesehen (Abb. 4.16). Möglicherweise steht diese Veränderung mit Ästen der begleitenden A. geniculatum inferior laterale oder dem das Ligament umgebenden Fett in Zusammenhang.

Am kranialen Teil des Hinterhornes des Außenmeniskus kann bei einem Drittel der Fälle auch die Insertion der Ligg. meniscofemoralia einen Riß auf sagittalen Bildern vortäuschen.

Die Pars intermedia des Außenmeniskus ist nicht am Lig. collatarale laterale angeheftet. Die Sehne des M. popliteus verläuft zwischen Meniskus und Gelenkkapsel. Dadurch kann ebenfalls ein vertikaler Riß des Hinterhornes des Außenmeniskus bzw. eine meniskokapsuläre Separation besonders auf koronalen Aufnahmen vorgetäuscht werden (Abb. 4.17).

Pulsationsartefakte der A. poplitea können eine Fragmentation des Hinterhornes des Außenmeniskus vortäuschen. In Zweifelsfällen kann durch Veränderung der Fensterung ein Pulsationsartefakt als bandförmige Verwischung durch das gesamte Bild in Phasenkodierrichtung

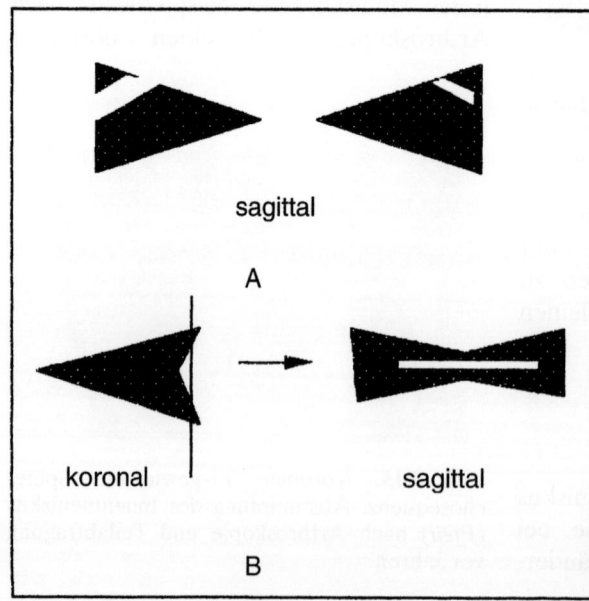

Abb. 4.16. Schemazeichnung von Fehlermöglichkeiten in der MR-tomographischen Meniskusbeurteilung. *A* Signalerhöhung durch Lig. transversum im Vorderhorn beider Menisci und durch Lig. meniscofemorale am Hinterhorn des Außenmeniskus. *B* Teilvolumenartefakt auf außen gelegenen sagittalen Schnitten durch Meniskuskrümmung

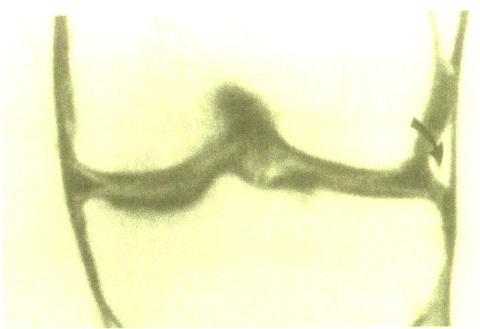

Abb. 4.17. Koronale Schnittführung, T1-gewichtete Spinechosequenz. Die Distanzierung des Außenmeniskus von der Gelenkkapsel, dem Lig. collaterale fibulare und dem Tractus iliotibialis darf nicht mit einer meniskokapsulären Separation verwechselt werden (*Pfeil*)

erkannt werden. Auch eine Änderung der Phasenkodierrichtung ermöglicht das sofortige Erkennen eines solchen Artefaktes.

Mögliche Fehlinterpretationen entstehen bei ausgedehntem Typ-II-Signal, das bis unmittelbar unter die Meniskusoberfläche reicht [5]. Zur Vermeidung einer Fehlinterpretation als Meniskusriß sollten nur eindeutige Verbindungen mit der Oberfläche auf T2-gewichtetn Aufnahmen als Ruptur interpretiert werden.

Eine Typ-II-Signalerhöhung der Pars intermedia kann auf weit außen gelegenen sagittalen Aufnahmen auch durch Teilvolumenartefakte mit der fetthaltigen Kapsel vorgetäuscht werden (s. Abb. 4.16).

Bei Verwendung einer 128 × 256 Matrix kann es zu einem Linienartefakt kommen ("truncation artefact"), das auch von anderen Untersuchungsregionen bekannt ist und am Meniskus Längsrisse vortäuschen kann [28]. Diese Problematik stellt sich praktisch nicht mehr, da für die Meniskusdiagnostik heutzutage eine höher auflösende Matrix benutzt wird.

4.7 Zusammenfassung

Die Menisci des menschlichen Kniegelenkes stellen sich MR-tomographisch signalfrei dar. Rupturen und Degeneration bzw. chronische Rupturen führen zu Signalerhöhungen mit unterschiedlichem Muster. Es werden 4 Typen der Signalerhöhung unterschieden, wobei Typ III und IV mit einer Sensitivität von über 90% (s. Übersicht) für eine Ruptur sprechen. Hochauflösende axiale Schichten können diese Sensitivität möglicherweise noch weiter steigern. Meniskuszysten kommen als signalreiche Raumforderungen auf T2-gewichteten Aufnahmen zur Darstellung und zeigen meist einen Stiel zum Meniskus.

Fibrovaskuläre Bündel, Ligg. transversalia, Ligg. meniscofemoralia, Gefäßpulsationen und Teilvolumenartefakte sind einige häufige mögliche Ursachen für intrameniskale Signalerhöhungen, die nicht als Rupturen fehlgedeutet werden dürfen. Die Kenntnis der potentiellen Fallstricke in der Beurteilung von MR-Bildern der Menisci kann die Falschpositiv-Rate der Methode senken.

Übersicht: Diagnostische Wertigkeit der MRT in der Diagnostik von Meniskusrissen (Nach Mink [17])

Meniskus	Sensitivität [%]	Spezifität [%]	Falsch-positiv [%]	Falsch-negativ [%]	Genauigkeit [%]
Innen	97	89	7	4,7	94
Außen	92	91	14	4,9	92
Beide	95	91	10	4,8	93

Tabelle 1 (nach [17])

Literatur

1. Araki Y, Ootani F, Tsukaguchi I et al. (1991) MR diagnosis of meniscal tears of the knee: value of axial three-dimensional fourier transformation GRASS images. AJR 158: 587–590
2. Brunner MC, Flower SP, Evancho AM, Allman FL, Apple DF, Fajman WA (1992) MRI of the athletic knee findings in asymptomatic professional basketball and collegiate football players. Invest Radiol 24: 72–75
3. Buckwalter KA, Braunstein EM, Janizek DB, Vahey TN (1993) MR Imaging of meniscal tears: narrow versus conventional window width photography. Radiology 187: 827–830
4. Burk DL, Dalinka MK, Kanal E et al. (1987) Meniscal and ganglion cysts of the knee: MR evaluation. AJR 150: 331–336
5. Burk DL, Mitchell DG, Rifkin MD, Vinitski S (1990) Recent advances in Magnetic Resonance Imaging of the knee. Radiol Clin North Am 28: 379–393
6. Crues JV III, Mink J, Levy TL, Lotysch M, Stoller DW (1987) Meniscal tears of the knee: accuracy of MR Imaging. Radiology 164: 445–448
7. DeSmet AA, Norris MA, Yandow DR, Quintana FA, Graf BK, Keene JS (1993) MR diagnosis of Meniscal tears of the knee: importance of high signal in the meniscus that extends to the surface. AJR 161: 101–107
8. Deutsch AL, Mink JH, Fox JM (1990) Peripheral meniscus tears: MR findings after conservative treatment or arthroscopic repair. Radiology 176: 485–492
9. Fullerton GD, Cameron IL, Ord VA (1985) Orientation of tendons in the magnetic Field and its effect on T2 relaxation times. Radiology 155: 433–435
10. Haggar AM, Froelich JW, Hearshen DO, Sadasivan K (1988) Meniscal abnormalities of the knee: 3DFT fast-scan GRASS MR imaging. AJR 150: 1341–1344
11. Hodler J, Haghighi P, Pathria MN, Trudell D, Resnick D (1992) Meniscal changes in the elderly: correlation of MR Imaging and histologic findings. Radiology 184: 221–225
12. Kornick J, Trefelner E, McCarthy S, Lange R, Lynch K, Jokl P (1990) Meniscal abnormalities in the asymptomatic population at MR Imaging. Radiology 177: 463–465
13. Kursunoglu-Brahme S, Schwaighofer B, Gundry C, Ho C, Resnick D (1990) Jogging causes acute changes in the knee joint: a MR study in normal volunteers. AJR 154: 1233–1235
14. Leutner C, Vahlensieck M, Wagner U, Dombrowski F, Reiser M (1993) Hochauflösende axiale Kernspintomographie arthrotomisch gesetzter Meniskusläsionen am Kniegelenk. Osteologie 2 (s): 27
15. Lotysch M, Mink J, Crues JV, Schwartz SA (1986) Magnetic Resonance Imaging in the detection of meniscal injuries. Magn Reson Imaging 4: 185
16. Mink JH, Deutsch AL (1989) Magnetic Resonance Imaging of the knee. Clin Orthop 244: 29–47
17. Mink JH, Levy T, Crues JV III (1988) Tears of the anterior cruciate ligament and menisci of the knee: MR Imaging evaluation. Radiology 167: 769–774
18. Quinn SF, Brown TR, Szumowski J (1992) Menisci of the knee: radial MR Imaging correlated with arthroscopy in 259 patients. Radiology 185: 577–580
19. Raunest J, Oberle K, Loehnert J (1991) The clinical value of Magnetic Resonance Imaging in the evaluation of meniscal disorders. J Bone Joint Surg Am 73: 11–16
20. Reinig JW, McDevitt ER, Ove PN (1991) Progression of meniscal degenerative changes in college football players: evaluation with MR Imaging. Radiology 181: 255–257
21. Reiser M, Vahlensieck M, Schüller H (1992) Imaging of the knee joint with emphasis on Magnetic Resonance Imaging. Eur Radiol 2: 87–94
22. Ricklin P, Rüttimann A, DelBuono MS (1980) Die Meniskusläsion. Thieme, Stuttgart
23. Shellock FG, Mink JH (1991) Knees of trained long-distance runners: MR Imaging before and after competition. Radiology 179: 635–637
24. Silverman JM, Mink JH, Deutsch AL (1989) Discoid menisci of the knee: MR Imaging appearance. Radiology 173: 351–354
25. Singson RD, Feldman F, Staron R, Kiernan H (1990) MR Imaging of displaced bucket handle tear of the medial meniscus. AJR 156: 121–124
26. Steinbrich W, Beyer D, Friedmann G, Ermers M, Bueß G, Schmidt KH (1985) MR des Kniegelenkes. Fortschr Röntgenstr 143: 166–172
27. Stoller DW, Martin C, Crues JV, Kaplan L, Mink JH (1987) Meniscal tears: pathologic

correlation with MR Imaging. Radiology 163: 731–735
28. Turner DA, Rapoport MI, Erwin WD, McGould M, Silvers RI (1991) Truncation artifact: a potential pitfall in MR Imaging of the menisci fo the knee. Radiology 179: 629–633
29. Vahlensieck M, Lang P, Chan WP, Grampp S, Genant HK (1992) Three-dimensional reconstruction – optimisation of segmentation and rendering of MRI. Eur Radiol 2: 508–510
30. Vahlensieck M, Pollack M, Lang P, Grampp S, Genant HK (1993) Two segments of the supraspinatus muscle: cause of high signal in the supraspinatus critical zone on MRI? Radiology 186: 449–454
31. Wacker F, König H, Felsenberg D, Wolf KJ (1994) MRT der Kniegelenke jugendlicher Fußballspieler. Fortschr Röntgenstr 160: 149–153
32. Wirth CJ, Rodriguez M, Milachowski KA (1988) Meniskusnaht Meniskusersatz. Thieme, Stuttgart

5 Seitenbänder

J. Kramer, E. Mohr und A. Scheurecker

5.1	Einleitung	48
5.2	Anatomie und Funktion	48
5.2.1	Medialer Komplex	48
5.2.2	Lateraler Komplex	50
5.3	MR-tomographische Darstellung	50
5.4	Pathologische Veränderungen	50
5.4.1	Medialer Komplex (Gradeinteilung)	50
5.4.2	Chronische (abgeheilte) Veränderungen	52
5.4.3	Lateraler Komplex (Gradeinteilung)	53
5.4.4	Knöcherne Läsionen	53
5.5	Zusammenfassung	54
	Übersicht: Kollateralbandläsionen	54
	Literatur	54

5.1 Einleitung

Die Kollateralbänder sind hauptverantwortlich für die mediale bzw. laterale Stabilität des Kniegelenkes. Da das akute Trauma mit starken Schmerzen und Schwellungen der betroffenen Region einhergeht, ist eine ausreichende klinische Beurteilung, wie sie für eine suffiziente Therapie unerläßlich ist, äußerst schwierig. Mittels MRT lassen sich die einzelnen Strukturen bzw. deren pathologische Veränderungen darstellen. Voraussetzung für eine genaue Beurteilung ist allerdings die Kenntnis der komplexen anatomischen Verhältnisse [1,18,19].

5.2 Anatomie und Funktion

Die medialen und die lateralen Bandstrukturen des Kniegelenkes zeigen einen dreischichtigen Aufbau mit einer oberflächlichen (Fascia lata), einer mittleren (Seitenbänder) und einer tiefen Schicht (Kapselbänder) [24].

5.2.1 Medialer Komplex

Die *oberflächliche Schicht* wird durch die tiefe Faszie, welche die Mm. gastrocnemius und sartorius umgibt, gebildet.

Die *mittlere Schicht* wird durch das eigentliche mediale Kollateralband gebildet und stellt die dominierende ligamentäre Struktur der Medialseite dar (Abb. 5.1a,b und 5.2a,b). Es entspringt am medialen Femurkondylus ventral des Tuberculum adductorium und setzt nach einem 9–11 cm langen Verlauf an der medialen Tibiakante an, ca. 5 cm unterhalb des Gelenksspaltes dorsal der Insertion des Pes anserinus [2,3,17,20,23]. Nach vorne zu besteht eine Verbindung zum Retinaculum mediale, dorsal geht es in das hintere Schrägband bzw. die dorsomediale Kapsel über [6,7]. Die Funktion des medialen Seitenbandes liegt in der Stabilisierung gegen Valguskräfte in Extension (besonders aber in Flexion) sowie gegen Außenrotationskräfte. Im Falle einer Ruptur muß diese Funktion von den Kreuzbändern übernommen werden [4].

Im Gegensatz zum funktionell nicht so bedeutsamen ventralen Kapseldrittel und dem eng mit dem hinteren femoralen Schrägband verwachsenen dorsalen Kapseldrittel kommt dem faserverstärkten medialen Drittel eine höhere Bedeutung

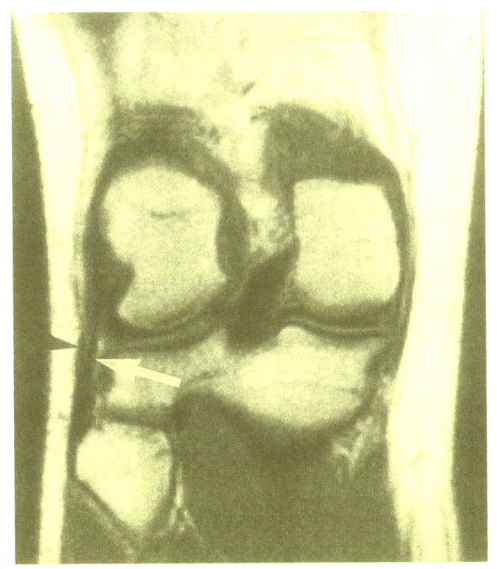
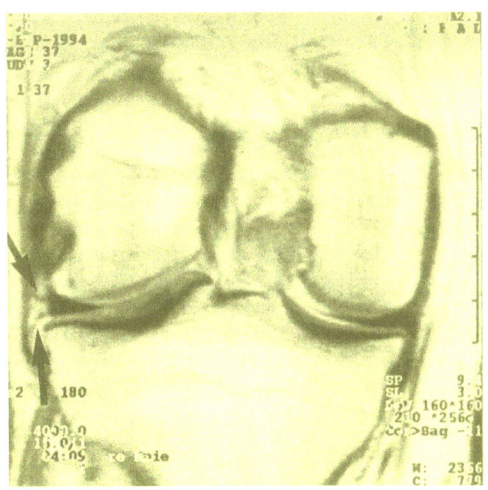

Abb. 5.1a,b. Normale anatomische Verhältnisse. **a** Koronales T1-betontes SE- Bild. Laterales Seitenband (*weißer Pfeil*) mit Einstrahlung der Bizepssehne (*schwarzer Pfeil*). **b** Koronales PD-Fast SE-Bild zeigt das meniskofemorale und meniskotibiale Band (*Pfeile*)

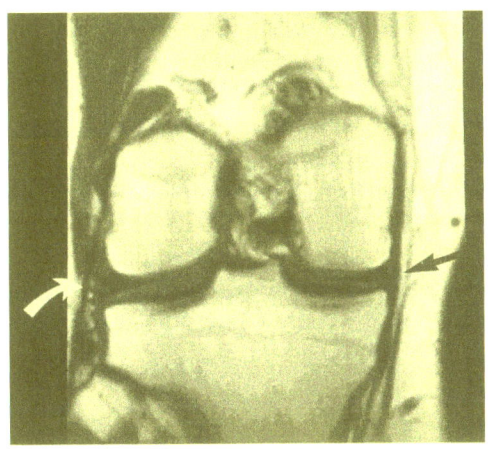
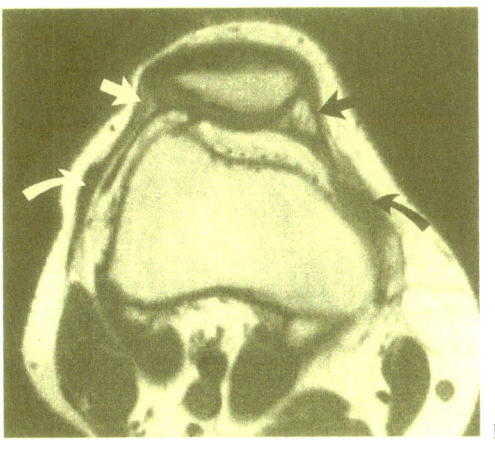

Abb. 5.2a,b. Normale anatomische Verhältnisse. **a** Koronales, T1-betontes SE-Bild. Unauffälliges laterales (*gebogener Pfeil*) und mediales (*gerader Pfeil*) Seitenband. **b** Axiales, T1-betontes SE-Bild. Verschiedene Schichten des medialen und lateralen Komplexes sind erkennbar (mediales Retinaculum: *schwarzer Pfeil*; mediales Seitenband: *gebogener schwarzer Pfeil*; laterales Retinaculum: *weißer Pfeil*; Tractus iliotibialis: *gebogener weißer Pfeil*)

zu. Es wird daher als mediales Kapselband (*tiefe Schicht* des medialen Komplexes) bezeichnet. Da es fest mit der Meniskusbasis verwachsen ist, unterscheidet man einen meniskofemoralen und einen meniskotibialen Anteil. Der Faserverlauf entspricht dem medialen Seitenband. Diese tiefe Schicht wird vom oberflächlichen Anteil durch eine schmale Bursa und eine dünne Lage peribursalen Fettes getrennt, die dazu beiträgt, die Reibung während der Kniebeugung zu vermindern [3,8,11,16].

5.2.2 Lateraler Komplex

Wie die, medialen, so weisen auch die lateralen Kapselbandstrukturen eine Dreischichtung auf [21]. Die *oberflächliche Schicht* wird durch den Tractus iliotibialis gebildet (s. Abb. 5.1a,b; 5.2a,b). Er stellt einen verstärkten Faserzug an der Lateralseite der Fascia lata dar und entspringt zusammen mit dem M. tensor fasciae latae an der Spina iliaca anterior superior. Distal teilen sich diese Fasern in einen vorderen, mittleren und hinteren Anteil. Die vorderen Fasern strahlen in das laterale Retinaculum ein, die dorsalen verlaufen mit Ausläufern in den M. biceps femoris und in die Fascia cruris, der mittlere Anteil zieht über den Kniegelenkspalt nach distal.

Die *mittlere Schicht* wird im wesentlichen durch das eigentliche Lig. collaterale laterale gebildet, wenngleich ventral das Retinaculum patellae und dorsal patellofemorale Ligamente ebenfalls noch zu dieser Schicht beitragen. Das laterale Seitenband zieht vom lateralen Femurkondylus schräg nach hinten distal zum Fibulaköpfchen [20]. Zwischen lateraler Kapsel und Seitenband besteht ein Spalt für den Durchtritt der Poplitussehne. Dorsale Faserzüge des lateralen Seitenbandes verschmelzen mit der tiefen Kapselschicht zum Lig. popliteum arcuatum [14]. Im distalen Anteil wird das laterale Seitenband vom M. biceps femoris, dem wichtigsten aktiven Stabilisator der lateralen Gelenkseiten, umfaßt.

Im Gegensatz zur medialen ist die laterale Kapsel (*tiefe Schicht*) schwächer und dünner ausgebildet. Sie ist aber ebenso wie die der Medialseite fest mit dem Meniskus verwachsen.

5.3 MR-tomographische Darstellung

Für eine gute anatomische Darstellung und Beurteilung pathologischer Verände- rungen haben sich T1- und T2-betonte SE-(Fast-SE-)Sequenzen bewährt, wobei die Verwendung einer Oberflächenspule unerläßlich ist. Die Leitebene für die Darstellung von Seitenbandläsionen ist durch die koronale Orientierung vorgegeben. Bei Veränderungen im Bereich der Retinacula und tiefen Schichten kann auf axiale Schichten allerdings nicht verzichtet werden. Fettunterdrückte Sequenzen ("chemical shift", "inversion recovery", STIR) haben einen hohen Wert bei der Abklärung ödematöser Veränderungen im Bereich des lateralen und medialen Bandkomplexes und evtl. vorhandener Knochenmarkveränderungen. 3–4 mm breite Schichten erlauben bei Verwendung einer Oberflächenspule eine ausreichend genaue Detailerkennbarkeit.

Entsprechend dem histologischen Aufbau (s. Kap. 2) zeigen die ligamentären Strukturen auf allen Sequenzen eine hypointense Signalintensität, so daß sie auf koronalen und axialen Bildern als dunkle Strukturen gut zu erkennen sind. Basierend auf arthrographischen Ergebnissen hat man angenommen, daß das mediale Seitenband am Meniskus direkt anhaftet. Tatsächlich ist der Meniskus allerdings nur mit dem Kapselband verbunden. Das mediale Seitenband ist vom Kapselband durch eine Bursa und einen schmalen Fettstreifen separiert. Die in diesem Areal sichtbare, mehr oder minder starke Signalintensitätsanhebung darf nicht als menisko-kapsuläre Separation fehlinterpretiert werden.

5.4 Pathologische Veränderungen

5.4.1 Medialer Komplex (Gradeinteilung)

Verletzungen im Bereich des medialen Kompartments werden häufig durch Außenrotation und Kräfte, die zur verstärkten

Valgusbelastung führen, verursacht [15]. Häufig gehen sie mit Meniskusrupturen einher. Bei Skiunfällen beträgt der Anteil an medialen Kollateralbandläsionen in bezug auf alle Knieverletzungen mehr als 50% [20]. Nicht selten werden dabei Risse der medialen oder hinteren Kapsel sowie des medialen Meniskus in Verbindung mit einer Ruptur des vorderen Kreuzbandes und einer ausgeprägten oder kompletten Mediokollateralbandruptur angetroffen [5,10,22]. Im Akutstadium finden sich eine lokalisierte Schwellung und ein ausgeprägter Druckschmerz über dem verletzten Band. Die Schmerzsymptomatik ist am stärksten innerhalb der ersten 2 Tage. Da das mediale Kollateralband extrakapsulär gelegen ist, weist ein Längserguß auf eine intraartikuläre Begleitverletzung (häufig Ruptur des vorderen Kreuzbandes) hin.

Die Schwere der Verletzungen läßt sich bezüglich des Anteiles der rupturierten ligamentären Strukturen in unterschiedliche Grade einteilen:

Grad I: Es handelt sich hierbei um eine mikroskopische Ruptur im Rahmen einer Überdehnung, welche allerdings nicht mit einem signifikanten Funktionsverlust einhergeht [9]. Derartige Bandzerrungen sind auf dem MR-Bild insofern gut ersichtlich, als sich hier ödematöse Veränderungen und kleinste Blutungen finden (hyperintense Zonen auf T2-gewichteten Aufnahmen), die auf das Ligament beschränkt sind oder auch die umliegenden Weichteile erfassen. Meist imponiert das Bank selbst weiterhin als dünner schwarzer Streifen, der von einem tiefen subkutanen und periligamentösen Ödem umgeben ist.

Grad II: Von einem Grad II spricht man, wenn eine Teilruptur und eine eingeschränkte Funktion vorliegen. Bei partiellen Rupturen finden sich eine Verdünnung des Bandes bzw. teilweise rupturierte Fasern mit verschieden starker Ausprägung eines umgebenden Ödems bzw. Blutung (Abb. 5.3).

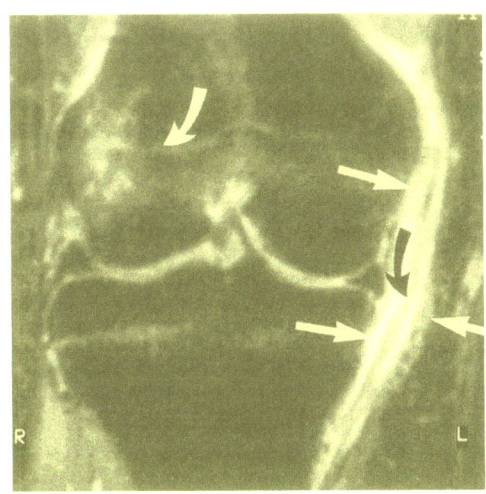

Abb. 5.3. Mediale Kollateralbandläsion Grad II. Koronales T2-betontes Fast-IR-Bild. Das mediale Kollateralband (*gebogener schwarzer Pfeil*) zeigt teilweise einen zart welligen Verlauf und ist von massiv ödematösen Veränderungen (*weiße Pfeile*) umgeben. Das Band selbst ebenfalls signalalteriert. Knochenmarködem im lateralen Femurkondylus (*gebogener weißer Pfeil*)

Grad III: Bei Grad III-Läsionen liegt eine komplette Ruptur mit ausgeprägter Bandinstabilität vor [4] (Abb. 5.4a,b). Eine exakte Unterscheidung zwischen Grad II und Grad III ist nicht immer möglich, so daß diese häufig auch zusammengefaßt werden. Bei derartigen Verletzungen liegen auf T1-gewichteten Aufnahmen meist große, schlecht abgrenzbare Areale mit verminderter Signalintensität im Bereich der lateralen Femur- und Tibiaepimetaphyse vor, welche auf T2-betonten bzw. fettunterdrückten Sequenzen einen den ödematösen Veränderungen entsprechenden Signalanstieg zeigen. Manchmal kann allerdings auch eine komplette Separation der Bandstrukturen direkt erkennbar sein. Diese Verletzungen können auch die Kapselschichten mit einbeziehen und so zu einer meniskokapsulären Separation führen [24]. Wenn das meniskofemorale oder meniskotibiale Band rupturiert, kann Gelenkflüssigkeit vom Gelenkspalt her

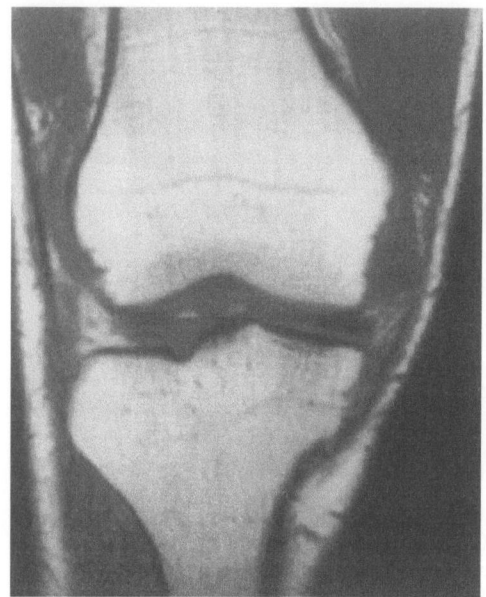 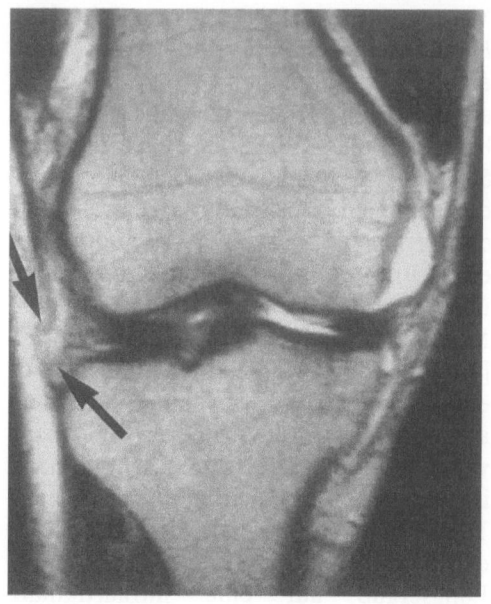

Abb. 5.4a,b. Riß im Bereich des Tractus iliotibialis. **a** Koronales, T1-betontes SE-Bild. Der Tractus iliotibialis bis auf Gelenkspalthöhe verfolgbar; im Anschluß daran ein inhomogenes hypointenses Areal erkennbar. **b** T2-betontes, koronales SE-Bild. Deutliches Ödem im Bereich der lateralen Weichteile mit Konturunterbrechung des Tractus iliotibialis (*Pfeile*). Gelenkerguß

hinter das Kapselband in den Bereich der intraligamentären Bursa gelangen.

5.4.2 Chronische (abgeheilte) Veränderungen

Im Rahmen des *Heilungsvorganges* werden gerissene Faseranteile durch dichtes kollagenes Narbengewebe ersetzt, das nur mit wenigen mobilen Protonen versehen ist und deshalb ein ausgesprochen hypointenses Signalverhalten aufweist [12]. Als Ergebnis findet sich dann, auf den koronalen Bildern gut erkennbar, ein deutlich verdicktes, manchmal auch minimal gewellt verlaufendes, hypointenses Band (Abb. 5.5 und 5.6). Bei proximalen Bandverletzungen lassen sich nach der Abheilung im Röntgenbild Kalkeinlagerungen (Kalzifikationen/Ossifikationen)

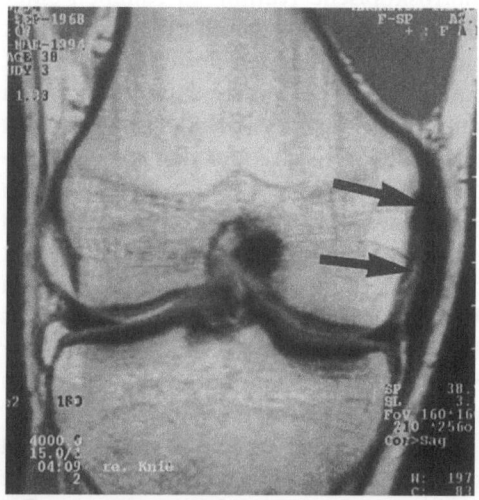

Abb. 5.5. Stadium post alter medialer Seitenbandläsion. Koronales, PD-betontes Fast-SE-Bild. Das mediale Kollateralband massiv verdickt, allerdings hypointens, ohne Hinweis auf Umgebungsödem (narbige Veränderungen: *schwarzere Pfeile*)

einer extremen Instabilität und zu Schmerzen selbst bei langsamem Gehen [18,19,20,22].

Ähnlich wie beim medialen Komplex lassen sich pathologische Veränderungen im lateralen Bereich in 3 Schweregrade einteilen:

Grad I: Zerrungen manifestieren sich als Ödem und Blutung rund um das Ligament bzw. in die umgebenden Weichteile. Sie sind insbesondere auf IR-Bildern gut zu diagnostizieren. Zerrungen und Risse können auf eine Komponente beschränkt oder auch in Kombination auftreten.

Grad II: Partielle Risse einer Komponente sind charakterisiert durch eine höhere Signalintensität einzelner ligamentärer Fasern oder eine fokale Verdickung der betroffenen Region mit mittlerer Signalintensität auf T1-betonten und einem hohen Signal auf T2-gewichteten Aufnahmen. Auf den fettunter-drückten Sequenzen ist das Umgebungsödem (hyperintens) gut erkennbar.

Grad III: Bei der kompletten Ruptur einer Komponente des lateralen Komplexes zeigt sich eine komplette Diskontinuität oder das Fehlen des betroffenen Ligamentes (Abb. 5.7). Typisch ist in diesem Stadium auch eine wellige irreguläre Kontur des rupturierten Bandes, die meist von ausreichender Flüssigkeit umgeben ist [19]. Nicht zu vergessen sind bei derartig schweren Traumen allerdings auch Begleitverletzungen wie Meniskusrupturen und Kreuzbandläsionen.

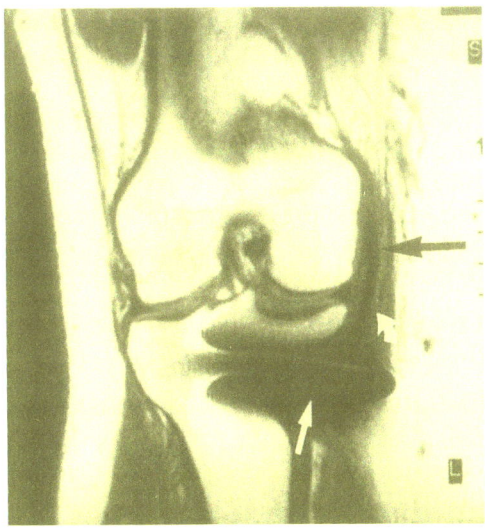

Abb. 5.6. Stadium post medialer Kollateralbandoperation. Koronales, T1-betontes SE-Bild. Metallartefakt (*weißer Pfeil*) infolge Klammern im Bereich der proximalen Tibia medial. Das mediale Kollateralband (*schwarzer Pfeil*) zeigt durchgehende Kontinuität und ein unauffälliges hypointenses Signalverhalten. Periligamentär findet sich Gewebe mit mittlerer Signalintensität (Granulationsgewebe und Ödem: *gebogener weißer Pfeil*)

nachweisen (Stieda-Pellegrini-Schatten). Im MR-Bild können derartige Veränderungen allerdings nicht ausreichend differenziert werden, da sowohl das Narbengewebe als auch die Verkalkung im wesentlichen signallos zur Darstellung gelangen.

5.4.3 Lateraler Komplex (Gradeinteilung)

Verletzungen im Bereich der lateralen Strukturen sind wesentlich seltener als die des medialen Komplexes. Sie sind klinisch auch wesentlich schwieriger zu diagnostizieren und werden häufig fehlinterpretiert. Sogar bei akuten Verletzungen sind die Symptome nur gering ausgeprägt. Allerdings kommt es, insbesondere wenn der posterolaterale Anteil gerissen ist, zu

5.4.4 Knöcherne Läsionen

Bei entsprechender Schwere des Traumas kann es zu einer *Fraktur* an der proximalen lateralen Tibiaepiphyse kommen (Segond-Fraktur), die schon im konventionellen Röntgen auf eine laterale Gelenkkompartmentverletzung schließen läßt [19]. Der typische Traumamechanismus hierfür besteht aus einer Innenrotation, kombiniert mit Varusstreß, und ist häufig mit

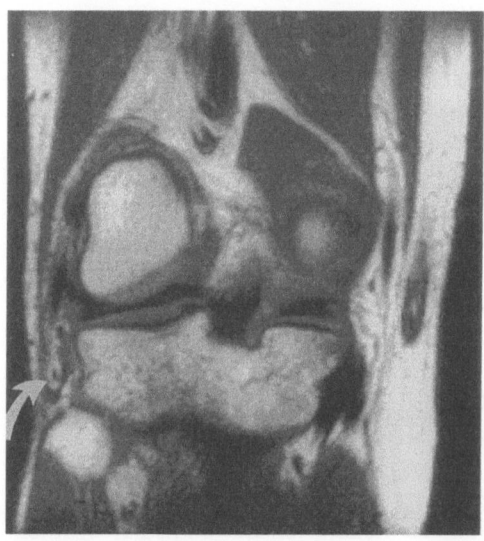

Abb. 5.7. Laterale Seitenbandläsion (Grad III). Koronales, T1-betontes SE-Bild. Nur mehr der ursprungsnahe Abschnitt des lateralen Kollateralbandes regulär. Im Bereich des distalen Abschnittes irreguläre Strukturen erkennbar (*gebogener weißer Pfeil*)

Rupturen des vorderen Kreuzbandes sowie Meniskusrupturen und auch Frakturen im Bereich des Fibulaköpfchens verbunden.

Chronische bzw. ausgeheilte Veränderungen, wie sie am medialen Kollateralband häufig beobachtet werden, sind im Bereich der lateralen Strukturen selten.

5.5 Zusammenfassung

Die MRT ist heute die bildgebende Modalität der Wahl zur Diagnostik pathologischer Gelenkveränderungen. Da eine klinische Beurteilung bei Seitenbandläsionen äußerst schwierig und für den Patienten meist sehr schmerzhaft ist, sollte bei derartigen Fragestellungen eine MRT durchgeführt werden, zumal damit evtl. vorhandene Begleitverletzungen wie Meniskus- und Kreuzbandrupturen suffizient diagnostiziert werden können.

Übersicht: Kollateralbandläsionen

Zerrung (Grad I)	Intraligamentäre Signalalterationen (Ödem, Blutung)
Partielle Ruptur (Grad II)	Bandverdünnung Einzelne Fasern ohne kontinuierlichen Verlauf Massives Ödem
Komplette Ruptur (Grad III)	Band nicht mehr abgrenzbar oder eindeutige Konturunterbrechung Evtl. massives Ödem (IR-Sequenz)
Abgeheilte Läsion	Verdicktes Band Hypointens Narbe

Literatur

1. Beltran J (1990) MRI of the musculoskeletal system. Lippincott, Philadelphia
2. Benninghoff A, Goerttler K (1981) Lehrbuch der Anatomie des Menschen, Bd. 1. Urban & Schwarzenberg, München
3. Brantigan OC, Voshell AF (1943) The tibial collateral ligament: its function, its bursae and its relation to the medial meniscus. J Bone Joint Surg Am 25: 121–131
4. Cherney S (1989) Disorders of the knee. In: Dee R, Mango E, Hurst LC (eds) Principles of orthopaedic practice, vol 2. McGraw-Hill, New York, pp 1283–1330

5. Fetto JF, Marshall JL (1978) Medial collateral ligament injuries of the knee: a rationale for treatment. Clin Orthop 132: 206–218
6. Fischer LP, Guyot J, Gonon GP, Carret JP, Dahan P (1978) The role of the muscles and ligaments in the stabilisation of the knee joint. Anat Clin 1: 43–54
7. Fischer RA, Arms SW, Johnson RJ, Pope MH (1985) The functional relationship of the posterior ligament to the medial collateral ligament of the human knee. Am J Sports Med 13: 390–397
8. Fu FH, Hamer CD, Johnson DL et al. (1993) Biomechanics of knee ligaments. J Bone Joint Surg Am 75: 1716–1727
9. Holden DL, Eggert AW, Butler JE (1983) The nonoperative treatment of Grade I and Grade II medial collateral ligament injuries to the knee. Am J Sports Med 11(5): 340–344
10. Hughston JC, Eilers AF (1973) The role of the posterior oblique ligament in repairs of acute medial (collateral) ligament tears of the knee. J Bone Joint Surg Am 55: 923–940
11. Hughston JC, Andrews JR, Cross MJ, Moschi A (1976) Classification of knee ligament instabilities, I, II. J Bone Joint Surg Am 58A: 159–179
12. Kannus P (1988) Long-term results of conservatively treated medial collateral ligament injuries of the knee. Clin Orthop 226: 103–112
13. Kaplan EB (1958) The iliotibial tract. J Bone Joint Surg Am 40: 817–832
14. Kaplan EB (1961) The fabellofibular and short lateral ligaments of the knee joint. J Bone Joint Surg Am 43: 169–179
15. Kennedy JC, Fowler JP (1971) Medial and lateral instability of the knee – an anatomical and clinical study using stress machines. J Bone Joint Surg Am 53: 1257–1270
16. Lee JK, Yao L (1991) Tibial collateral ligament bursa: MR imaging. Radiology 178: 855–857
17. Lobenhoffer P, Posel P, Witt S, Pichler J, Wirth CJ (1987) Distal femoral fixation of the iliotibial tract. Arch Orthop Trauma Surg 106: 285–290
18. Mesgarzadeh M, Schneck CD, Bonakdarpour A (1988) Magnetic resonance imaging of the knee and correlation with normal anatomy. Radiographics 8: 707–733
19. Mink JH (1987) The ligaments of the knee. In: Mink JH, Reicher MA, Crues JV (eds) Magnetic resonance imaging of the knee. Raven Press, New York, pp 93–111
20. Ruiz ME, Erickson SJ (1994) Medial and lateral supporting structures of the knee. Normal MR imaging anatomy and pathologic findings. MRI Clinics North Am 2, 3: 381–399
21. Seebacher JR, Inglis AE, Marshall JL, Warren RF (1982) The structure of the posterolateral aspect of the knee. J Bone Joint Surg Am 64: 536–541
22. Turner DA, Prodromos CC, Petasnick JP, Clark JW (1985) Acute injury of the ligaments of the knee: magnetic resonance evaluation. Radiology 154: 717–722
23. Wagner M, Schabus R (1980) Anatomie des Kiegelenkes. Hollinek, Wien
24. Warren LF, Marshall JL (1979) The supporting structures and layers on the medial side of the knee: an anatomical analysis. J Bone Joint Surg Am 61A: 56–62

6 MRT osteochondraler Kniegelenkerkrankungen

G. Adam

6.1	Anatomie	56
6.2	Untersuchungsprotokoll	56
6.3	Kontrastmittel	57
6.4	Osteochondrosis dissecans	58
6.5	Morbus Ahlbäck	61
6.6	Osteochondrale Frakturen	62
6.7	Spongiöse Frakturen ohne kortikale Beteiligung	63
6.8	Streßfrakturen	64
6.9	Frakturen	64
6.10	Zusammenfassung	65
	Literatur	66

In diesem Kapitel werden die Osteochondrosis dissecans, der Morbus Ahlbäck, die osteochondralen Frakturen, die chondralen Frakturen sowie die nativradiologisch okkulten knöchernen Verletzungen (spongiöse Frakturen, Streßfrakturen) des Kniegelenkes besprochen. Weiter werden besondere Indikationen zur MRT bei nativradiologisch eindeutigen Befunden wie bei Tibiakopffrakturen oder Frakturen des kindlichen Kniegelenkes und posttraumatische Komplikationen wie die Osteomyelitis behandelt.

6.1 Anatomie

Anatomisch setzt sich der osteochondrale Übergang aus dem die Gelenkflächen deckenden Knorpel sowie dem sich unmittelbar anschließenden subchondralen Knochen zusammen. Mikroskopisch zeigt der Knorpel einen vierschichtigen Aufbau. Er ist mit dem darunter liegenden subchondralen Knochen fest über die mineralisierte Knorpelzone verbunden (Abb. 6.1).

MR-tomographisch läßt sich in allen diagnostisch wichtigen Untersuchungssequenzen der Knorpel aufgrund seiner Signalintensitäten vom darunter liegenden subchondralen Knochen differenzieren [1]. Grundsätzlich bilden T2- oder T2*-gewichtete Sequenzen oder fettunterdrückende Sequenzen den Knorpel hyperintens im Vergleich zum Knochenmarksignal ab, während er in T1-gewichteten Sequenzen signalärmer als das subchondrale Mark ist. Das Fettmarksignal des subchondralen Knochens ist in den T1-gewichteten Sequenzen homogen signalreich, während man in den T2-gewichteten Sequenzen einen mäßigen Signalverlust sieht.

6.2 Untersuchungsprotokoll

Grundsätzlich sollte die Kniegelenkuntersuchung bei Verdacht auf eine osteochondrale Läsion mit einer hochauflösenden Oberflächenspule [5] in 2 Ebenen durchgeführt werden. Da sowohl eine gute Detailerkennbarkeit des Knorpels als auch eine hohe Kontrastauflösung im subchondralen Markraum gewünscht wird, ist die Kombination folgender Sequenzen sinnvoll: Zur Knorpeldarstellung eignen sich hochauflösende 3-D-Sequenzen (refokussiert oder auch gespiegelt refokussiert, z.B. FISP [16]

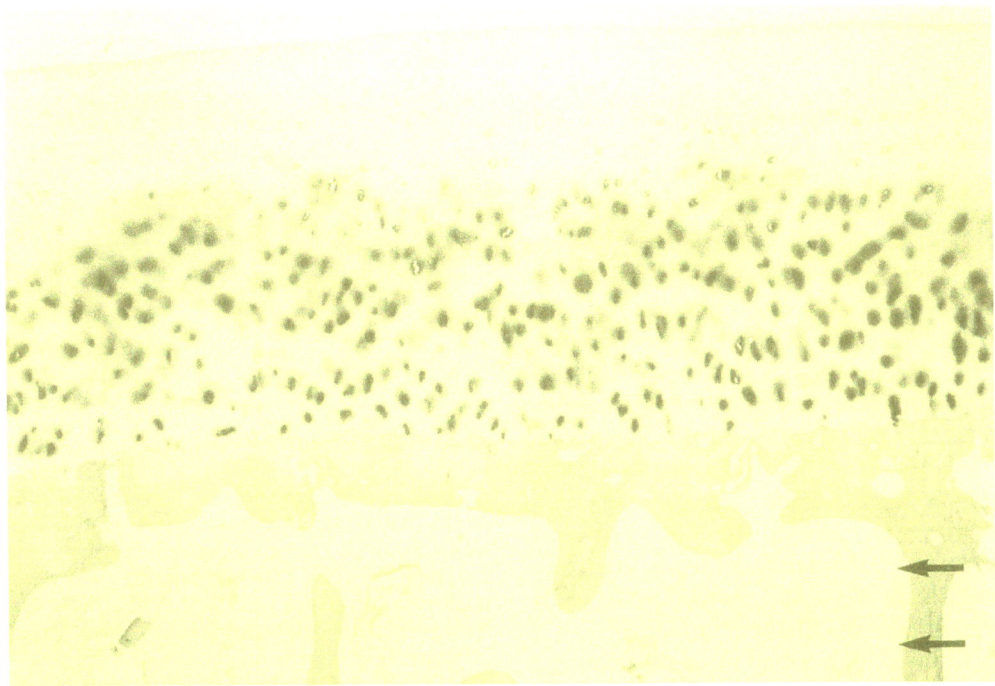

Abb. 6.1. Histologischer Schnitt (Hämatoxylin-Eosin ×40) des osteochondralen Überganges mit Gelenkknorpel und dem subchondralen Markraum (*Pfeile*)

oder FLASH [11]). Der Vorteil von FISP-Sequenzen liegt in der besseren Differenzierbarkeit zwischen hyalinem Gelenkknorpel und der Synovialflüssigkeit. Zur Minderung von Suszeptibilitätsartefakten ist ein kurze Echozeit erwünscht. Kurze Repetitionszeiten (z.B. 30 ms) und Anregungswinkel um die 50° ergeben einen guten Knorpel-Knochen-Kontrast. Zur Beurteilung des Markraumes sind T1-gewichtete Sequenzen, zum Nachweis der Knochenmarködeme fettunterdrückende Sequenzen (STIR, CHESS, Dixon-Methode) oder stark T2-gewichtete Spinechosequenzen (z.B. TR 3000 ms, TE 120 ms) einzusetzen. Gradientenechosequenzen eigenen sich nicht zur Beurteilung von Markraumödemen, da sie diese wegen zu starker Suszeptibilitätsartefakte maskieren können. Ideal ist die Kombination von 3-D-Gradientenechosequenzen mit Fettunterdrückung [17], die jedoch routinemäßig derzeit noch nicht auf allen Anlagen zu Verfügung steht.

6.3 Kontrastmittel

Die intraartikuläre Kontrastmittelgabe ist in der Regel nicht notwendig, obwohl sie sich bei speziellen Fragestellungen wie zur Beurteilung der Osteochondrosis dissecans und auch bei der Frage nach Knorpelläsionen in Einzelfällen als hilfreich erwiesen hat [12]. Die intravenöse Kontrastmittelgabe hat sich nach eigener Erfahrung [3] bei der Beurteilung der Vitalität des Dissekates sowie zur Abschätzung des Einheilungsprozesses bei Osteochondrosis dissecans bewährt, jedoch muß die Wertigkeit der Methode zunächst noch an größeren Patientenkollektiven nachgewiesen werden.

6.4 Osteochondrosis dissecans

Die Osteochondrosis dissecans ist eine osteochondrale Erkrankung des Heranwachsenden, wobei die Pathogenese bisher nicht schlüssig geklärt ist [8]. Neben einer avaskulären Knochennekrose ungeklärter Ätiologie wird insbesondere das osteochondrale Trauma als Ursache für eine Osteochondrosis dissecans angenommen. Die in der konventionellen Röntgendiagnostik gebräuchliche Stadieneinteilung der Erkrankung, z.B. nach Rodegertz und Gleissner [18], ist auf die MR-tomographisch zu erhebenden Befunde nicht übertragbar. Bisher besteht keine an größeren Patientenkollektiven gesicherte und arthroskopisch kontrollierte MR-tomographische Stadieneinteilung.

Kramer et al. haben in Untersuchungen nach intraartikulärer Kontrastmittelgabe 5 verschiedene Stadien unterschieden (Abb. 6.2).

Typische MR-tomographische Befunde der Osteochondrosis dissecans sind ein im Vergleich zum umgebenden epiphysären Bett signalarmes Dissekat, das von einer Zone mittlerer Signalintensität im T1-gewichteten Bild und höherer Signalintensität im T2-gewichten Bild umgeben wird, so daß eine zonale Gliederung bei der Osteochondrosis dissecans in diesem Stadium besteht. Allerdings ist dieser Aufbau nur bei voller Ausprägung eines Dissekates nachzuweisen und kann in frühen Stadien der Erkrankung fehlen. Dieser zonale Aufbau geht oftmals bei Fortschreiten der Erkrankung verloren.

Daß es sich bei dem Gewebe zwischen Dissekat und epiphysärem Bett nicht allein um synoviale Flüssigkeit, die ein zum Mausbett hin lockeres Fragment beweisen würde, handelt, konnten eigene Untersuchungen nach intravenöser Kontrastmittelgabe zeigen [2,3]. Wir fanden in dieser Übergangszone eine Anreicherung

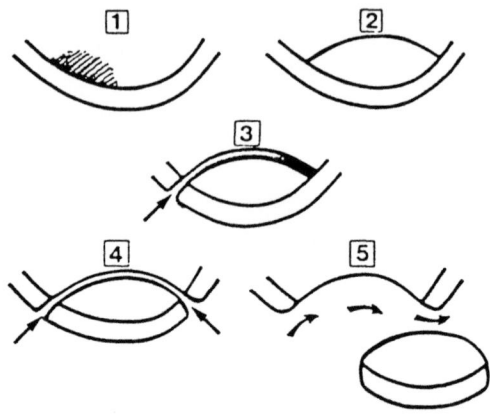

Abb. 6.2. Stadien der Osteochondrosis dissecans: *1.* Stadium des subchondralen Markraumödems (angenommene absolute Frühphase nach Mikrotrauma oder avaskulärer Nekrose) ohne Demarkierung eines Dissekates. *2.* Demarkierung des Dissekates bei noch intakter knorpeliger Deckung. *3.* Nachweis von Knorpellücken, wobei das Dissekat jedoch zum größten Teil knorpelig überdeckt und eingebunden ist. *4.* Das Dissekat ist in diesem Stadium nicht mehr durch den darüberliegenden Knorpel fixiert, sondern wird nur noch mehr oder minder fest durch fibröses Gewebe in seinem epiphysären Bett gehalten. *5.* Freier Gelenkkörper nach Herauslösen des Dissekates aus seinem Bett

nach Gd-DTPA-Gabe und haben dies als Zeichen einer fortlaufenden Reparation gewertet, was über den klinischen Verlauf der von uns beobachteten Patienten bestätigt werden konnte. Auch zeigen vitale Fragmente nach unseren Erfahrungen einen Signalintensitätsanstieg, der besonders auf subtrahierten Aufnahmen deutlich wird. Kleine zystische Areale zwischen Dissekat und epiphysärem Bett sind für ein gelockertes Fragment nicht beweisend [9,13] und können zur Fehldiagnose einer vollständig gelockerten Gelenkmaus führen (Abb. 6.3a–c).

Mit Hilfe der MRT kann der das Dissekat deckende Knorpel beurteilt werden. Während kleine Knorpellücken der MR-tomographischen Beurteilung entgehen, sind große Knorpeldefekte, die

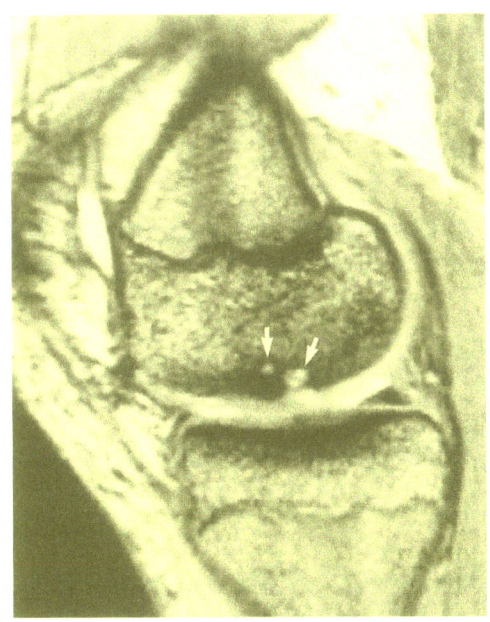

Abb. 6.3a–c. MR-tomographische Befunde einer OCD. **a** Sagittale Schnittführung, FISP 3-D, Flipwinkel 40°, TR 40 ms, TE 10 ms: Das signalarme osteochondrale Fragment wird durch kleine zystische Areale begrenzt (*Pfeile*). **b, c** Koronare Schnittführung, T1-gewichtete Spinechosequenz (TR 500 ms, TE 12 ms) mit typischer zonaler Gliederung der OCD und deutlichem Signalintensitätsanstieg (**c**) im Bereich des Fragmentes (*gebogener Pfeil*) wie auch in der Übergangszone zwischen Fragment und epiphysärem Bett nach intravenöser Gd-Gabe (*gerader Pfeil*)

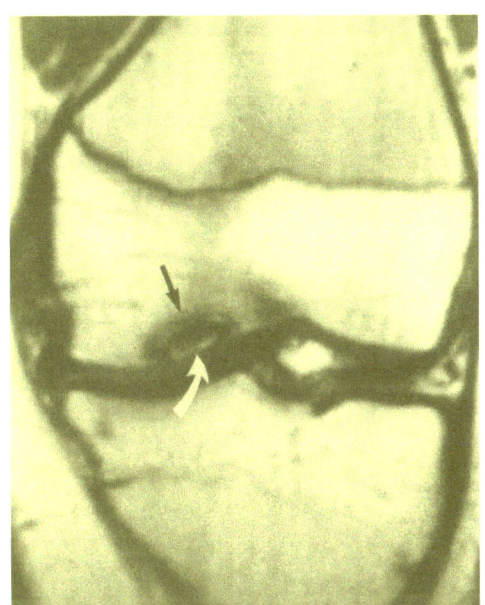
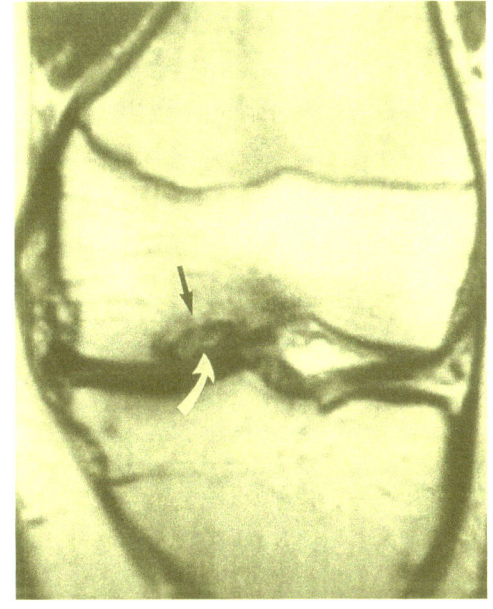

eine Herauslösung des Fragmentes begünstigen, gut zu erkennen. Weiter läßt sich MR-tomographisch exakt die Größe des Fragmentes beurteilen.

Präarthroskopisch ist die MRT als sinnvolle Untersuchung zur genauen Lokalisation des osteochondralen Fragmentes anzusehen und erleichtert die präoperative Planung vor einer Anbohrung oder Refixierung des Fragmentes mit resorbierbaren Stiften. Bei Zeichen der Vitalität nach intravenöser Gd-Gabe, d.h. Signalintensitätsanstieg im Bereich der Übergangszone zwischen Dissekat und epiphysärem Bett und Signalintensitätsanstieg im Dissekat selbst und in situ befindlicher "Maus" (s. Abb. 6.3), ist nach eigenen Erfahrungen ein zunächst konservatives, die Extremität entlastendes Vorgehen gerechtfertigt. Liegen diese Zeichen nicht vor, muß eine arthroskopische Revison des Befundes erfolgen.

Sollte eine arthroskopische Refixierung eines gelösten Fragmentes oder eine Anbohrung des Dissekates zur Revitalisierung notwendig sein, wird die MRT zur postoperativen Befundkontrolle herangezogen.

Im eigenen Krankengut haben sich bei der Kontrolle konservativ und operativ behandelter osteochondraler Fragmente Intervalle von zunächst 3 Monaten im

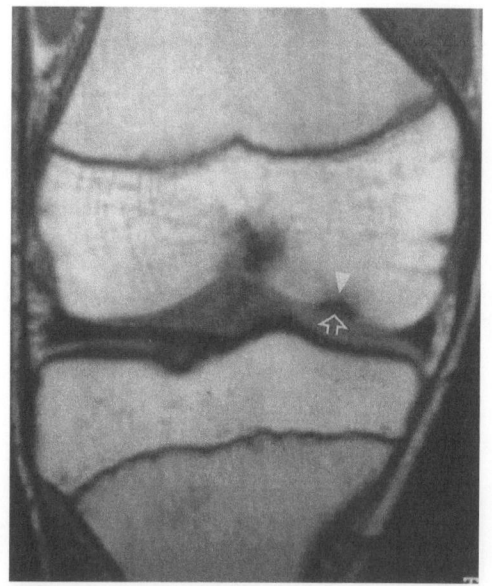

a

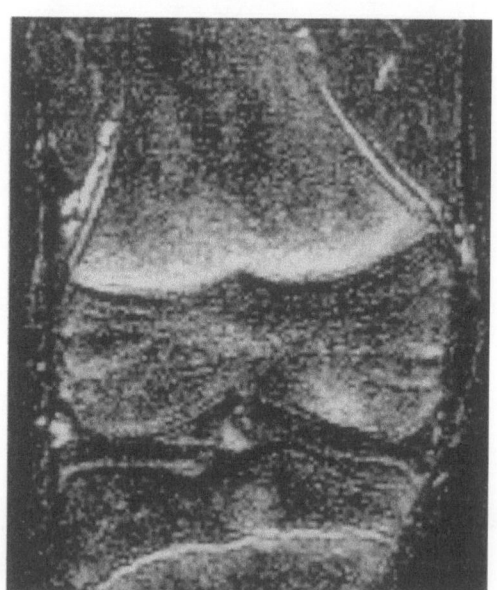

c

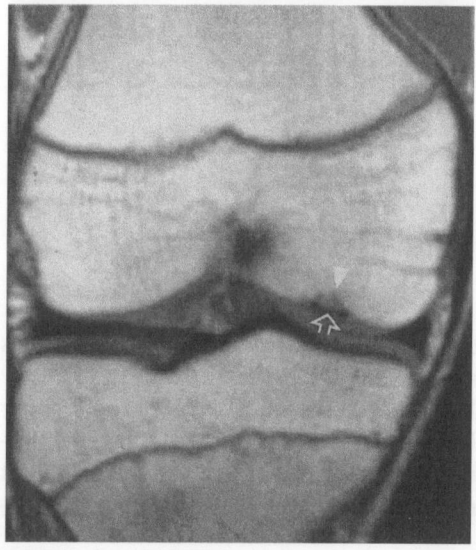

b

Abb. 6.4a–c. MR-tomographischer Befund einer OCD 3 Jahre nach primärer Diagnosestellung und völliger Beschwerdefreiheit des Patienten. **a** T1-gewichtete Spinechoaufnahme (TR 500 ms, TE 12 ms) vor intravenöser Gd-DTPA-Gabe; **b** nach intravenöser Kontrastmittelapplikation. **c** Subtraktionsaufnahme. Nachweis eines Signalintensitätsanstieges sowohl in der Übergangszone (*Pfeilspitze*) als auch im Bereich des Fragmentes (*offener Pfeil*)

ersten halben Jahr bewährt. Das einheilende osteochondrale Fragment zeigt eine Repopulation mit signalreichem Fettmark in den T1-gewichteten Spinechosequenzen. Eine zunehmend unschärfere Grenze zum epiphysären Bett deutet auf eine Einheilung hin. Nach intravenöser Gd-Gabe ist über den zeitlichen Verlauf ein geringerer Signalintensitätsanstieg bei einheilenden Fragmenten sowohl im Bereich der Übergangszone als auch im Fragment selbst zu beobachten.

Bei Besserung der klinischen Symptomatik kann der Befund in halbjährlichen Abständen weiter kontrolliert werden. Bei vollständiger Beschwerdefreiheit sind selbstverständlich keine MR-tomographischen Untersuchungen mehr erforderlich. Es ist zu beachten, daß sich minimale Signalminderungen im T1-gewichteten Spinechobild im Bereich des primären Dissekates sowie ein Signalintensitätsanstieg in der Übergangszone zwischen Dissekat und epiphysärem Bett sowie im Dissekat selbst MR-tomographisch noch über Jahre nachweisen lassen, ohne daß die Patienten eine klinische Symptomatik aufweisen (Abb. 6.4a–c).

6.5 Morbus Ahlbäck

Im Gegensatz zur Osteochondrosis dissecans ist der Morbus Ahlbäck die Osteonekrose des Kniegelenkes des Erwachsenen. Die Erkrankung befällt in der Regel den medialen Femurkondylus im Bereich der Hauptbelastungszone und unterscheidet sich damit von der Osteochondrosis dissecans [4]. Die konventionelle Röntgenuntersuchung zeigt, auch bei stark symptomatischen Patienten, oft nur geringe Abweichungen der Knochendichte im Vergleich zum nicht geschädigten umgebenden Knochen. Diese Frühzeichen sind jedoch unsicher und werden oft übersehen. Erst bei einem Einbruch des subchondralen Knochens wird die Osteonekrose nativradiologisch nachweisbar.

MR-tomographisch findet sich im akuten symptomatischen Stadium in der osteonekrotischen Zone ein Marködem, das mitunter den gesamten Femurkondylus einnehmen kann. Der nekrotische Bezirk ist entsprechend der Verlängerung der T1-Zeiten im T1-gewichteten Bild signalarm. Nach Erfahrungen am eigenen Krankengut weist der osteonekrotische Herd im Gegensatz zu Osteochondrosis dissecans weder eine scharfe Begrenzung zum umgebenden epiphysären Fettmark noch eine zonale Gliederung auf (Abb. 6.5).

Um diese MR-tomographischen Kennzeichen zu erfassen, haben sich fettunterdrückte oder stark T2-gewichtete

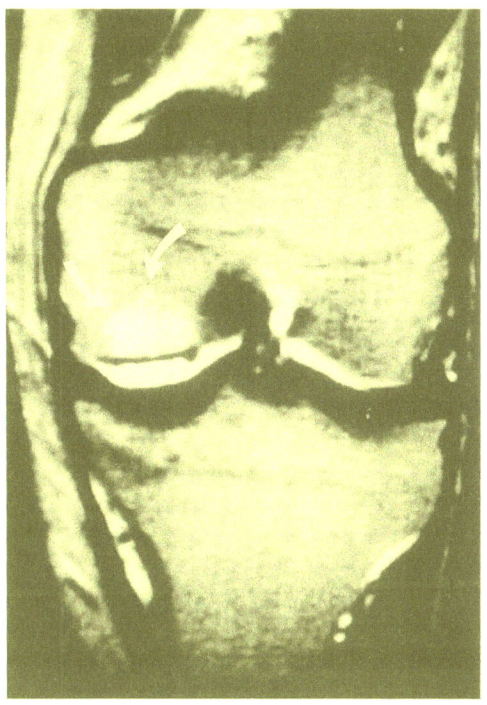

Abb. 6.5. Typischer MR-tomographischer Befund eines Morbus Ahlbäck des medialen Femurkondylus mit ausgeprägtem subchondralem Ödem (*gebogene Pfeile*). Koronale T2-gewichtete Spinechoaufnahme (TR 2400 ms, TE 90 ms)

Sequenzen (z.B. TR 3000 ms, TE 120 ms) bewährt. Die Untersuchung wird mit einer T1-gewichteten Spinechosequenz komplettiert. Alte osteonekrotische Herde sind in beiden Wichtungen relativ signalarm im Vergleich zum umgebenden Knochenmark [6] und können dann schwer von einer subchondralen Sklerose bei Gonarthrose unterschieden werden.

Von der Osteonekrose im Rahmen des Morbus. Ahlbäck sollten die Osteonekrosen bei Knocheninfarkten, wie sie z.B. bei Kortikosteroidtherapie auftreten, abgegrenzt werden (Abb. 6.6). Hier handelt es sich meist um multiple Infarktareale, die sich geographisch über beide Femurkondylen verteilen. Differentialdiagnostisch müssen bei einem subchondralen Marködem auch spongiöse subchondrale Frakturen mit berücksichtigt werden, deren Diagnose auf Grund der klinischen Angaben über ein adäquates Trauma zu stellen ist.

6.6 Osteochondrale Frakturen

Osteochondrale Frakturen treten in der Regel im Bereich der medialen retropatellaren Gelenkfläche oder des lateralen, seltener des medialen Femurkondylus auf. Als Verletzungsmechanismus wird ein Anpralltrauma der Patella gegen die Femurkondylen, der mit einer Luxation der Patella einhergehen kann, diskutiert [14]. Häufig sind sie in Kombination mit anderen Kniebinnentraumen, wie z.B. Verletzungen der Menisci, nachzuweisen.

Rein chondrale Frakturen, die in der Regel im Bereich des medialen Femurkondylus nach Rotationstraumen auftreten [10], können in Abhängigkeit von der Größe des abgescherten Knorpelfragmentes in der MRT übersehen werden. Nur bei Vorliegen eines größeren Knorpeldefektes lassen sich die rein knorpeligen Frakturen nachweisen. Bei vorbestehender Osteoarthrose ist allerdings die Abgrenzung von einem ulzerierenden Knorpelschaden schwierig.

Sobald eine Beteiligung des subchondralen Knochens und damit eine osteochondrale Fraktur vorliegt, ist diese MR-tomographisch immer nachweisbar, da hier stets ein subchondrales Knochenmarködem auftritt. MR-tomographisch läßt sich dies am besten in T2- oder fettunterdrückten Sequenzen in der unmittelbar posttraumatischen Phase nachweisen. Im T1-gewichteten Bild liegt eine scharf umschriebene subchondrale Signalintensitätsminderung vor. Meist liegt ein ausgedehnter blutiger Gelenkerguß vor, der u.U. Fettanteile (nach Eröffnung des Markraumes) enthalten kann, die sich als Liphämarthros nachweisen lassen (Abb. 6.7).

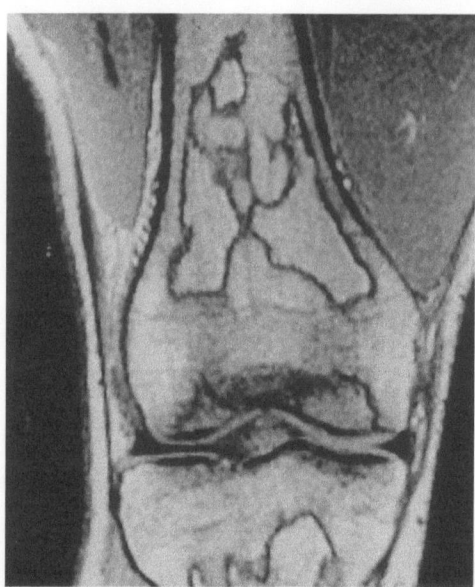

Abb. 6.6. Ausgedehnte multiple, landkartenartig konfigurierte Knocheninfarkte in Femur und auch der Tibia unter Kortikosteroidtherapie. Die Infarktzonen dehnen sich bis in den subchondralen Markraum aus. T1-gewichtete Spinechoaufnahme (TR 500 ms, TE 12 ms)

Knochenstrukturen sind nicht mitbeteiligt, so daß diese Frakturen arthroskopisch unerkannt bleiben. Differentialdiagnostisch ist an ein Knochenmarködem, wie es bei Knochennekrosen im Initialstadium auftreten kann, oder auch an eine Streßfraktur zu denken, die sich jedoch mehr durch lineare Signalintensitätsveränderungen auszeichnet.

Spongiöse Frakturen werden nach Anpralltrauma des Kniegelenkes beobachtet oder nach Rotationstraumen, wobei dann eine Verletzung der kontralateralen Kollateralbänder oder der Kreuzbänder vorliegt (Abb. 6.8). Die Dia-

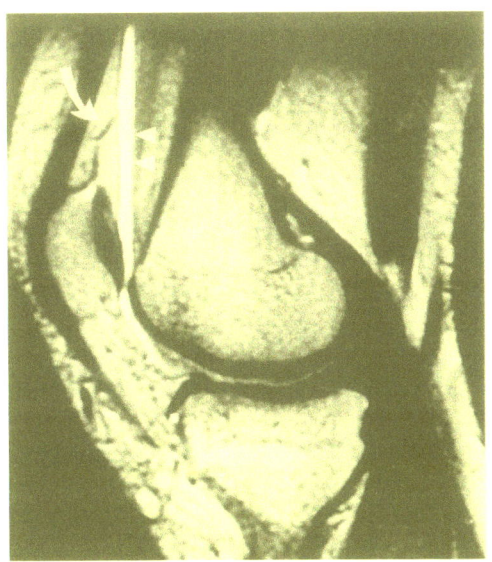

Abb. 6.7. Liphämarthros nach osteochondraler Fraktur. Im suprapatellaren Recessus lassen sich fettäquivalente (*gebogener Pfiel*) und flüssigkeitsäquivalente (*Pfeilspitzen*) Signalintensitäten nachweisen. Sagittale Schnittführung, T2-gewichtete Aufnahme (TR 2300 ms, TE 90 ms)

6.7 Spongiöse Frakturen ohne kortikale Beteiligung

Vor Einführung der MRT in die Untersuchung des Kniegelenkes bei unklarem Beschwerdebild nach Knietrauma waren spongiöse Frakturen schwer zu diagnostizieren. Sowohl in der konventionellen Tomographie als auch in der CT konnten sie nur auf Grund diskreter Veränderungen der subchondralen Spongiosaarchitektur nachgewiesen werden. In der Knochenszintigraphie ließ sich eine Mehrbelegung nachweisen.

MR-tomographisch ist die spongiöse Fraktur durch eine umschriebene, landkartenartige Zone erhöhter Signalintensität in T2- oder fettunterdrückten Sequenzen gekennzeichnet [15]. Korrespondierend findet sich in den T1-gewichteten Aufnahmen ein Signalintensitätsverlust. Der Knorpel oder kortikale

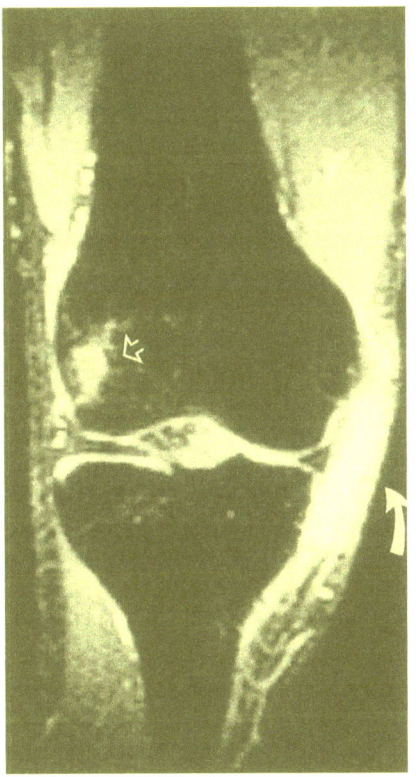

Abb. 6.8. Koronale fettunterdrückte Sequenz (CHESS FLASH 2D, TR 45 ms, TE 12 ms, Flipwinkel 40°). Nachweis eines unscharf begrenzten Knochenmarködems am lateralen Femurkondylus (*Pfeilspitze*) bei spongiöser Fraktur sowie einer ausgeprägten ödematösen Durchtränkung des teilrupturierten medialen Kollateralbandes (*gebogener Pfeil*)

gnose einer subchondralen spongiösen Fraktur sollte bei entsprechenden Signalveränderungen und adäquatem Trauma gestellt werden. MR-tomographisch kann in Abhängigkeit vom klinischen Beschwerdebild der Heilungsverlauf der Fraktur untersucht werden, da sich bei Entlastung des Kniegelenkes das Marködem innerhalb von 3 Monaten meist vollständig zurückgebildet hat.

6.8 Streßfrakturen

Im Gegensatz zur subchondralen, die kortikalen Knochenstrukturen aussparenden spongiösen Fraktur ist bei der Streßfraktur die Kortikalis oft mitbeteiligt. Kleine Verwerfungen der Knochenkontur, verbunden mit einer linearen Sklerosierungszone, sind im nativen Röntgenbild die Zeichen einer Streßfraktur. Sie können jedoch im Frühstadium fehlen und dann auf der zunächst durchgeführten Röntgenübersichtsaufnahme nicht nachgewiesen werden. Erst bei einer Kontrolluntersuchung bestätigt die dann nachweisbare Kallusbildung die Verdachtsdiagnose einer Streßfraktur.

Mit Hilfe der MRT gelingt der Nachweis von Streßfrakturen bereits im nativradiologisch okkulten Stadium [15]. Im Gegensatz zu den spongiösen Frakturen findet man hier kein flächenhaftes oder landkartenartiges Ödem, sondern ein lineares Knochenmarködem im T2-gewichteten oder fettunterdrückten Bild, das sich bis zum kortikalen Knochen hin ausdehnt. In den T1-gewichteten Aufnahmen findet man korrespondierend eine lineare signalgeminderte Zone.

6.9 Frakturen

Die Rolle der MRT in der Beurteilung bei nativradiologisch nachgewiesenen Frakturen bezieht sich auf die Beurteilung der Kniebinnenstrukturen, die nach Trauma einer adäquaten klinischen Untersuchung bei starker Schmerzhaftigkeit des Kniegelenkes nicht zugänglich sind.

Begleitverletzungen der Menisken und Bänder können MR-tomographisch übersichtlich und für den Patienten schonend erfaßt werden.

Eine besondere Rolle spielt die MRT sicher bei den epiphysär-metaphysären Frakturen im Kindesalter, die nativradiologisch primär der Diagnostik entgehen können (Abb. 6.9) Durch den Einsatz der MRT kann zweifelsfrei eine nicht dislozierte meta- oder epiphysäre Fraktur nachgewiesen werden. Auch eignet sich die MRT, die Beteiligung der Epiphysenfuge überlagerungsfrei abzubilden. Bei posttraumatisch auftretender Wachstumsverzögerung läßt sich mit Hilfe der MRT eine vorzeitige Durchbauung der Epiphysenfuge nachweisen.

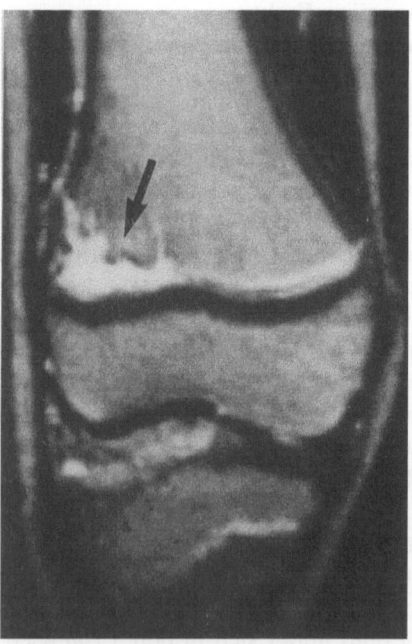

Abb. 6.9. Nicht dislozierte metaphysäre Fraktur (*Pfeil*). T2-gewichtete Spinechosequenz (TR 2200 ms, TE 90 ms)

In der postoperativen Phase nach osteosynthetischer Versorgung ist MR-tomographisch die oft entscheidende Frage, ob eine posttraumatische Osteomyelitis vorliegt, bei Überlagerung durch Metallartefakte des Osteosynthesematerials häufig nur schwer zu beantworten. Die Abklärung dieser Fragestellung sollte mit T2-gewichteten Spinechosequenzen erfolgen, da eine homogene Fettunterdrückung nach Osteosynthese meist nicht möglich ist. Eine intravenöse Kontrastmittelgabe zur Beurteilung des Knochenmarkraumes erübrigt sich. Nur wenn der Verdacht auf einen Weichteilabszeß besteht, ist die Injektion von Gd-DTPA sinnvoll.

Marködeme, die sich dennoch MR-tomographisch nachweisen lassen, sind nur in strenger Korrelation mit dem klinischen Befund zu interpretieren. Oft finden sich gerade in der frühen postoperativen Phase Flüssigkeitsansammlungen im Bereich des Markraumes. Ist das Knochenmarksignal um diese Flüssigkeitsansammlungen normal und lassen sich keine Zeichen eines perifokalen Ödems nachweisen, ist eine Osteomyelitis in der Regel auszuschließen. Ein periostales Ödem und ein begleitendes Ödem in den angrenzenden Weichteilen weisen jedoch auf eine akute Osteomyelitis hin.

Auch Jahre nach einer konservativ oder osteosynthetisch versorgten Fraktur lassen sich noch Flüssigkeitsansammlungen im Markraum nachweisen. Hier handelt es sich in der Regel um sterile Infektresiduen. Sind diese jedoch von einem perifokalen Knochmarködem umgeben, liegt eine reaktivierte chronische Osteomyelitis vor (Abb. 6.10). Ein zusätzliches subperiostales Knochenmarködem und ein Ödem der umgebenden Weichteile sind wegweisend für die Diagnose einer reaktivierten chronischen Osteomyelitis [7].

Nach Verletzungen des Kniegelenkes läßt sich MR-tomographisch immer eine begleitende Reizsynovialitis nachweisen. Nach intravenöser Gd-Gabe zeigt die

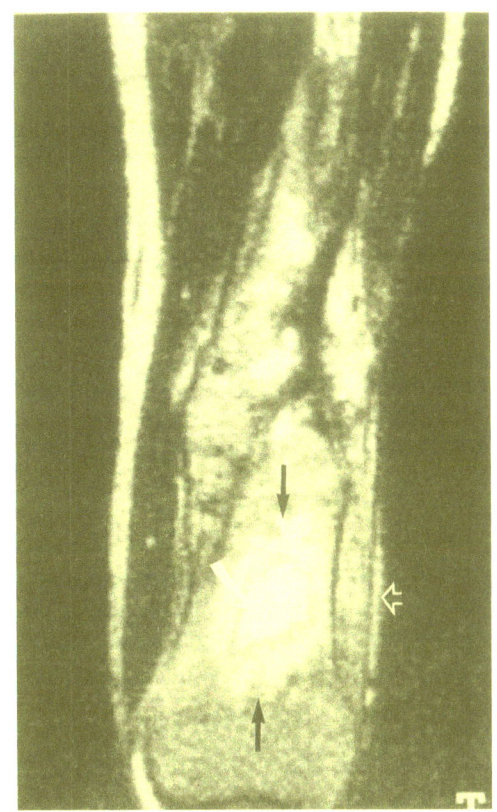

Abb. 6.10. Reaktivierte chronische Osteomyelitis. T2-gewichtete Spinechoaufnahme (TR 2200 ms, TE 90 ms). Nachweis eines perifokalen Ödems (*gerade Pfeile*) um einen intramedullären Flüssigkeitsverhalt (*gebogener Pfeil*). Subperiostales Ödem (*Pfeilspitze*)

Synovialis einen kräftigen Signalintensitätsanstieg. Gleichzeitig wird oftmals ein starker Signalintensitätsanstieg im subchondralen Fettmark nachweisbar, der von entzündlichen Veränderungen abzugrenzen ist und als Ausdruck eines gesteigerten posttraumatischen Knochenstoffwechsels angesehen werden muß.

6.10 Zusammenfassung

Die MRT eignet sich aufgrund ihres hohen intrinsischen Kontrastes zum Nachweis der osteochondralen und subchondralen Pathologie.

Über den Nachweis von Signalveränderungen sowohl in T2-, fettunterdrückten als auch T1-gewichteten Bild lassen sich pathologische Veränderungen wie die Osteochondrosis dissecans, der Morbus Ahlbäck, osteochondrale Frakturen, spongiöse Frakturen und Streßfrakturen nachweisen. Während bei der Osteochondrosis dissecans die primäre Diagnose über das konventionelle Röntgenbild gestellt wird, ist die MRT bei den anderen osteochondralen Erkrankungen das wichtigste diagnostische Instrument, da diese Veränderungen im konventionellen Röntgenbild meist nicht erfaßt werden. Bei nativradiologisch klaren Frakturen des Kniegelenkes dient die MRT zum Nachweis von Verletzungen des Kniebinnenraumes. Im Kindesalter besteht die Wertigkeit der MRT in der überlagerungsfreien Abbildung der Epiphysenfuge und ggf. posttraumatisch auftretender Wachstumsstörungen. Auch nicht dislozierte Frakturen werden MR-tomographisch leicht erkannt. Die MRT sollte bei klinisch und nativradiologisch unklarem Befund zur Beurteilung einer posttraumatischen Osteomyelitis eingesetzt werden. In der Regel ist es möglich, zwischen sterilen Infektresiduen und einer Exazerbation einer Osteomyelitis zu unterscheiden.

Literatur

1. Adam G, Bohndorf K, Prescher A, Krasny R, Günther RW (1988) Der hyaline Gelenkknorpel in der MR-Tomographie bei 1,5 T. Fortschr Röntgenstr 148: 648–651
2. Adam G, Bühne M, Prescher A, Nolte-Ernsting C, Bohndorf K, Günther RW (1991) Stability of osteochondral fragments of the femoral condyle: magnetic resonance imaging with histopathologic correlation in an animal model. Skeletal Radiol 20: 601–606
3. Adam G, Neuerburg J, Peiß J, Bohndorf K, Günther RW (1994) Magnetresonanztomographie der Osteochondrosis dissecans des Kniegelenkes nach intravenöser Gadolinium-DTPA Gabe. Fortschr Röntgenstr 160: 459–464
4. Ahlbäck S, Bauer GCH, Bohne WH (1968) Spontaneous osteonecrosis of the knee. Arthritis Rheum 11: 705–733
5. Beltran J, Noto AM, Mosure JC, Weiss KL, Zuelzer WA, Christoforidis AJ (1986) The knee: surface coil MR imaging at 1,5 T. Radiology 159: 747–751
6. Bjorkengren AG, Al Roweih A, Lindstrand A, Wingstrand A, Thorngren KG, Petterson H (1990) Spontaneous osteonecrosis of the knee: value of MR imaging determining prognosis. Am J Roentgenol 154: 331–336
7. Bohndorf K (1991) Entzündliche Knochenerkrankungen. In: Bohndorf K (Hrsg) Magnetresonanztomographie des Skeletts und der peripheren Weichteile. Springer, Berlin, Heidelberg, New York, Tokyo, S 74–83
8. Clanton TO, De Lee JC (1982) Osteochondritis dissecans: history, pathophysiology, and current treatment concepts. Clin Orthop 167: 50–64
9. De Smet AA, Fisher DR, Garf BK, Lange RH (1990) Osteochondritis dissecans of the knee: value of MR imaging in determining lesion stability and the presence of articular cartilage defects. Am J Roentgenol 155: 549–553
10. Gilley JS, Gelman MI, Edson M, Metcalf RW (1981) Chondral fractures of the knee. Radiology 138: 51–54
11. Haase A, Frahm D, Matthaei D, Hänicke W, Merboldt KD (1988) FLASH imaging. Rapid NMR imaging using low flip angle pulses. J Magn Reson 67: 258–266
12. Kramer J, Stiglbauer R, Engel A, Prayer L, Imhof H (1992) MR contrast arthrography (MRA) in osteochondritis dissecans. J Comput Assist Tomogr 16: 254–260
13. Mesgarzadeh M, Sapega AA, Bonakdarpour A, Revesz G, Moyer RA, Maurer AH, Alburger PD (1987) Osteochondritis dissecans: analysis of mechanical stability with radiography, scintigraphy, and MR imaging. Radiology 165: 775–780
14. Milgran JW, Rogers JF, Miller JW (1978) Osteochondral fractures: mechanisms of imaging and fate of fragments. Am J Roentgenol 130: 651–658
15. Mink J, Deutsch AL (1989) Occult cartilage and bone bruises of the knee: detection, classification and assessment with MR imaging. Radiology 170: 823–829
16. Oppelt A, Graumann R, Barfuss H, Fischer H, Hartl W, Schajor W (1986) FISP: eine

neue schnelle Pulssequenz für die Kernspintomographie. Electromedica 54: 15–18
17. Recht MP, Kramer J, Marcelis S et al. (1993) Abnormalities of articular cartilage in the knee: analysis of available MR techniques. Radiology 187: 473–478
18. Rodegertz U, Gleissner S (1979) Langzeiterfahrung mit der operativen Therapie der Osteochondritis dissecans des Kniegelenkes. Orthop Praxis 15: 612–622

7 Tumoren und tumorähnliche Läsionen des Kniegelenkes

J.L. BLOEM und H.J. VAN DER WOUDE

7.1	Einleitung............................	68
7.2	Technik...............................	68
7.2.1	Diagnostische Verfahren	68
7.2.2	Untersuchungstechnik	69
7.2.3	Kontrastmittel	72
7.3	Dignitätsbestimmung	73
7.3.1	Lokales Tumorstaging	73
7.3.2	Tumorrezidiv	75
7.4	Weichteiltumoren	75
7.5	Knochentumoren	80
	Literatur ...·......................	87

7.1 Einleitung

Die schnelle Entwicklung der bildgebenden Verfahren hat in den letzten Jahren einen entscheidenden Einfluß auf die Behandlung primärer maligner Knochentumorengenommen. Die klassischen ablativen Operationverfahren sind überwiegend durch Kombinationstherapien wie (neo-)adjuvante Chemotherapie, Strahlentherapie, lokale Resektion und rekonstruktive operative Verfahren ersetzt worden. Derzeit werden etwa 80% unserer Patienten mit primären muskuloskeletalen Tumoren primär durch lokale Operationsverfahren anstelle einer Amputation oder Exartikulation behandelt. Nur nach genauem präoperativem Staging mit Hilfe von bildgebenden Verfahren ist eine extremitätenerhaltende Operation möglich, die zugleich eine gute residuelle Funktion erhält. Das genaue Tumorstaging ist somit der wichtigste Grund, bei Patienten mit muskuloskelettalen Tumoren präoperativ eine MRT durchzuführen [7]. Weiter sind der Nachweis, die spezifische Diagnose, das Monitoring der Chemotherapie und der Nachweis von Rezidiven wichtige Indikationen zur MRT bei diesen Patienten, wobei die letzten beiden Indikationen zunehmende Bedeutung erlangt haben. In diesem Kapitel werden die technischen Aspekte, die Problematik des lokalen Tumorstagings und schließlich die wichtigsten Aspekte der Tumoren der Kniegelenkregion besprochen.

7.2 Technik

7.2.1 Diagnostische Verfahren

Die konventionelle Röntgenaufnahme ist das primäre diagnostische Verfahren bei Patienten mit Verdacht auf einen muskuloskeletalen- oder Weichteiltumor und ermöglicht den Nachweis, in einigen Fällen die spezifische Diagnose, ein begrenztes lokales Staging und die Planung weiterer bildgebender Verfahren. Wenn bei einem Tumor ein hochgradiger Malignitätsverdacht besteht, sind eine MRT (für das lokale Staging) und eine Knochenbiopsie erforderlich. Die MRT sollte immer *vor* der Biopsie erfolgen, zum einen, um eine genaue Planung der Biopsie zu ermöglichen, zum anderen, um reaktive Veränderungen wie postbioptische Blutung und Ödem, die eine Beeinträchtigung der Staginggenauigkeit bedingen können, zu minimieren. Die MRT ist in den seltensten Fällen notwendig, um konventionell radiologisch benigne Läsionen weiter abzuklären.

7.2.2 Untersuchungstechnik

MR-tomographische Untersuchungstechnik

Bei jeder MR-tomographischen Untersuchung mit Verdacht auf einen malignen Knochentumor müssen die konventionellen Röntgenaufnahmen zur Untersuchung vorliegen. Die Beachtung dieser einfachen Regel verhindert gefährliche Fehlinterpretationen.

Die MRT von muskuloskelettalen Tumoren erfordert keine hohen Feldstärken. Ein exaktes Tumorstaging ist auch bei 0,5 T möglich. Wenn möglich sollten zur Verbesserung der Ortsauflösung Oberflächenspulen eingesetzt werden. Die Tumoren müssen immer mit T1- (TR 500–600 ms, TE 20 ms) und T2- (z.B. TR 2000 ms, TE 50/100 ms) gewichteten Spinechosequenzen untersucht werden. Während die T1-gewichteten Sequenzen ein genaues intramedulläres Staging ermöglichen, haben sich die T2-gewichteten Sequenzen zur Beurteilung der Weichteilinfiltration und der kortikalen Infiltration bewährt. "Inversion recovery" oder auch STIR-Sequenzen werden selten benötigt, können jedoch dann eingesetzt werden, wenn die T1-gewichteten Sequenzen für das intraossäre Staging nicht genügend T1-Kontrast ergeben. Die STIR-Sequenz eignet sich dabei gut, das Signal des freien Wassers hervorzuheben. Typische Sequenzparameter sind Inversionszeiten (TI) von 130–170 ms bei einem TR von 1500 ms und einem TE von 30 ms. Daneben steht eine Vielzahl anderer Untersuchungstechniken wie Gradientenecho-sequenzen, Turbo-Spinechosequenzen, das "chemical shift imaging" und Magnetisierung-Transfer-Kontrast-Techniken zur Verfügung. Die konventionellen Spinechosequenzen sind jedoch u.E. in der Diagnostik muskuloskelettaler Tumoren im klinischen Alltag völlig ausreichend. So ist z.B. der Kontrast zwischen Tumor und Muskel auf T2-gewichteten Spinechosequenzen besser als auf T2*- oder protonengewichteten Gradientenechosequenzen [6,13]. Um die Wertigkeit der verschiedenen neuen Pulssequenzen zu bestimmen, sind jedoch weitergehende Untersuchungen erforderlich. Die ersten Erfahrungen weisen darauf hin, daß die zeitaufwendigen T2-gewichteten Spinechosequenzen durch T2-gewichtete Turbo-Spinecho ersetzt werden können. Dabei ist es jedoch wichtig, daß eine ausreichende T2-Wichtung erreicht wird; so ist z.B. eine Turbo-Spinechosequenz mit einem TR von 2000 ms und einem effektiven TE von 100 ms unzureichend. Bei 0,5 T konnten wir einen ausreichenden T2-Kontrast bei einem TR von 3000–4000 ms und einem effektiven TE von 150 ms erzielen, der einer konventionellen Spinechosequenz vergleichbar war. Zusätzlich kann der Kontrast zwischen dem Tumor und dem umgebenden Gewebe durch die Kombination von Fettsättigungstechniken oder STIR-Techniken mit Turbo-Spinechosequenzen erhöht werden. Wenn in diesem Kapitel von T2-gewichteten Sequenzen die Rede ist, bezieht sich dies sowohl auf konventionelle als auch auf Turbo-Spinechosequenzen.

In der Regel nutzen wir mehrere Schnittebenen: axiale T2-gewichtete Aufnahmen zur Beurteilung der Weichteilinfiltration und sagittale oder koronale T1-gewichtete Aufnahmen zur Bestimmung der intramedullären Tumorausdehnung. Zusätzlich können in langen Röhrenknochen parasagittale oder parakoronale Schnitte genutzt werden. Die Schichtdicke variiert zwischen 5 und 10 mm. Wir verwenden gewöhnlich zwischen 1 und 4 Akquisitionen in Abhängigkeit von verschiedenen Parametern wie der Schichtdicke, TR, TE, dem Spulentyp und der Feldstärke.

Untersuchungen nach intravenöser Gabe von 0,1–0,2 mmol/kg Körpergewicht Gd-DTPA werden mit T1-gewichteten Spinechosequenzen (TR 250–600 ms, TE 20–30 ms) und dynamischen Gradientenechosequenzen durchgeführt. Dabei untersuchen wir das Anreicherungsverhalten mit Gradientenechosequenzen mit großem Flipwinkel, um den T1-Kontrast zu betonen. Jedoch können auch andere Sequenzen in der Kombination mit der intravenösen Gd-DTPA-Gabe eingesetzt werden, wie z.B. T1-gewichtete Sequenzen mit Fettunterdrückung. STIR-Sequenzen haben sich hier allerdings nicht bewährt, weil eine Unterdrückung des anreichernden Gewebes möglich ist. Phasenverschobene Gradientenechosequenzen können im Vergleich zu konventionellen Gradientenechosequenzen den Kontrast weiter optimieren. Auch bei Patienten mit verminderter Nierenfunktion kann Gd-DTPA eingesetzt werden, da es dialysierbar ist [17].

MR-tomographische Morphologie des Knochens

Das Knochenmark und das Fett sind auf T1-gewichteten Sequenzen hyperintens, während der kortikale Knochen, der fibröse Knorpel und die Ligamente signalarm bis signallos sind. Hyaliner Knorpel und Muskel sind von mittlerer Signalintensität. Die relativen Signalintensitäten des Muskels, des Fettes und des Knochenmarkes verringen sich auf den T2-gewichteten Sequenzen. Dagegen kommt es bei Geweben mit einem hohen Wasseranteil wie dem hyalinen Knorpel zu einem Signalintensitätsanstieg. Fett zeigt hingegen auf Turbo-Spinechosequenzen ebenfalls eine hohe Signalintensität.

Die Kenntnis des Verteilungsmusters von Gewebsarealen mit abnormer Signalintensität ist wichtig, um zwischen Tumoren oder tumorähnlichen Läsionen und normalen Varianten unterscheiden zu können. So können z.B. die niedrigen Signalintensitäten des roten Knochenmarkes im Achsenskelett und der Femurdiaphyse bei Erwachsenen und auch in peripheren Skelettabschnitten bei Jugendlichen und Kindern Verwirrung stiften [27]. Auf STIR-Sequenzen kann das hyperintense rote Blutmark leicht von dem vollkommen signalarmen Fettmark differenziert werden. In den Gradientenechosequenzen entsprechen Zonen niedriger Signalintensität Suszeptibilitätsartefakten im Bereich des trabekulären Knochens und der Kortikalis oder Eisenablagerungen im blutbildenden Mark.

Wie alle pathologischen Gewebe zeigen auch die Knochentumoren eine Verlängerung der T1- und T2-Zeiten. Osteolytische Tumoren zeigen daher ein relative hohes Signal auf T2-gewichteten Sequenzen und ein geringes Signal auf den T1-gewichteten Aufnahmen (Abb. 7.1a–d). Osteosklerotische Anteile und Verkalkungen sind auf Grund ihrer geringen Spindichte und der kurzen T2-Relaxationszeit sowohl im T1- als auch T2-gewichteten Bild signalarm. Kleinere Verkalkungen, die in der konventionellen Aufnahme oder der CT nachweisbar sind, entgehen oft der MR-tomographischen Beurteilung. Nekrotische Areale im Tumor können oftmals nachgewiesen werden, da die T1- und T2-Zeiten länger als die des Tumors sind.

Der kortikale Knochen und periostale Veränderungen sind nicht nur in der CT, sondern auch in der MRT beurteilbar. Die normale Kortikalis ist signalarm, während sich intrakortikale Läsionen als signalreichere Zonen im Vergleich zur umgebenden Kortikalis auf T1-gewichteten Aufnahmen vor und nach Gd-DTPA-Gabe und auch auf T2-gewichteten Aufnahmen darstellen. Mineralisierte periostale Reaktionen sind als solide oder geschichtete signalarme Zonen nachweisbar, während sich die nichtmineralisierte Schicht des Periostes mit hoher

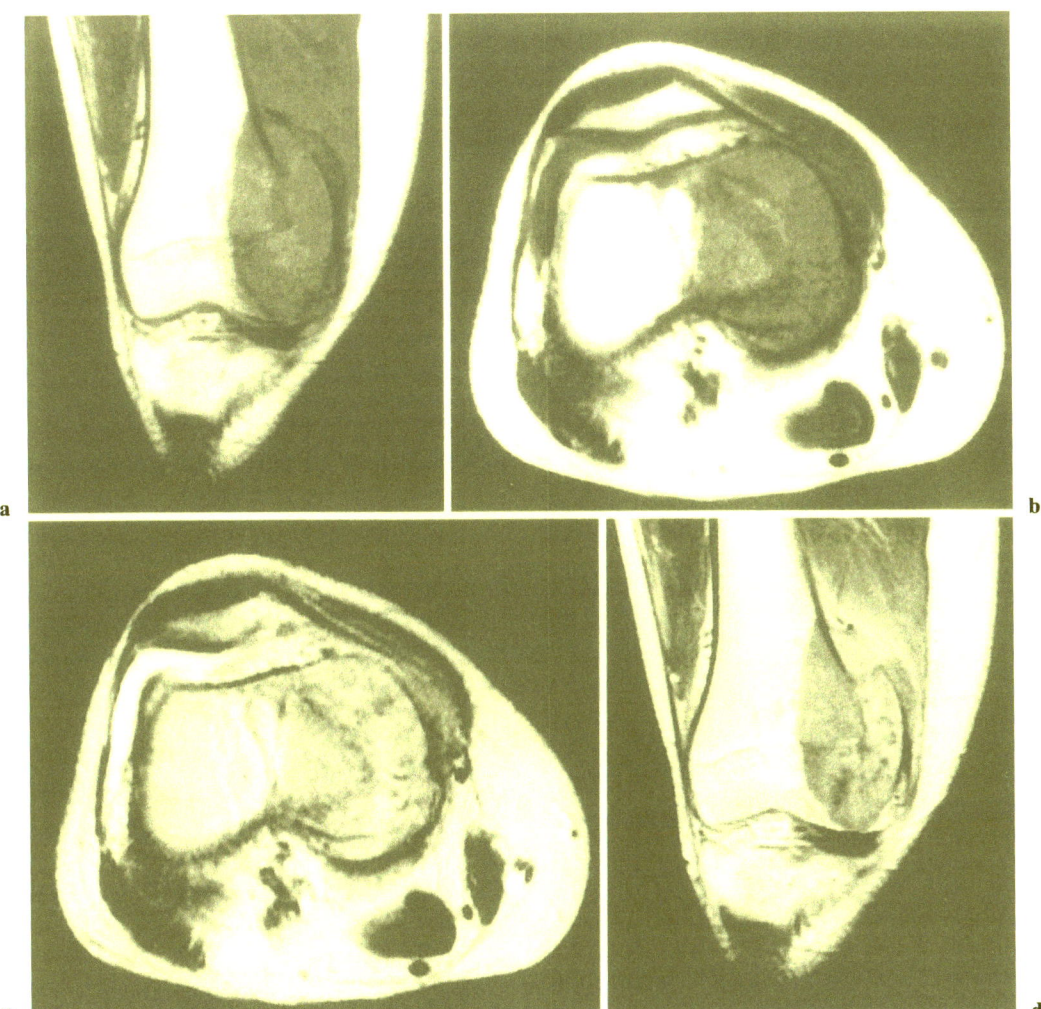

Abb. 7.1a–d. Osteosarkom des distalen Femurs. **a** Die koronale T1-gewichtete Aufnahme (600/20) zeigt eine pathologisch verminderte Signalintensität. Der Tumor ist gut vom umgebenden hyperintensen Knochenmark abgegrenzt. Die Epiphyse ist infiltriert, gleichzeitig Infiltration in die medialen Weichteile. **b** Die axiale T1-gewichtete Aufnahme (600/20) zeigt die gleichen Signalintensitäten. Der Weichteilanteil durchbricht das mediale Retinaculum und infiltriert in die Gelenkhöhle. **c** Auf dem T2-gewichteten (200/100) Bild zeigt der Tumor einen Signalintensitätsanstieg. Während der Kontrast zwischen dem Tumor und dem Muskel steigt, ist der Kontrast zwischen dem Tumor und dem Knochenmark weiterhin schlecht. Der Gelenkerguß auf der lateralen Seite stellt sich mit hoher Signalintensität dar. **d** Koronale, T1-gewichtete Aufnahme (600/20) nach intravenöser Gd-DTPA-Gabe. Der Tumor und die reaktive Gewebsschicht im M. vastus medialis zeigen einen atypischen Signalintensitätsanstieg

Signalintensität auf T2-gewichteten Aufnahmen abbildet.

Die MRT erlaubt nur in Einzelfällen eine spezifische Diagnose. Die Signalinhomogenität des Tumors, die durch verschiedene histologische Komponenten des Tumors und auch durch Nekrosen, Einblutungen und reaktive Veränderungen bedingt ist, macht eine genaue Differenzierung des Tumors auf Grund der

T1- und T2-Relaxationszeiten unmöglich. Die MRT ist nur dann relativ spezifisch, wenn ungewöhnliche Veränderungen wie eine hohe Signalintensität auf dem T1-gewichteten Bild oder ein signalarmer Tumor im T2-gewichteten Bild oder auch spezifische morphologische Veränderungen sowie ein typisches Anreicherungsmuster nach Kontrastmittelgabe vorliegen. Beispiele für eine signalreiche Läsion im T1-gewichteten Bild sind Fett oder ein subakutes Hämatom. Die Signalveränderungen eines Hämatoms hängen von den unterschiedlichen Abbauprodukten des Hämoglobins, der Zellabbauprodukte und der Feldstärke des MR-Tomographen ab [8]. Die durch das Methämoglobin bedingten anfänglich hohen Signalintensitäten werden anfangs in der Peripherie des Hämatoms nachgewiesen und breiten sich im weiteren Verlauf im Zentrum des Hämatoms aus. Interstitielle Einblutungen, die sich diffuser als ein Hämatom verteilen, zeigen in aller Regel nur ein Ödem, das unabhängig vom Alter der Einblutung zu einer unspezifischen Verlängerung der T1- und T2-Zeiten führt.

Niedrige Signalintensitäten auf T2-gewichteten Aufnahmen, die Ausdruck einer geringen Spindichte und/oder einer starken Verkürzung der T2-Zeiten sind, Können bei Verkalkungen, Verknöcherungen, bei starker bindegewebiger Proliferation, bei Hämosiderinablagerungen oder bei Vorhandensein von Knochenzement auftreten. Auch werden niedrige Signalintensitäten bei Elastofibromen, Fibromatosen, fibrösen Dysplasien und dem Morton–Neurom beobachtet [7]. Dabei spiegelt die Signalintensität den bindegewebigen Anteil des Tumors wider. Zelluläre Tumorbestandteile sind auf T2-gewichteten Aufnahmen hyperintens; zellarme Tumoren zeigen auf allen Sequenzen eine geringe Signalintensität. Signalarme Tumoren in Ligamenten, die in aller Regel Xanthome sind, lassen sich bei Patienten mit familiärer Hypercholesterinämie nachweisen. Die Signalveränderungen sind durch die Ablagerungen von Cholesterol innerhalb dicht gepackter kollagener Fasern bedingt.

Die Morphologie, die Ausbreitung und die Lokalisation können auch bei der Interpretation der MR-Tomogramme zur Charakterisierung einer Läsion genutzt werden. Unscharfe Tumorgrenzen, eine Weichteiltumorgröße von mehr als 3 cm und eine heterogene Signalintensität sprechen eher für einen malignen Prozeß, während ein scharf begrenzter Rand und ein homogenes Signal eher einen benignen Prozeß nahelegen. Natürlich gibt es von dieser Regel Ausnahmen. So ist die aggressive Fibromatose als benigne Läsion durch ein infiltratives Wachstum und eine hohe Rezidivrate gekennzeichnet. Andere gutartige Läsionen wie das aktive eosinophile Granulom können ebenso unscharfe Ränder aufweisen, wie maligne Tumoren durchaus scharf begrenzt sein können [7].

7.2.3 Kontrastmittel

Die Pharmakokinetik von Gd-DTPA gleicht der von jodhaltigen Kontrastmitteln. Paramagnetische Substanzen wirken auf Grund der Veränderungen des lokalen Magnetfeldes und beinflussen die T1- und T2-Relaxationszeiten. Dabei ist die Verkürzung sowohl der T1- als auch der T2-Relaxationszeit von der Konzentration des Gd-Komplexes abhängig. Zunächst führt eine steigende Gd-Konzentration vorrangig zu einer Verkürzung der T1-Zeit, die zu einem Signalintensitätsanstieg im T1-gewichteten Bild führt. Mit steigender Gd-Konzentration kommt es jedoch wegen der zunehmenden Dephasierung zum Dominieren des T2-Effektes und damit zu einem Signalintensitätsabfall. Bei den klinisch applizierten Dosen von 0,1–0,2 mmol/kg Körpergewicht dominiert jedoch die Verkürzung der T1-Zeit. Nur in

Organen, die das Kontrastmittel stark akkumulieren, wie etwa in der Harnblase, können die T2-Effekte überwiegen, und es kommt zur Signalauslöschung. Gut durchblutete, zellreiche Tumoranteile akkumulieren Gd-DTPA in hoher Konzentration, so daß es zu einem starken Signalintensitätsanstieg auf T1-gewichteten Aufnahmen kommt. Andere Tumoranteile wie Fibrosen, sklerosierte oder nekrotische Areale sind schlecht durchblutet und zeigen daher keine erhöhte Signalintensität auf den kontrastangehobenen Bildern [17]. Obwohl ein homogener oder fehlender Signalintensitätsanstieg nach Kontrastmittelgabe kein guter Indikator für die Malignität eines Tumors ist, scheint die kontrastangehobene Untersuchung die Gewebsspezifizierung zu verbessern. Die Identifikation einzelner oben erwähnter Tumoranteile, insbesondere des vitalen Gewebsanschnittes mit Hilfe der MRT, kann zur Planung einer Biopsie genutzt werden. Es muß jedoch dabei bedacht werden, daß neovaskuläre Bezirke in Nekrosen ebenfalls einen Signalintensitätsanstieg aufweisen können. Nicht immer ist somit die Differenzierung zwischen vitalem und nekrotischem Tumorgewebe möglich.

7.3 Dignitätsbestimmung

7.3.1 Lokales Tumorstaging

Die Therapie muskuloskeletaler Tumoren wird durch eine Vielzahl von Faktoren bestimmt: den Malignitätsgrad, das Ansprechen auf die neoadjuvante Therapie, die lokale Tumorausdehnung sowie das Vorhandensein lokaler und auch Fernmetastasen. Mit Ausnahme des Erfolges der neoadjuvanten Therapie werden alle diese Faktoren durch das von Enneking eingeführte Stagingsystem berücksichtigt [9,10].

Das biologische Verhalten, daß sich im Grading widerspiegelt, ist der Schlüssel zur adäquaten Auswahl der chirurgischen Resektionsgrenzen. Vier verschiedene chirurgische Verfahren, die vier verschiedene Tumorgrenzen berücksichtigen, sind bekannt: intraläsional, marginal, ausgedehnt und radikal [9,10]. Die exakte Bestimmung der Tumorlokalisation ist der wichtigste Faktor bei der Auswahl des Verfahrens, das einen tumorfreien Resektionrand zum Ziel hat. Die Planung des chirurgischen Verfahrens basiert dabei heute auf den Ergebnissen der MRT.

Knochenmarkinfiltration. Die MRT bietet den wesentlichen Vorteil, daß sie als tomographisches Verfahren in jeder beliebigen Schichtführung eingesetzt werden kann. So können im Bereich der Extremitäten sowohl sagittale als auch koronale Schichten durchgeführt werden. Wegen seines hohen Fettmarkanteils stellt sich das normale Knochenmark auf T1-gewichteten Aufnahmen mit hoher bis mittlerer Signalintensität dar (s. Abb. 7.1). Die Signalintensität hängt jedoch auch vom Alter des Patienten ab [27]. In der Knochenmarkdiagnostik ist die MRT der Tc-Szintigraphie überlegen, da sie tumorbedingte hyperämische Gewebsareale nicht erkennt, die oftmals in der Szintigraphie der Grund einer falsch-positiven Befundung sind. Die MRT zeigt zudem eine hoch positive Korrelation bezüglich der Tumorausdehnung im Vergleich zum anatomischen Präparat ($r = 0,99$) und ist hier der CT ($r = 0,93$) und auch der ^{99m}Tc-MDP-Szintigraphie ($r = 0,69$) überlegen [3,5].

Die knöchernen Tumorgrenzen können durch das intraossäre Ödem maskiert werden. Oftmals ist ein doppelter Tumorrand zu sehen. Während der Rand, der dem Tumorzentrum am nächsten liegt, die eigentliche Tumorgrenze darstellt, entspricht der äußere Rand meist der ödematösen reaktiven Zone an der Grenze zum normalen Knochenmark. Beide lassen sich durch die Gabe von Gd-DTPA unterscheiden, da der gut vaskularisierte Tumorrand einen schnelleren Signalintenstitäts-stieg zeigt als die reaktive Zone. Jedoch findet sich nach 5–10 min. ein umgekehrtes Bild: Die reaktive Zone ist dann signalreicher als der Tumorrand. Außerdem zeigt die reaktive Zone eine homogenere Anreicherung als der Tumor selbst. Die intraossäre reaktive Zone stellt in der Beurteilung kein Problem dar, da sie in der Regel nach 2 Zyklen Chemotherapie nicht mehr nachweisbar ist [18]. Der eigentliche Tumorrand ist dann leicht zu identifizieren. Vorsicht ist bei der Diagnose von Skip-Läsionen geboten. Die bei Osteosarkomen oder Ewing-Sarkomen vorkommenden Skip-Metastasen können szintigraphisch übersehen werden, wenn sie unterhalb der Nachweisgrenze von etwa 5 mm liegen. Die Abbildung des gesamten Knochens mit der MRT kann hier hilfreich sein.

Infiltration des kortikalen Knochens. Der Nachweis einer kortikalen Destruktion stellt kein Problem dar, da er leicht mit konventionellen Aufnahmen, der konventionellen Tomographie oder mit Hilfe der CT gelingt. Auch MR-tomographisch kann der kortikale Knochen beurteilt werden. Wie Verkalkungen hat der kortikale Knochen wegen seiner geringen Spindichte und kurzen T2-Relaxationszeit ein geringes Signal auf T1- und T2-gewichteten Sequenzen. Bei einer Infiltration findet sich auf T2-gewichteten Aufnahmen ein hyperintenses Gewebsareal. Sensitivität und Spezifität der MRT (92% und 99%) liegen beim Nachweis des kortikalen Befalls nicht höher als die der CT (91% und 98%) [3,5]. Beim sklerotischen Osteosarkom ist die MRT der CT im Nachweis der kortikalen Infiltration überlegen, da der Tumor meist eine gering höhere Signalintensität als die Kortikalis zeigt, während die CT hier keine Dichteunterschiede nachweisen kann.

Infiltration der muskulären Kompartimente. Die MRT ist der CT bei der Frage nach einer Infiltration der verschiedenen muskulären Kompartimente überlegen [3,5], da sie eine höhere Kontrastauflösung und die Möglichkeit der multiplanaren Schnittführung bietet. Ein perifokales Ödem kann vom Tumor unterschieden werden, weil die Pseudokapsel des Tumors meist schärfere Grenzen aufweist. Manchmal ist die genaue Ausdehnungsbestimmung jedoch schwierig. Eine exakte Auswertung der unterschiedlichen Signalintensitäten auf Multiechosequenzen und eine kontrastmittelangehobene Untersuchung können jedoch hier zur Differenzierung eingesetzt werden [3,5].

Infiltration des neurovaskulären Bündels. Gefäße und Nerven sind meist nur verlagert, weniger häufig direkt infiltriert (s. Abb. 7.2). Das neurovaskuläre Bündel ist am besten auf T2-gewichteten Aufnahmen zu beurteilen, da die Gefäße hier auf Grund des Flow-void-Phänomens signalarm sind. Sowohl die CT (Sensitivität 36%, Spezifität 94%) als auch die MRT (Sensitivität 92%, Spezifität 98%) sind bei der Beurteilung der Infiltration des neurovaskulären Bündels der Angiographie (Sensitivität 75%, Spezifität 71%) überlegen, da große Gefäße und ihre Lagebeziehung zum Tumor besser abgebildet werden [3,5]. Eine Infiltration kleinerer Venen ist mit keinem der Verfahren adäquat zu beurteilen.

Gelenkinfiltration. Sowohl die CT (Sensitivität 94%, Spezifität 90%) als auch die MRT (Sensitivität 95%, Spezifität 98%) können eine Gelenkinfiltration mit großer Genauigkeit nachweisen [3,5]. Die MRT kann der CT überlegen sein, da die Gelenkoberfläche parallel zur axialen CT-Schnittebene verläuft. Jedoch ist auch bei der MR-tomographischen Beurteilung der Gelenkinfiltration die Anzahl der falsch-positiven Befunde höher als die der falsch-negativen. Im Zweifelsfall ist das Gelenk meist nicht befallen. Sowohl mit der CT als auch mit der MRT läßt sich ein Gelenkerguß, der oft ein sekundäres Zeichen des Gelenkbefalls ist, nachweisen (s. Abb. 7.1).

7.3.2 Tumorrezidiv

Ein großes Tumorrezidiv ist bereits durch die klinische Untersuchung, die konventionelle Röntgenaufnahme oder die CT nachzuweisen. Kleine Tumorrezidive sind hingegen schwer von postoperativen Veränderungen und auch Bestrahlungs- oder Chemotherapiefolgen abzugrenzen. Weiter kann die postoperative Beurteilung durch Osteosynthesematerial unmöglich werden, selbst mikroskopischer metallischer Abrieb kann zu schweren Artefakten in der MRT führen. Jedoch können sowohl mit Hilfe der MRT als auch der CT Tumorrezidive erkannt werden. Postoperativ ist ein Tumor wahrscheinlich, wenn im T2-gewichteten Bild oder nach Gd-DTPA-Gabe im T1-gewichteten Bild eine hyperintense Raumforderung sichtbar ist [33]. Findet sich hingegen postoperativ ein geringes Signal im T2-gewichteten Bild oder ein fehlender Signalintensitätsanstieg nach Gd-DTPA-Gabe, ist ein Tumorrezidiv unwahrscheinlich [2,33]. In unklaren Fällen muß eine Biopsie erfolgen.

Nach Bestrahlungen lassen sich bis zu einem Jahr Veränderungen beobachten, die nicht von einem Tumorrezidiv zu unterscheiden sind. Allerdings haben diese meist keinen raumfordernden Charakter. Jedoch können auch nach Jahren noch reaktive Veränderungen sichtbar sein, so daß im Einzelfall eine Differenzierung zwischen Tumorrezidiv und reaktiven Veränderungen unmöglich sein kann.

7.4 Weichteiltumoren

Lipom und Liposarkom

Fetthaltige Tumoren wie das Lipom, die Myositis ossificans, das Lipoblastom, das Teratom, das Hibernom oder auch das Myxom sind meist signalreich [22,23]. *Lipome* sind auf allen Pulssequenzen isointens zum subkutanen Fett (Abb. 7.2a–c). Die oberflächlichen Lipome sind dabei häufiger als die tiefen und können im sukutanen Fettgewebe der Erkennung entgehen, wenn sie nicht gesondert markiert werden. Die tiefen Lipome liegen entweder inter- oder intramuskulär. Die intramuskulären Lipome können auf Grund ihrer Signalinhomogenität und unscharfen Begrenzung mit malignen Tumoren verwechselt werden.

Das *Liposarkom* ist nach dem Fibrosarkom der zweithäufigste Weichteiltumor. Der Fettanteil, der MR-tomographisch deutlich zu differenzieren ist, hängt von der histologischen Subtypisierung ab. Gut differenzierte Liposarkome enthalten gewöhnlich mehr als 75% Fett, weisen aber im Gegensatz zum Lipom irreguläre Septierungen und nicht fettäquivalente Areale auf. Die Septierungen und Tumorknoten sind unspezifisch hypointens auf T1-gewichteten Aufnahmen und hyperintens im T2-Bild. Die Subtypen des myxoiden, rundzelligen und des pleomorphen Liposarkoms enthalten weniger als 25% oder aber überhaupt kein Fett [20].

Hämangiom

Die Histologie des intraossären Hämangioms unterscheidet sich nicht vom Weichteilhämangiom. Die Klassifikation unterscheidet kapilläre, kavernöse, arterielle und arteriovenöse Hämangiome. Typischerweise findet man den gemischten kapillären Typ. Entweder ist in diesen Hämangiomen die kapilläre oder die kavernöse Komponente dominant. Weichteilhämangiome finden sich in der Haut und im subkutanen Gewebe, aber auch intramuskulär oder intrasynovial. Die Signalintensitäten der Weichteilhämangiome und der intraossären Hämangiome ist variabel [7]. Auf T1-gewichteten Aufnahmen können sie hyperintens sein,

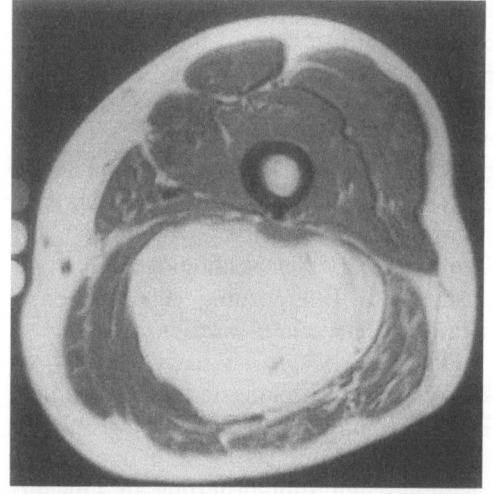

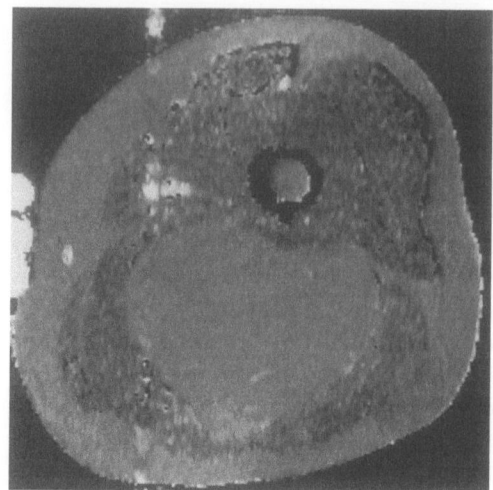

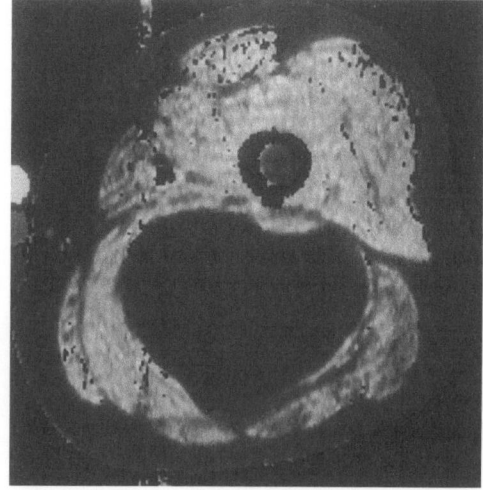

Abb. 7.2a–c. Lipom des Oberschenkels. **a** Das Lipom zeigt auf dem T1-gewichteten axialen Bild eine hohe, fettäquivalente Signalintensität. Der Tumor wird von dünnen signalarmen Septen durchzogen. Bei dickeren Septen muß immer ein Liposarkom ausgeschlossen werden. Das neurovaskuläre Bündel mit dem Ischiasnerv wird nach dorsal verdrängt. **b** Auf dem derechneten T1-gewichteten Bild zeigt der Tumor ebenfalls gleiche Signalintensitäten wie das subkutane Fettgewebe. **c** Auch im berechneten T2-gewichteten Bild isointenses Signal zum subkutanen Fett

da sowohl das intraläsionale Fett als auch das langsam fließende Blut in den Sinus zu einem hyperintensen Signal füren (Abb. 7.3a–d). Auch im T2-gewichteten Bild sind die Hämangiome bei langsamem Fluß durch die serpingiösen Gefäßkanäle hyperintens. Eine starke Vaskularisation zeigt sich häufig an einem im Vergleich zum Fett geringeren Signal [24].

Myositis ossificans

Die Myositis ossificans wird in der Regel in großen Muskeln der unteren Extremität bei jungen Erwachsenen gefunden. Oft-

Abb. 7.3. **a** Die axiale T1-gewichtete Aufnahme (600/20) zeigt einen lobulierten signalreichen Tumor im M. vastus lateralis. Obwohl der Tumor eine erhebliche Größe hat, findet sich kein raumfordernder Effekt. Die Morphologie und die Signalintensitäten sind typisch für ein Hämangiom. **b, c** Der Tumor erscheint im T2-gewichteten Bild (**b**) und in dem kontrastangehobenen T1-gewichteten Bild (**c**) infolge der starken Vaskularisation größer. **d** In der CT wird das Hämangiom durch seine Morphologie und die fettäquivalenten Dichtewerte charakterisiert

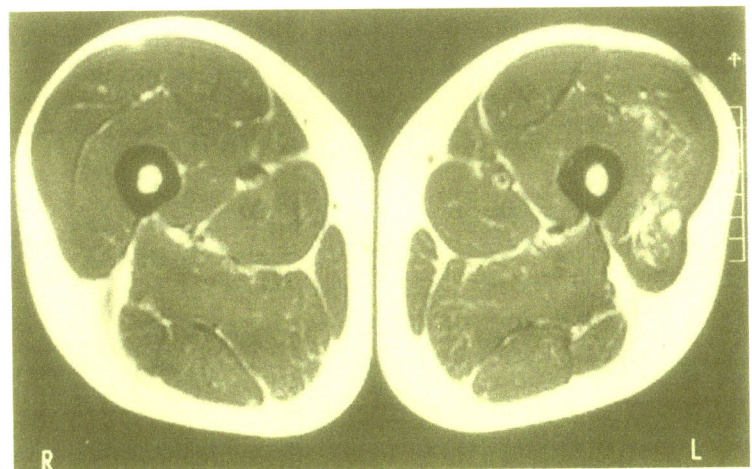

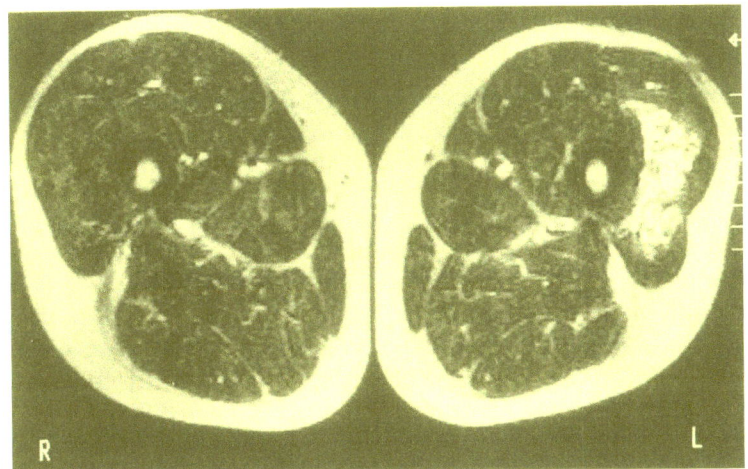

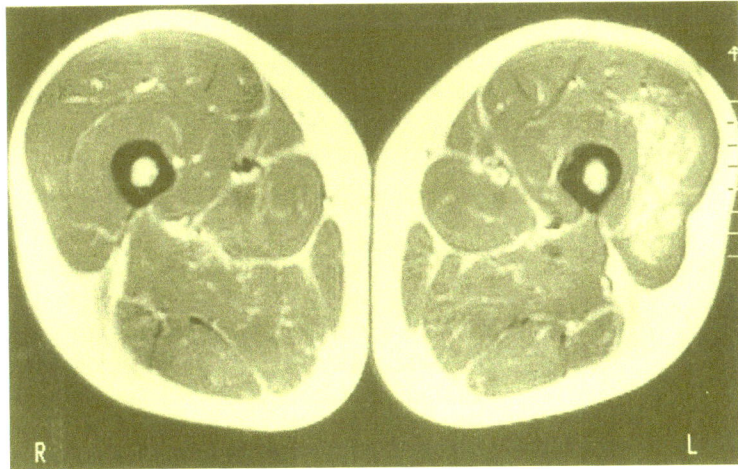

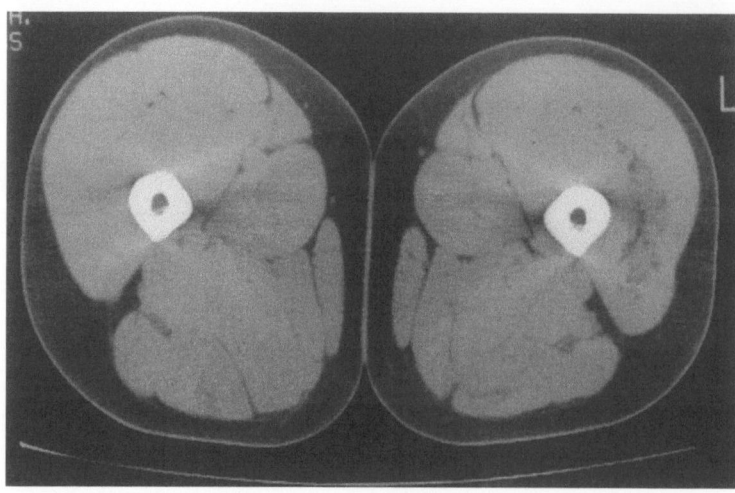

Abb. 7.3d

mals läßt sich in der Anamnese kein Trauma eruieren, Sowohl ein zonales Muster als auch das Alter der Myositis ossificans bestimmen ihre MR-Morphologie. Die "Reifung" erfolgt vom Zentrum zur Peripherie. Zentral findet sich ein zellulärer Herd, peripheriewärts ist Osteoid oder reifer lamellärer Knochen anzutreffen. Wird eine Biopsie aus dem zellulären oder unreifen Anteil der Myositis gewonnen, wird häufig ein maligner Knochentumor fehldiagnostiziert. Daneben finden sich chondral-ossäre Anteile und Fettgewebe. Die MRT spiegelt diesen unterschiedlichen Aufbau wieder. Im Zentrum findet sich ein im T1-Bild signalarmes, im T2-Bild inhomogen signalreiches Areal. Diese gut durchbluteten Anteile zeigen eine deutliche Anreicherung nach Gd-DTPA-Gabe. Die reifen Myositisanteile zeigen aufgrund ihres Fettanteils ein hohes Signal im T1-Bild [22]. Wenn die Myositis "reift", sind oft signalarme Areale, die durch die Anwesenheit von Fett, Verknöcherungen und Hämosiderin bedingt sind, zu sehen.

Pigmentierte villonoduläre Synovialitis (PVNS)

Die PVNS ist eine nichtneoplastische Erkrankung der Synovialis und wird als hyperplastische reaktive Entzündung aufgefaßt. Der Riesenzelltumor der Sehnenscheiden ist eine ähnliche, wenn auch extraartikuläre Erkrankung. Die PVNS tritt überwiegend in der 3. bis 4. Lebensdekade auf. Das Knie ist das am häufigsten befallene Gelenk. Ein signalarmer Herd in einer intraartikulären Raumforderung mit oder ohne knöcherne Destruktion ist der typische Befund für eine PVNS. Die Knochendestruktionen können im Kniegelenk auftreten, sind jedoch in anderen Gelenken wie etwa in der Hüfte häufiger. Hohe Signalintensitäten im T1-gewichteten Bild, die bei der PVNS beobachtet werden, sind in aller Regel durch fettüberladende Makrophagen oder eine subakute Blutung bedingt.

Fibromatose

Die Fibromatosen werden von Enzinger und Weiss [11] in oberflächliche und tiefe eingeteilt. Während die oberflächlichen Fibromatosen langsam wachsen, findet sich bei der tiefen Fibromatose, auch als Desmoid oder aggressive Fibromatose bekannt, ein schnelles Wachstum. Beide weisen dieselbe MR-Morphologie auf. Auf T2-gewichteten Bildern zeigt sich ein inhomogenes, nicht sehr signalreiches Areal mit signalarmen Anteilen [7]. Obwohl die Fibromatose eine benigne Erkrankung ist, hat sie ein malignen Tumoren nicht unähnliches infiltratives Wachstum. In der MRT lassen sich daher unscharfe Tumorgrenzen nachweisen.

Synoviale Chondromatose

Die synoviale Chondromatose ist Folge einer Proliferation und Metaplasie der Synovialis, in deren Verlauf es zur Proliferation von knorpeligen und osteochondralen Gewebsknoten kommt, die als freie Gelenkkörper imponieren können oder aber von der Synovialis wieder absorbiert werden können. Als Ursache der Erkrankung wird ein Trauma (sekundäre synoviale Chondromatose) oder auch eine primäre Proliferataion der Synovialis (primäre synoviale Chondromatose) angenommen. Das Knie ist in über 50% der Fälle betroffen, besonders bei Männern im mittleren Lebensalter. Eine maligne Entartung ist äußerst selten. Jedoch sind wenige Fälle berichtet worden, in denen sich auf dem Boden einer synovialen Chondromatose ein Chondrosarkom entwickelt hat. Knochenerosionen kommen im Kniegelenk im Gegensatz zur Hüfte selten vor, das Gelenkkavum wird häufig sekundär durch Ausbildung einer poplitealen Zyste oder einer Bursa vergrößert. Die kalzifizierten freien Gelenkkörper sind signalarm, während die nichtkalzifizierten häufig signalreich sind. Im frühen Stadium kann MR-tomographisch auch nur eine Verdickung der Synovialis nachweisbar sein.

Synoviales Sarkom

Das synoviale Sarkom ist ein seltener mesenchymaler Tumor, der etwa 10% der Weichteiltumoren ausmacht. 40% entstehen im Bereich des Kniegelenkes. Obwohl sie typischerweise in der Nähe des Gelenkes lokalisiert sind, entstehen weniger als 10% im Gelenk selbst [21]. Im Gegensatz zu anderen Weichteiltumoren infiltrieren sie oft den Knochen. Dies läßt sich MR-tomographisch leicht nachweisen. Die Signalintensitäten des Tumors spiegeln die histologischen Veränderungen wie Einblutung, solide, zystische oder auch fibröse Tumoranteile wider. Jones et al. haben dies als "triple signal appearance" auf T2-gewichteten Aufnahmen beschrieben [21]. Ein besonders inhomogener, in Gelenknähe gelegener, den Knochen infiltrierender Tumor sollte immer an ein synoviales Sarkom denken lassen. Die Indikation zur MRT besteht im lokalen Staging.

Neurogene Tumoren

Periphere neurogene Tumoren zeigen MR-tomographisch einige Charakteristika. Ein *Neurofibrom* infiltriert und trennt Nervenfaszikel, während das *Schwannom* ein gut gekapselter, exzentrisch wachsender Tumor ist. Neurofibrome wachsen zudem eher spindelförmig. Die plexiforme Neurofibromatose wächst als lobulärer Tumor entlang der Nervenbündel. Die Signalintensitäten des Neurofibroms sind durch die Verlängerung der T1- und T2-Relaxationszeit gekennzeichnet: signalarm auf T1-gewichteten Aufnahmen, signalreich im T2-gewichteten Bild. Kollagen und der fibröse Tumoranteil können zentral zu einer Signalintensitätsminderung führen [30]. Dieses "Zielscheibenzeichen" ist bei Schwannomen nicht nachweisbar. Schwannome setzen sich typischerweise aus dicht gelagerten fibrillären Zellelementen (Antoni Typ A) und einem lockeren zellarmen Stroma (Antoni Typ B) zusammen. Häufig findet man eine zystische Degeneration. Auch hier findet man einen signalarmen Tumor im T1-gewichteten Bild und ein hohes Signal in der T2-gewichteten Aufnahme. Eine periphere Anreicherung kennzeichnet das

Schwannom; dies kann als Kriterium zur Abgrenzung vom Neurofibrom herangezogen werden [14].

7.5 Knochentumoren

Aneurysmatische Knochenzyste

Die aneurysmatische Knochenzyste ist eine nichtneoplastische Knochenläsion unklaren Ursprungs, die sich aus dünnwandigen blutgefüllten Hohlräumen aufbaut. Es gibt primäre Formen sowie sekundäre aneurysmatische Knochenzysten, die ein Chondroblastom, einen Riesenzelltumor, ein Chondromyxoidfibrom, ein nichtossifizierendes Fibrom, ein Osteoblastom, die fibröse Dysplasie, eine einfache Knochenzyste, aber auch ein Osteosarkom begleiten können. Ein schnelles Wachstum kann vorkommen. Etwa 8% aller benignen und 4% aller Knochentumoren sind aneurysmatische Knochenzysten [29]. 80% der Fälle werden vor dem 20. Lebensjahr angetroffen. In 21% der Fälle ist das Kniegelenk betroffen. Generell muß beim Vorliegen dieser benignen Läsion keine MRT erfolgen, jedoch lassen sich MR-tomographisch einige Charakteristika nachweisen. Die Blutabbauprodukte wie das Methämoglobin, im T1-Bild signalreich, und das Hämosiderin, im T1-Bild signalarm, führen zu sog. Flüssigkeits-Flüssigkeits-Spiegeln ("fluid-fluid levels"), die diagnostisch wegweisend sind. Jedoch können diese Blutabbauprodukte in jedem eingebluteten Tumor gefunden werden.

Chondroblastom

Das Chondroblastom ist ein benigner knorpeliger Tumor, der durch seine enge Lagebeziehung zur Wachstumsfuge gekennzeichnet ist. 9% aller benignen und 3% aller Knochentumoren sind Chondroblastome. 40% aller Chondroblastome treten im Bereich des Kniegelenkes auf. In etwa 80% der Fälle betreffen sie Menschen im 2. und 3. Lebensjahrzehnt. In 45% der Fälle liegt der Tumor rein epiphysär, jedoch ist die Epiphyse in über 90% der Fälle mitbeteiligt. Die Diagnose läßt sich meist konventionell radiologisch stellen, so daß es keine zwingende Indikation für eine MRT gibt, zumal diese keine charakteristischen Zeichen aufweist. Eine zystische Degeneration kann die signalreichen Anteile erklären, die im T2-gewichteten Bild nachweisbar sind. Auch lassen sich Flüssigkeitsspiegel nachweisen, vor allem, wenn zusätzlich eine aneurysmatische Knochenzyste auftritt (Prävalenz 14%).

Riesenzelltumor

Riesenzelltumoren bestehen aus mehrkernigen Riesenzellen, die in ein fibröses Stroma eingebettet sind. Man vermutet, daß sie aus den undifferenzierten mononukleären Zellen des Knochenmarkes entstehen. Die Riesenzellen des Tumors sind somit als fusionierte mononukleäre Zellen des Knochenmarkes aufzufassen. Aus der Sicht des Radiologen ist dieser Tumor deshalb interessant, weil er von unerfahrenen Pathologen häufig fehldiagnostiziert wird. Die histologische Diagnose sollte nicht auf dem Nachweis der Riesenzellen beruhen, sondern auf der Analyse des Stromaanteils. Riesenzellen können nämlich auch bei Infektionen, Trauma, Tumoren oder Stoffwechselerkrankungen gefunden werden. Eine falsche histologische Diagnose eines Riesenzelltumors beruht meist auf dem Nachweis von Riesenzellen in Chondroblastomen, aneurysmatischen Knochenzysten, Chondromyxoidfibromen, nichtossifizierenden Fibromen, fibrösen Kortikalisdefekten, einfachen Knochenzysten, braunen Tumoren bei Hyperparathyreoidismus, bei entzündlichen Granulomen und den eosinophilen Granulomen.

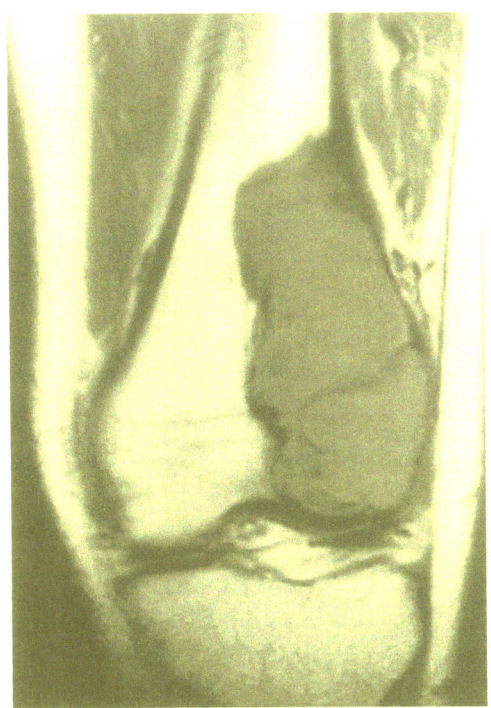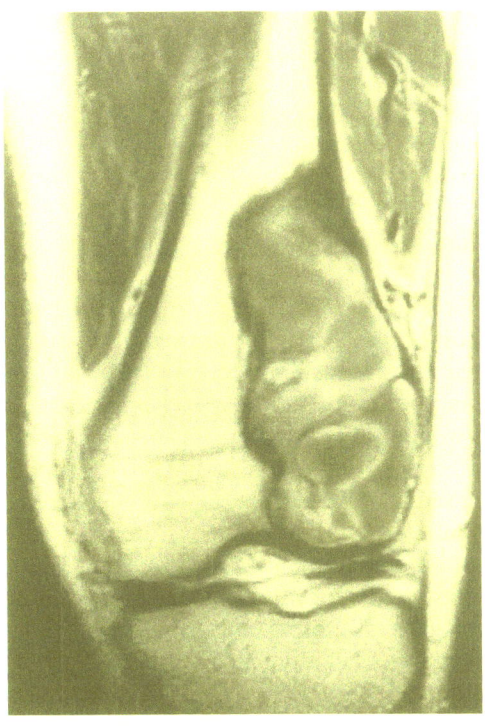

Abb. 7.4a,b. Riesenzelltumor des distalen Femurs. **a** Auf dem koronalen T1-gewichteten Bild (600/20) ist der Tumor weitgehend homogen und zeigt einzelne Septen im Bereich der Meta- und auch Epiphyse. **b** Die anreichernden Septen treten in der T1-gewichteten kontrastangehobenen Aufnahme noch deutlicher hervor. Der Tumor überschreitet nicht das Periost oder die subchondrale Grenzlamelle

Etwa 5–10% aller Knochentumoren und bis zu 20% aller benignen Knochentumoren sind Riesenzelltumoren. 75% der Patienten sind bei der Diagnosestellung zwischen 15 und 45 Jahre alt. In über 50% der Fälle ist das Kniegelenk betroffen. Selten sind multizentrische Riesenzelltumoren. Um die biologische Aktivität des Tumors zu bestimmen, wird ein histologisches Gradingsystem genutzt. Obwohl 15% aller Riesenzelltumoren pulmonale Metastasen aufweisen, sind maligne Riesenzelltumoren selten. Eine Prävalenz von 5% wird angenommen [29,31]. Pulmonale Metastasen werden auch bei benignen Riesenzelltumoren gefunden.

Die Riesenzelltumoren haben einige morphologische Besonderheiten, die sowohl nativradiologisch als auch MR-tomographisch nachweisbar sind. Typischerweise liegt der Tumor exzentrisch in der distalen Metaphyse und Epiphyse des distalen Femurs oder der Tibia und reicht bis zur subchondralen Grenzlamelle (Abb. 7.4a,b). Die Kortikalis ist verdünnt. Sowohl die Kortikalis als auch der subchondrale Knochen können durchbrochen sein. Die MRT kann die Integrität der Kortikalis, des subchondralen Knochens und des Knorpels erfassen. Die Signalintensitäten sind jedoch nicht spezifisch, mit der Ausnahme, daß die Tumoren sehr inhomogen sind.

Klinisch ist insbesondere das Rezidiv nach vorausgegangener Operation ein bedeutendes Problem. Die Rezidivrate nach einfacher Kürettage ohne weitere Therapiemaßnahmen, wie die Auffüllung mit Knochenzement, ist hoch. Die hierbei konventionell erfaßbaren Veränderungen sind sehr variabel, so daß die MRT zur Entscheidung eingesetzt werden sollte, ob ein Rezidiv vorliegt oder nicht.

Fibröse Dysplasie

Die fibröse Dysplasie, in 80% der Fälle monostotisch, ist als Entwicklungsstörung des wachsenden Knochens aufzufassen. Die polyostotische fibröse Dysplasie kann mit anderen Erkrankungen vergesellschaftet sein, etwa dem McCune-Albright-Syndrom, der Pubertas praecox bei Knaben, der Hyperthyreose, dem Hyperparathyreoidismus, der Akromegalie, dem Chushing-Syndrom, dem Diabetes mellitus, arteriovenösen Malformationen, rudimentären Nierenanlagen oder Aortenisthmusstenosen [19]. 10% aller benignen Knochenläsionen sind fibröse Dysplasien. Die Prävalenz der monostotischen fibröse Dysplasie im Kniegelenk beträgt lediglich 7%. 60% der Patienten sind jünger als 25 Jahre [29]. Die Erkrankung kann asymptomatisch verlaufen, jedoch treten in den meisten Fällen beim Heranwachsenden Schmerzen, Knochendeformitäten oder pathologische Frakturen auf.

Die Diagnose wird konventionell radiologisch gestellt, die MRT ist unspezifisch. Im T1-gewichteten Bild ist die Läsion meist signalarm. Auch auf T2-gewichteten Bildern kann sie hypointens bleiben, da häufig die Läsion eine dichte kollagene Matrix und mineralisierten Geflechtknochen enthält. Jedoch können auch signalreiche Anteile auftreten, da relativ oft Knorpel, zelluläre und zystische Anteile in fibrösen Dysplasien auftreten [7,32]. Benigne Myxome können mit der fibrösen Dysplasie vergesellschaftet sein. Diese sind meist von homogener Signalintensität und gut gekapselt, können aber die Muskulatur infiltrieren. Eine maligne Entartung der fibrösen Dysplasie ist extrem selten.

Nichtossifizierendes Knochenfibrom und fibröser Kortikalisdefekt

Das nichtossifizierende Knochenfibrom und der fibröse Kortikalisdefekt sind häufige, histologisch identische, gutartige Störungen des Knochenwachstums, die an verschiedenen Stellen des Knochens vorkommen können. Man vermutet, daß 30–40% aller Kinder zwischen 2 und 14 Jahren asymptomatische Träger eines fibrösen Kortikalisdefektes sind [15]. Mehr als die Hälfte davon sind in der Kniegelenkregion lokalisiert. Bei großen nicht-ossifizierenden Knochenfibromen kann es zu pathologischen Frakturen kommen. Seltene Komplikationen des fibrösen Kortikalisdefektes sind die Osteomalazie, die Rachitis und das Jaffé-Campanacci-Syndrom (multiple nichtossifizierende Fibrome, Café-au-lait-Flecken, Kryptorchismus oder Hypogonadismus, mentale Retardierung, Fehlbildungen der Augen und des Herz-Kreislauf-Systems).

Die konventionelle Röntgenuntersuchung erlaubt eine spezifische Diagnose. Zur MRT besteht meist keine Indikation. Die Veränderung wird jedoch häufig anläßlich einer anderen Untersuchung des Kniegelenkes erfaßt. Wegen des geringen Zellanteiles sind die Läsionen im T1- und T2-gewichteten Bild signalarm.

Osteoidosteom

Das Osteoidosteom ist ein benigner gut vaskularisierter Tumor. Das Tumorzentrum wir als Nidus bezeichnet und grenzt sich von den reaktiven Veränderungen wie der reaktiven Sklerose ab. Die Beziehung zum Osteoblastom wird kontrovers diskutiert. In Übereinstimmung mit anderen Autoren betrachten wir beide Tumoren als ähnliche, jedoch verschiedene Entitäten. Etwa 10% aller benignen und 4% aller primären Knochentumoren sind Osteoidosteome. In 14% der Fälle ist der Tumor im Bereich des Kniegelenkes lokalisiert, die Patienten sind in 90% der Fälle zwischen 7 und 33 Jahren alt [29].

Die hohe Ortsauflösung der CT (1–2 mm Schichtdicke) ist in Einzelfällen erforderlich, um den Nidus nachzuweisen. Der Nidus kann MR-tomographisch leicht übersehen werden. MR-tomographisch läßt sich jedoch häufig ein ausgedehntes Knochenmark- und auch Weichteilödem nachweisen, das allerdings auch beim Osteoblastom, dem unreifen eosinophilen Granulom und dem Chondroblastom auftreten kann [7]. Das Ödem ist hier oftmals ausgeprägter als bei malignen Tumoren.

Kartilaginäre Tumoren

Eine detaillierte Beschreibung der benignen und malignen knorpeligen Tumoren würde den Umfang dieses Kapitels überschreiten und kann bei Moser [28] nachgelesen werden. Charakteristisch für Knorpeltumoren ist ihr lobulärer, septierter Aufbau. Knorpel zeichnet sich durch eine intermediäre bis hohe Signalintensität auf T1-gewichteten Aufnahmen und eine hohe Signalintensität im T2-Bild aus. Eine knorpelige Kappe ist MR-tomographisch in der Regel besser darzustellen als in der CT. Veränderungen der Dicke der Knorpelkappe können in der MRT leicht gemessen werden. Einige Autoren werten eine wachsende Knorpelkappe bei Adulten oder eine Dicke von mehr als 2–3 cm als Zeichen der Malignität [28]. Eine Kontrolle der Knorpelkappendicke kann jedoch auch sonographisch erfolgen [26]. Die genaue Analyse der Kalzifikationen kann bei der Differentialdiagnose zwischen juxtakortikalem Osteosarkom und Osteochondromen hilfreich sein. Während in juxtakortikalen Osteosarkomen die Verkalkungen mehr im Zentrum des exophytischen Tumors nachzuweisen sind, finden sie sich bei Osteochondromen, subperiostalen Hämatomen oder der Myositis ossificans in der Peripherie.

Intraartikuläre kartilaginäre Läsionen wie die epiphysäre hemimelische Dysplasie oder das Trevor-Syndrom können mit der CT oder der MRT diagnostiziert werden. T1-gewichtete Aufnahmen können in Einzelfällen bereits zu einer spezifischen Diagnose führen. Gut differenzierte knorpelige Tumoren, die große zellarme Knorpelanteile enthalten, oder Knorpel mit mukoider Degeneration zeigen zudem keinen oder einen nur geringen Signalintensitätsanstieg 12 min nach Gd-DTPA-Gabe. Nur Randanteile und zelluläre Septen innerhalb des Tumors zeigen eine Anreicherung (Abb. 7.5a–c) [6,16]. Auf Grund des lobulären Aufbaus des Enchondroms und der niedriggradigen Chondrosarkome (Grad I und II) weisen die kontrastangehobenen MR-Tomogramme ein serpingiöses Anreicherungsmuster auf. Derzeit ist unklar, ob das Anreicherungsmuster die Möglichkeit bietet, Enchondrome von niedrig malignen Chondrosarkomen zu unterscheiden. Zentral und peripher ossifizierte Enchondrome reichern nicht an. Nur die hochmalignen Chondrosarkome oder das mesenchymale Chondrosarkom zeigen einen homogenen oder inhomogenen Signalintensitätsanstieg, wie er bei vielen malignen Tumoren nachweisbar ist.

Die Knorpelkappe der Osteochondrome kann auf Spätaufnahmen (1 h nach Injektion) einen homogenen Signalintensitätsanstieg aufweisen, ähnlich wie der knorpelige Anteil eines parossalen Osteosarkoms.

Andere knorpelige Tumoren wie das Osteochondrom, das chondroide Chordom oder auch das chondroide Osteosarkom können ebenfalls ein serpingiöses Anreicherungsmuster zeigen [6]. Daher müssen andere Kriterien, wie die Lokalisation und die Röntgenmorphologie, zur Diagnosefindung herangezogen werden. Ein chondroides Osteosarkom ist weniger

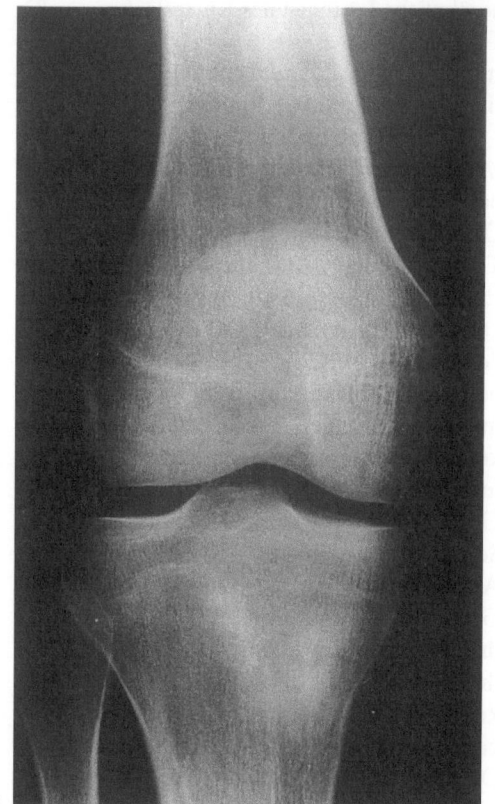
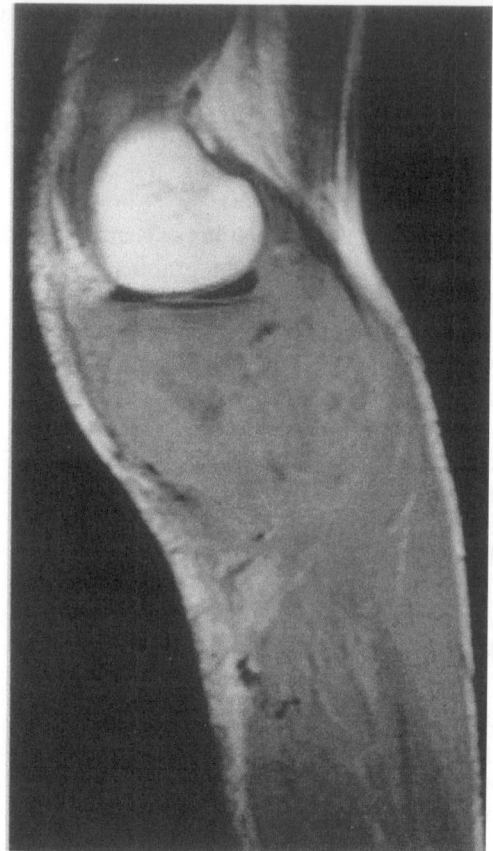
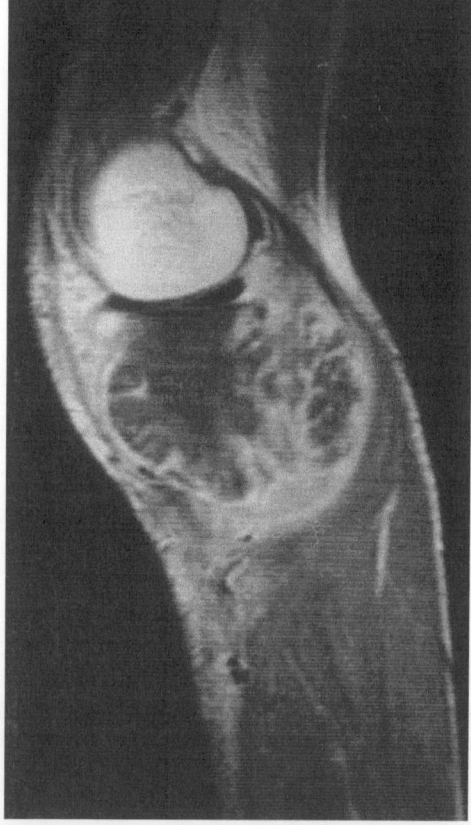

Abb. 7.5a–c. Chondroblastisches Osteosarkom der proximalen Tibia. **a** Das konventionelle Röntgenbild zeigt eine unscharf begrenzte sklerotische Knochenläsion, die einem Osteosarkom entspricht. **b** Auf dem sagittalen T1-gewichteten Bild (600/20) wächst der Tumor durch die subchondrale Grenzlamelle und reicht dorsal an den Meniskus heran. Die Infiltration in die Epiphyse ist mit einem Osteosarkom zu vereinbaren. **c** Nach intravenöser Gd-DTPA-Gade findet sich im Weichteilanteil des Tumors ein serpingiöses Anreicherungsmuster, das für einen knorpeligen Tumoranteil spricht

homogen als ein gutartiger knorpeliger Tumor und enthält große Anteile von Osteoid.

Das serpingiöse Anreicherungsverhalten von gut differenzierten knorpeligen Tumoren muß von feinen septierten oder peripheren Signalintensitätsanstiegen der Pseudokapsel der tumorösen Kalzinose, des eosinophilen Granuloms und der solitären Knochenzyste abgegrenzt werden. Ein steiler Anstieg der Signalintensitäten, wie er mit dynamischen Gradientenechosequenzen erfaßt werden kann, wird von manchen Autoren als Zeichen der Malignität gewertet [6,12].

Osteosarkom

Das Osteosarkom ist durch die vermehrte Osteoidproduktion der Tumorzellen charakterisiert. Es kann in folgende Formen unterteilt werden:

1. intraossäres Osteosarkom: gewöhnliches (osteoblastisch, fibroblastisch, chondroblastisch), teleangiektatisches, kleinzelliges, niedrig malignes, kortikales Osteosarkom;
2. Oberflächliches Osteosarkom: periostales (chondroblastisches), hoch malignes periostales, juxta-kortikales (parossales) Osteosarkom;
3. extraossäres Osteosarkom;
4. sekundäres Osteosarkom;
5. multizentrisches Osteosarkom.

Eine detaillierte Beschreibung der Osteosarkome würde den Rahmen dieses Kapitels sprengen; sie findet sich bei Bloem [4]. Nach dem Myelom ist das Osteosarkom der häufigste maligne Knochentumor. Ohne das Myelom sind etwa 35% aller primären malignen Knochentumoren Osteosarkome. Dabei ist das intraossäre Osteosarkom mit 80% der häufigste Typ. Typischerweise erkranken Jugendliche.

Symptom ist eine schmerzhafte Schwellung, die von Fieber begleitet wird. Das Kniegelenk ist in 66% der Fälle betroffen [29].

Die Diagnose wird mit Hilfe des knoventionellen Röntgenbildes gestellt, eine MRT sollte vor der Biopsie durchgeführt werden. Die Signalveränderungen beim Osteosarkom sind uncharakteristisch. Jedoch können einige morphologische Veränderungen MR-tomographisch gut erfaßt werden. In 66% der Fälle wächst der metaphysär gelegene Tumor in die Epiphyse ein (s. Abb. 6.1; 6.5). Bei Diagnosestellung ist der kortikale Knochen mit Ausnahme des gut differenzierten Osteosarkoms und des oberflächlich wachsenden durchbrochen. In der Regel wächst der Tumor nicht in das Gelenk ein, da der Knorpel eine wirksame Wachstumsbarriere darstellt, die nur in Einzelfällen durch ein Osteosarkom oder auch einen Riesenzelltumor durchbrochen wird. Falls der kortikale Knochen und die knorpeltragende Gelenkfläche durchbrochen werden, fungieren häufig die Bänder, insbesondere die Kreuzbänder, als eine Art Gerüst für den wachsenden Tumor. Bei fraglichem Knorpeldurchbruch sollte man berücksichtigen, daß die Knorpelbarriere sehr wirksam und im Zweifelsfall noch nicht durchbrochen ist.

Einzelne Subtypen des Osteosarkoms haben zum Teil typische Muster in der MRT, so z.B. das teleangiektatische Osteosarkom, das auf Grund von Blutabbauprodukten Flüssigkeitsspiegel aufweisen kann. Auch knorpelige Anteile können MR-tomographisch identifiziert werden. So finden sich auch in Osteosarkomen Knorpelanteile. Typische Vertreter sind das chondroblastische Osteosarkom, das definitionsgemäß zumindest zu 80% aus Knorpel besteht, und manchmal auch die juxtakortikalen Osteosarkome. Nicht weniger als 70% der juxtakortikalen Osteosarkome werden in der Kniegelenkregion gefunden, insbesondere an der

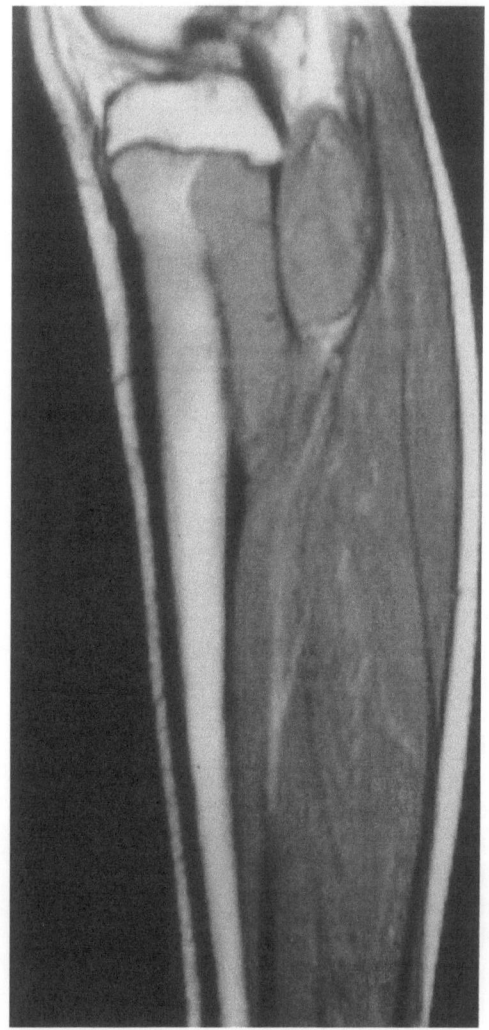
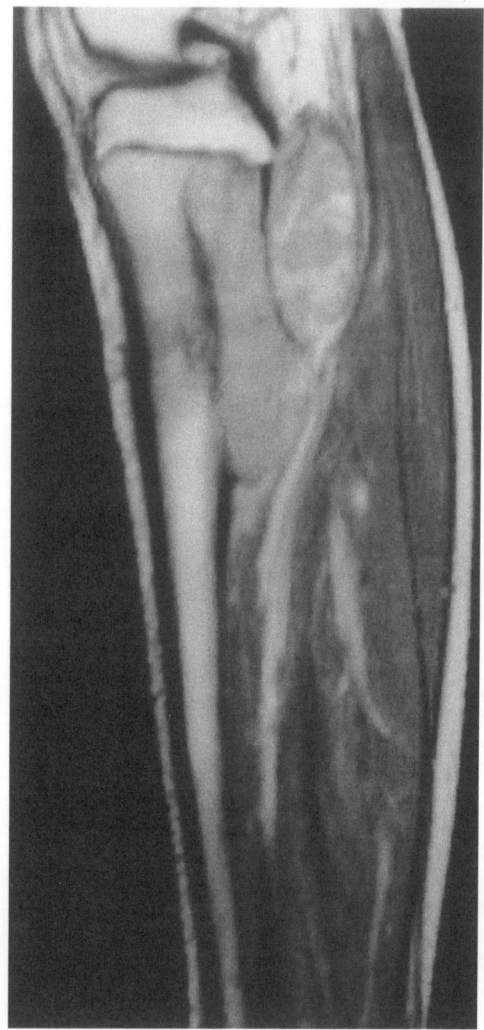

Abb. 7.6a,b. Ewing-Sarkom der proximalen Tibia. **a** Die sagittale T1-gewichtete Aufnahme (600/20) zeigt ein metaphysär gelegenes Ewing-Sarkom mit Weichteilinfiltration und Destruktion des hinteren Kreuzbandes. Die Epiphysenfuge wird nicht überschritten, sondern der Tumor wächst um diese Barriere herum. **b** Der Weichteilanteil ist besser auf der kontrastmittelangehobenen sagittalen Aufnahme zu sehen. Das signalarme neurovaskuläre Bündel ist nicht infiltriert, aber nach hinten verdrängt

dorsalen Fläche des Femurkondylus. Im Gegensatz zum niedrig malignen Chondrosarkom zeigen die Knorpelkappen des juxtakortikalen Osteosarkoms und des chondroblastischen Osteosarkoms einen frühen Signalintensitätsanstieg nach intravenöser Gd-DTPA-Gabe.

Fibrosarkom und malignes fibröses Histiozytom

Maligne fibröse Tumoren werden in Fibrosarkome (spindelförmige Zellen) und maligne fibröse Histiozytome (Histiozyten und Fibroblasten) unterteilt. Die Wertigkeit dieser Subklassifikation ist umstritten, zumal die Tumoren radiologisch keine Unterschiede zeigen und auch prognostisch keine Unterschiede bestehen. Die Inzidenz der Fibrosarkome und des malignen fibrösen Histiozytoms ist niedrig. Etwa 7% aller Knochentumoren und 10% der malignen Knochentumoren gehören zu dieser Gruppe. Die Tumoren treten ohne Altersgipfel zwischen dem 2. und 7. Lebensjahrzehnt auf, davon zu ungefähr 40% in der Kniegelenkregion [29]. Das Fibrosarkom und das maligne fibröse Histiozytom sind jedoch die häufigsten Weichteiltumoren. Typische MR-tomographische Zeichen sind nicht bekannt, die Indikation zur MRT erfolgt zum Staging der Tumoren.

Ewing-Sarkom

Das Ewing-Sarkom ist ein maligner rundzelliger Tumor, der vermutlich wie neuroektodermale Tumoren und Neuroblastome neuralen Ursprungs ist. Etwa 12% der malignen primären Knochentumoren sind Ewing-Sarkome. Die Knieregion ist in nur 13% der Fälle betroffen. Drei Viertel aller Patienten sind jünger als 19 Jahre [29].

Das Ewing-Sarkom kann wie andere rundzellige Tumoren oder gut vaskularisierte Metastasen höhere Signalintensitäten aufweisen, als sie gewöhnlich bei Knochentumoren beobachtet werden. Jedoch sind Ewing-Sarkom nicht so signalreich wie Hämangiome. Meist besteht eine ausgeprägte Weichteilkomponente, gerade im Vergleich zu den nur geringen Veränderungen, die der kortikale Knochen zeigt. Jedoch kann die Kortikalisdestruktion an ein Osteosarkom erinnern. Das Ewing-Sarkom durchbricht aber im Gegensatz zum Osteosarkom nie die Wachstumsfuge oder den Gelenkknorpel (Abb. 7.6a,b). Ein Einwachsen in die Epiphyse wird meist in Folge eines Wachstums entlang des Periostes und der Gelenkkapsel beobachtet.

Danksagung. Die Autoren danken M. Geirnaerdt, H.C. Holscher, A.H.M. Taminiau, P. Hogendorn, F. Eulderink, M.A. Nooy und H. M. Kroon für die Unterstützung bei der Erstellung des Manuskriptes.

Für die Förderung der Untersuchungen danken wir der Niederländischen Krebs-Stiftung.

Literatur

1. Beltran J, Simon DC, Katz W, Weis LD (1987) Increased MR signal intensity in skeletal muscle adjacent to malignant tumors: pathologic correlation and clinical relevance. Radiology 162: 251–255
2. Biondetti PR, Ehman RL (1992) Soft tissue sarcomas. Radiology 183: 845–848
3. Bloem JL (1988) Radiological staging of primary malignant musculoskeletal tumors; a correlative study of MRI, CT, Tc-99m MDP scintigraphy and angiography. Jongbloed, The Hague
4. Bloem JL, Kroon HM (1993) Osseous lesions. Radiol Clin North Am 31: 261–278
5. Bloem JL, Taminiau AHM, Eulderink F, Hermans J, Pauwels EKJ (1988) Radiologic staging of primary bone sarcoma: MR imaging, scintigraphy, angiography, and CT correlated with pathological examination. Radiology 169: 805–810
6. Bloem JL, Reiser MF, Vanel D (1990) Magnetic resonance contrast agents in the evaluation of musculoskeletal system. Magn Reson Q 6: 136–163
7. Bloem JL, Holscher HC, Taminiau AHM (1992) Magnetic resonance imaging and computed tomography of primary malignant tumors. In: Bloem JL, Sartoris DJ (eds) MRI and CT of musculoskeletal system. Williams & Wilkins, Baltimore
8. Brady WG (1993) MR appearance of hemorrhage in the brain. Radiology 189: 15–26
9. Enneking WF (1985) Staging of musculoskeletal neoplasms. Skeletal Radiol 13: 183–194

10. Enneking WF, Spanier SS, Goodman MA (1980) The surgical staging of musculoskeletal sarcoma. J Bone Joint Surg Am 62: 1027–1030
11. Enzinger FM, Weiss SW (1988) Soft tissue tumors, 2nd edn. Mosby, St. Louis
12. Erlemann R, Reiser MF, Peters PE et al. (1989) Musculoskeletal neoplasms: static and dynamic Gd-DTPA enhanced MR imaging. Radiology 171: 767–773
13. Erlemann R, Vasallo P, Bongartz G et al. (1990) Musculoskeletal neoplasms: fast low angel shot MR imaging with and without Gd-DTPA. Radiology 176: 489–495
14. Friedmann DP, Tartaglino LM, Flanders AD (1992) Intradural schwannoma of the spine: MR findings with emphasis on contrast-enhancement characteristic. Am J Roentgenol 158: 1347–1350
15. Gaffey J (1955) On fibrous defects on cortical walls of growing bones. Adv Pediatr 7: 3–51
16. Geirnaerdt MJA, Bloem JL, Eulderink F, Hodendoorn PCW, Taminiau AHM (1993) Gd-DTPA enhanced MRT of cartilaginious tumors. Radiology 186: 813–817
17. Haustein J, Lackenr K, Krahe Th et al. (1990) The dialysibility of gadolinium-DTPA. Book of abstracts 9th annual meeting of the SMRM, New York, p 227
18. Holscher HC, Bloem JL, Vanel D et al. (1992) Osteosarcoma: chemotherapy induced changes at MR imaging. Radiology 182: 839–844
19. Jaffe HK (1958) Tumors and tumorous conditions of bone and joints. Lea & Febiger, Philadelphia
20. Jelinek JS, Kransdorf MJ, Shmookler BM, Aboulafia AJ, Malawer MM (1993) Liposarcoma of the extremities: MR and CT findings in the histologic subtypes. Radiology 186: 455–459
21. Jones BC, Sundaram M, Kransdorf MJ (1993) Synovial sarcoma. MR imaging findings in 34 patients. Am J Roentgenol 161: 827–830
22. Kransdorf MJ, Meis JM, Jelinek JS (1991) Myositis ossificans: MR appearnace with radiologic-pathologic correlation. Am J Roentgenol 157: 1243–1248
23. Kransdorf MJ, Jelinek JS, Moser RP (1993) Imaging soft tissue tumors. Radiol Clin North Am 31: 359–372
24. Laredo JD, Assouline E, Gbelbert F, Wybier M, Merland JJ, Tubiana JM (1990) Vertebral hemangiomas: fat content as sign of aggressiviness. Radiology 177: 467–472
25. Liem MS, Leuven JAG, Bloem JL, Schipper J (1992) Magnetic resonance imaging of Achilles tendon xanthomas in familial hypercholesterinemia. Skeletal Radiol 21: 453–458
26. Malghem J, van de Berg B, Nol H, Maldague B (1992) Benign osteochondromas and exostotic chondrosarcomas: evaluation of cartilage cap thickness by ultrasound. Skeletal Radiol 21: 33–37
27. Moore SG, Dawsen KL (1990) Red and yellow marrow in the femur: age related changes in the appearance at MR imaging. Radiology 175: 219–223
28. Moser RP (1990) Cartilaginious tumors of the skeleton. AFIP fascicle III
29. Mulder JD, Schutte HE, Kroon HM, Taconis WK (1993) Radiologic atlas of bone tumors, 2nd edn. Elsevier, Amsterdam
30. Sun JS, Abenoza P, Galloway HR, Everson LI, Griffiths HJ (1992) Peripheral (extracranial) nerve tumors: correlation MR imaging and histologic findings. Radiology 183: 341–346
31. Thomson AD, Turner-Warwick RT (1955) Skeletal sarcomata and giant cell tumor. J Bone Joint Surg Br 37B: 266–271
32. Utz JA, Kransdorf MJ, Jelinek JS, Moser RP, Berrey BH (1989) MR appearance of fibrous dysplasia. J Comput Assist Tomogr 13: 845–851
33. Vanel D, Lacombe MJ Couanet D, Kalifa C, Speilmann M, Genin J (1987) Musculoskeletal tumors: follow-up with MR imaging after treatment with surgery and radiation therapy. Radiology 164: 243–245

8 Orthopädische Gesichtspunkte

C.J. WIRTH und N. WÜLKER

8.1	Einleitung	89
8.2	Kreuzbänder	89
8.3	Patellofemorales Gelenk	89
8.4	Menisci	92
8.5	Osteochondrale Erkrankungen	93
8.6	Synoviale Strukturen des Kniegelenkes	95
8.7	Tumoren und tumorähnliche Raumforderungen	97
8.7.1	Bösartige Knochentumoren	97
8.7.2	Bösartige Weichteiltumoren	98
8.7.3	Metastasen	98
8.7.4	Gutartige Knochentumoren	99
	Übersicht: Wertigkeit diagnostischer Verfahren	101
	Literatur	102

8.1 Einleitung

Die bildgebenden Verfahren spielen in der Diagnostik orthopädischer Erkrankungen und Schäden am Kniegelenk eine bedeutende Rolle. Selbst unter dem Aspekt, daß die Arthroskopie den Kniebinnenraum hervorragend diagnostizieren kann und somit als goldener Standard gilt, haben die MRT, die CT, die Sonographie und die Szintigraphie kaum an Bedeutung verloren. Lediglich die Arthrographie als invasives Diagnostikum wird aus orthopädischer Sicht kaum noch benötigt.

8.2 Kreuzbänder

Vorderes und hinteres Kreuzband liegen intraartikulär, aber extrasynovial. **Rupturen** dieser Bänder sind bei unversehrtem synovialem Überzug deshalb der direkten Sicht verborgen. Die klinische Untersuchung [1] hat mit dem vorderen Schubladenzeichen in Strecknähe (Lachman-Test, Abb. 8.1) und dem Pivot-Shift-Zeichen relativ sichere Möglichkeiten zur Diagnostik einer Ruptur des vorderen Kreuzbandes. Ebenso beweisen das positive hintere Schubladenzeichen in Rechtwinkelstellung des Kniegelenkes, das Schwerkraftzeichen des Schienbeinkopfes und das umgekehrte Pivot-Shift-Zeichen die Ruptur oder den Verlust des hinteren Kreuzbandes [13,14].

Bildgebende Verfahren haben somit in der Diagnosestellung nur ergänzenden Charakter. Wir erwarten Auskunft über ein fehlendes oder rupturiertes Kreuzband (akuter Schaden oder chronische Verletzung), über eine komplette oder Teilruptur und über die Rupturlokalisation. Unter Umständen muß auch nach der Suffizienz der Naht oder des Ersatzes eines Kreuzbandes gefragt werden.

Die *MRT* ist für die Beantwortung dieser Fragen am überzeugendsten.

8.3 Patellofemorales Gelenk

Die Erkrankungen des patellofemoralen Gelenkes sind vielschichtig und reichen von der Chondromalacia patellae und der Retropatellararthrose über die Patella partita, die patellare Instabilität, den Morbus Sinding-Larsen-Johansson und

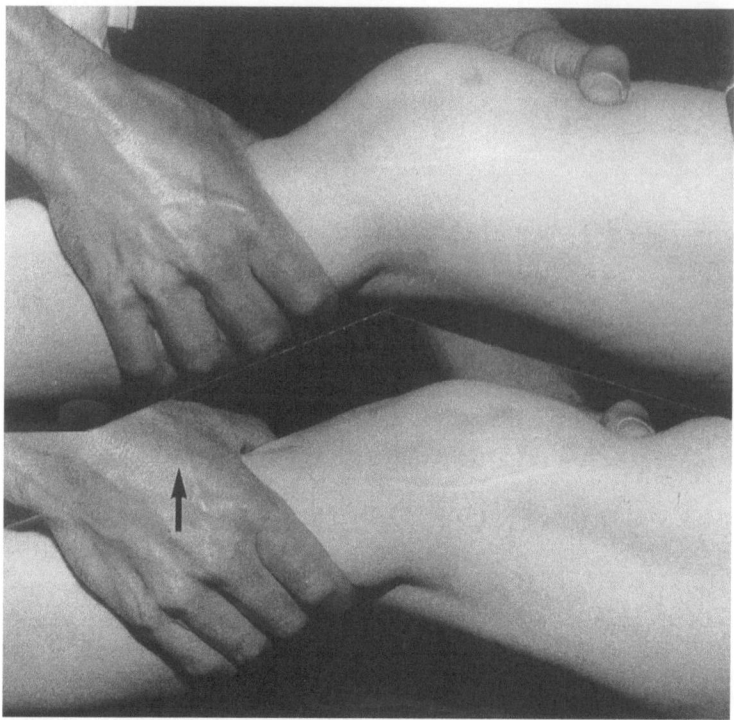

Abb. 8.1. Lachman-Test zum Nachweis einer Ruptur des vorderen Kreuzbandes

Morbus Osgood-Schlatter bis hin zu den Erkrankungen des Lig. patellae und den präpatellaren und infrapatellaren Bursen [11,14].

Chondromalacia patellae

Diese Erweichung des retropatellaren Knorpels beruht auf einer Inkongruenz des patellofemoralen Gelenkes durch Formvarianten der Kniescheibe, ungünstige Höheneinstellungen der Kniescheibe als Patella alta und baja, auf einer Hypoplasie des patellaren Gleitlagers oder Änderungen der Zugrichtung des M. quadriceps durch Atrophie des M. vastus medialis. Die Knorpelerweichung ist letztlich ein Ausdruck für das Mißverhältnis zwischen Belastung und Belastbarkeit in diesem Gelenk. Endzustand der Knorpelveränderungen ist die Retropatellararthrose.

Das klinisch relevante retropatellare Schmerzsyndrom kann durch die manuelle Untersuchung lediglich qualitativ nachempfunden werden. Es ist also klinisch keine Quantifizierung und damit keine Klassifikation des retropatellaren Knorpelschadens möglich [1].

Von den bildgebenden Verfahren ist am ehesten die *MRT* in der Lage, eine therapierelevante Graduierung des Knorpelschadens anzuzeigen.

Patellare Instabilität

Die Instabilität der Kniescheibe führt zu einem retropatellaren Knorpelschaden und ist damit eine der Ursachen für das retropatellare Schmerzsyndrom. Hinzu kommen die Gangunsicherheit und das "giving way", insbesondere bei habituellen oder chronisch rezidivierenden Patelluxationen (Abb. 8.2). Die Diagnose solcher patellaren Instabilitäten ist be-

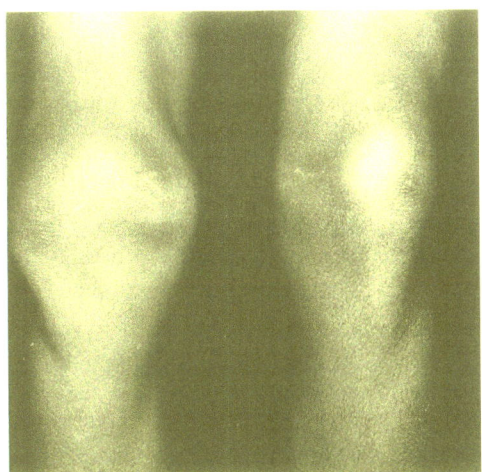

Abb. 8.2. Habituelle Patellaluxation rechts

sonders bei Subluxationsphänomenen schwierig. Der Apprehension-Test, die Prüfung des Abwehrverhaltens des Patienten bei passivem Herausdrücken der Kniescheibe, ist das einzige klinische Zeichen für dieses Problem [1,14].

Bildgebende Verfahren können die Knorpelsituation abklären, leisten aber keinen diagnostischen Beitrag für die Subluxation oder Luxation der Kniescheibe. Nur die *Arthroskopie* kann den dynamischen Vorgang der Kniescheibenverrenkung zeigen [9].

Patellapartita

Orthopädisch ist sie dann von Bedeutung, wenn sie Beschwerden macht. Unter den vielen Varianten ist die Patella bipartita die häufigste. Retropatellare Schmerzen resultieren aus Überlastung oder lokalen degenerativen Veränderungen im Spaltbereich.

Die wesentliche Fragestellung ist, ob der abgespaltene Patellateil ein Zufallsbefund ist oder die Beschwerden verursacht. Dies bedeutet, daß man nach einer Ruptur im Spaltbereich suchen muß. Am besten ist das durch die *Knochenszintigraphie* zu klären, die die vermehrte Aktivität im Spaltbereich zeigen kann [11,14].

Aseptische Nekrosen

Der Morbus Sinding-Larsen-Johansson etwa oder der Morbus Osgood-Schlatter geben sich klinisch durch die umschriebene, äußerst klopfschmerzhafte Schwellung an der Patellaspitze bzw. der Tuberositas tibiae (Abb. 8.3) zu erkennen, radiologisch durch Kortikalisusuren, Fragmentierungen, Strukturauflösungen der Patellaspitze bzw. der Tuberositasapophyse [4].

Die *Szintigraphie* zeigt die Knochennekrose 3–4 Wochen früher als Röntgenaufnahmen.

Erkrankungen der Patellarsehne

Diese betreffen weniger die Sehne selbst als ihren Ansatzbereich, besonders am Apex patellae. Das Patellaspitzensyndrom beim Hoch- und Weitspringer ist eine durch Mikrotraumatisierung entstandene Sehnendegeneration, u.U. mit Anlagerung von Kalkkristallen als Insertionsligamentopathie. Obwohl die klinische Symptomatik mit belastungsabhängigen Schmerzen, Druckschmerzen und einer

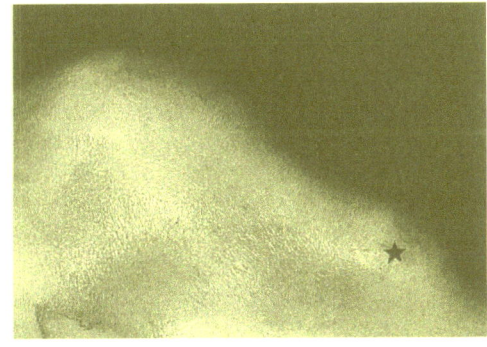

Abb. 8.3. Morbus Osgood-Schlatter. Die Tuberositas-Gegend ist deutlich verdickt und druckschmerzhaft (*Stern*)

leichten Schwellung an der Patellaspitze den Weg zur Diagnose weist, interessiert doch das Ausmaß der Bandaufquellung und der schon genannten Kalkeinlagerungen.

Die *Sonographie* kann diese Fragen besser noch als die MR-Tomographie beantworten und erlaubt zudem eine dynamische Untersuchung des Band-Knochen-Überganges.

Streckseitige Bursitiden

Auch diese Bursitiden lassen sich, ob akut oder chronisch, klinisch gut diagnostizieren. Insbesondere die akute Bursitis praepatellaris und die chronische Bursitis infrapatellaris (Nonnenknie, Fliesenlegerkrankheit) (Abb. 8.4) sind von der Inspektion her augenfällig und palpatorisch leicht gegen eine allgemeine Weichteilschwellung oder einen Kniegelenkerguß abgrenzbar.

Differentialdiagnostisch muß bei einem

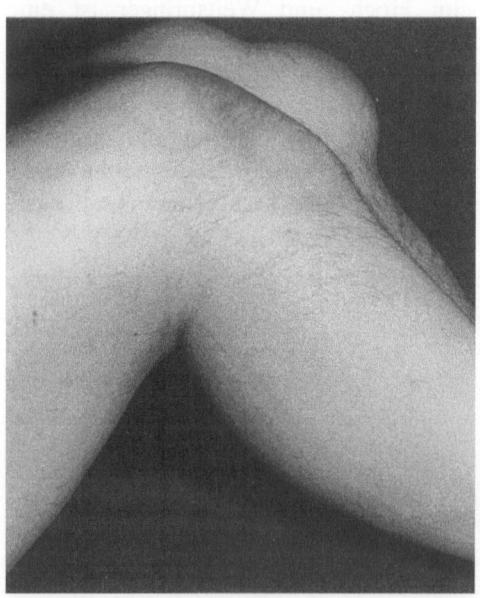

Abb. 8.4. Chronische Bursitis infrapatellaris superficialis bei einem Fliesenleger, links stärker als rechts

nicht so klaren Tastbefund an das Patellaspitzensyndrom, an die Chondromalacia patellae oder bei Jugendlichen auch an den Morbus Osgood-Schlatter bzw. Morbus Sinding Larsen-Johansson gedacht werden. Die eindeutige Frage an bildgebende Verfahren ist das Vorhandensein oder Fehlen einer flüssigkeitsgefüllten Höhle mit oder ohne Verkalkung oder Verknöcherung. Auch hier ist die *Sonographie* das einfachste und geeignetste diagnostische Verfahren.

8.4 Menisci

Meniskusriß

Nach Groh (1954) unterscheiden wir zweckmäßigerweise 4 Formen der Meniskusverletzung [7]:

- die Spontanlösung bei primärer Degeneration
- den frischen Unfallriß
- den posttraumatischen Spätschaden (sekundäre Degeneration)
- den Spätschaden beim instabilen Knie (pseudoprimäre Degeneration).

Während spontane Läsionen im degenerativ veränderten Meniskus ohne eine echte traumatische Anamnese ab dem 4.–5. Lebensdezennium auftreten können, ist die traumatische Verletzung des Meniskus stets einer mehr oder weniger heftigen Gewalteinwirkung auf das flektierte oder rotierte Kniegelenk zuzuschreiben.

Läsionen lokalisieren sich vorwiegend im rechten medialen Meniskus. Die verschiedenen Rißformen folgen der Meniskusarchitektur. So treten Längsrisse im Verlauf der parallel geordneten Kollagenfasern der Meniskusaußenzone auf, Bogen- und Lappenrisse im Bereich der arkadenorientierten Fasern in der Mittelzone, quere Einrisse am freien Meniskusrand entlang der dort radiär verlaufenden Fasern. Horizontale Risse kommen vornehmlich im Hinterhornbereich im Verlauf der dort horizontal orientierten Fasern vor [7,9].

Die klinische Untersuchungstechnik zur Diagnostik eines Meniskusschadens basiert auf der Auslösung von Schmerzen durch Druck, Zug und Scherung des Meniskus in seinen verschiedenen Anteilen. Keine der gebräuchlichen Untersuchungsmethoden ist aber für sich allein sicher, so daß man nur durch Kombination verschiedener Handgriffe zu einer Wahrscheinlichkeitsdiagnose gelangen kann. Diese bestätigt sich aber lediglich bei etwa 60 % der Fälle bei der operativen Therapie [1,14].

So war die Meniskusdiagnostik seit jeher eine Domäne bildgebender Verfahren. Die Arthrographie wurde besonders an Kliniken mit operativer Rückkopplung auf einen hohen diagnostischen Standard gebracht. Sie wurde abgelöst durch die Arthroskopie, da hier die operative Versorgung gleich eingeschlossen werden kann (Abb. 8.5). Die *MRT* scheint heute in der Lage, die den Orthopäden interessierenden Fragen nach Ausmaß der Meniskusdegeneration, Lokalisation und Ausdehnung der Meniskusschädigung und Anomalien des Meniskus (Scheibenmeniskus) zu beantworten. Insbesondere erlaubt die Rekonstruktion der Meniskusquerschnitte entland einer Kurve eine neue Klassifikation der Meniskusläsionen, beginnend bei der zentralen Degeneration.

Meniskusganglien

Diese gekammerten Degenerationszysten der Meniskusgrundsubstanz durchwachsen häufig die Gelenkkapsel und sind meist im mittleren Abschnitt des lateralen Meniskus lokalisiert. Die Patienten klagen über stechende Schmerzen am Außenmeniskus und bemerken nicht selten eine umschriebene An- und Abschwellung über dem äußeren Gelenkspalt. Das Ganglion ist druckschmerzhaft. Die *Sonographie* kann das mit Gallerte gefüllte Ganglion unter dem Tractus iliotibialis gut darstellen [13,14].

8.5 Osteochondrale Erkrankungen

Degenerative Arthrosen

Unter den Knorpel-Knochen-Erkrankungen des Kniegelenkes nimmt die degenerative Arthrose den größten Raum ein. Sie tritt am häufigsten als idiopathische Arthrose bei Patienten im 7. und 8. Lebensjahrzehnt auf. Seltener sind **posttraumatische Arthrosen**, etwa aufgrund einer Fraktur mit Verlust der Gelenkflächenkongruenz oder infolge einer Bandverletzung und der daraus resultierenden Gelenkinstabilität. Nicht immer sind alle Anteile des Kniegelenkes gleich schwer betroffen. So können Beinachsenfehlstellungen durch eine Verschiebung der Belastungslinie zu Kniegelenkarthrosen führen, die überwiegend

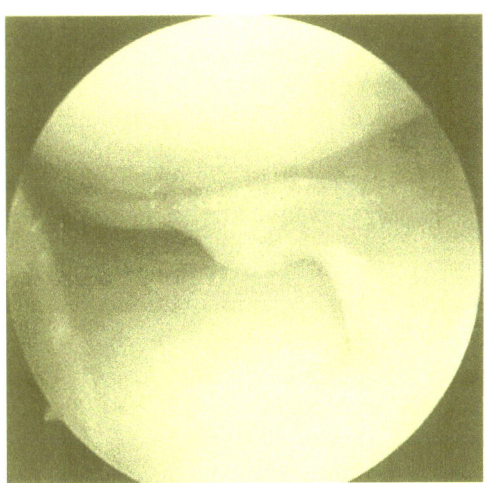

Abb. 8.5. Längsriß des Innenmeniskushinterhornes im arthroskopischen Bild. Der korbhenkelartige Abriß wird vom Femurkondylus in die vordere Gelenkkammer luxiert

den medialen Gelenkanteil (Varusgonarthrose) oder den lateralen Gelenkanteil (Valgusgonarthrose) betreffen. Auch isolierte Arthrosen des Patellofemoralgelenkes kommen vor [11,13,14].

Klinisch äußert sich die Arthrose des Kniegelenkes durch langsam zunehmende, belastungsabhängige Beschwerden. Die Schmerzlokalisation kann eher diffus oder auch isoliert medial bei der Varusgonarthrose oder isoliert lateral bei der Valgusgonarthrose sein. Der klinische Untersuchungsbefund zeigt eine Bewegungseinschränkung. Ein intraartikulärer Kniegelenkerguß führt zu einem Abheben der Patella aus dem patellofemoralen Gleitlager, der sog. tanzenden Patella. Die besonders betroffenen Kniegelenkspalte bzw. das Gleitlager der Kniescheibe können druckschmerzhaft sein.

Kniegelenkarthrosen werden in aller Regel durch *Nativaufnahmen* des Kniegelenkes in 2 Ebenen sowie eine tangentiale Patellaaufnahme allein ausreichend dargestellt. Besonders ausgeprägt sind häufig eine Sklerosierung des gelenknahen Knochens, zum Teil einseitig auftretende Gelenkspaltverschmälerungen sowie Osteophytenbildungen. Auf Ganzbeinaufnahmen im anteroposterioren Strahlengang können die Beinachse ausgemessen und somit Rückschlüsse auf Fehlbelastungen des Kniegelenkes gegeben werden. Gehaltene Aufnahmen des Kniegelenkes in Varus- und Valgusstellung lassen die Dicke des Gelenkknorpelbelages im medialen/lateralen Kompartiment beurteilen. Tangentiale Patellaaufnahmen in 30°-, 60°- und 90°-Beugestellung des Kniegelenkes erlauben eine genaue Einschätzung der Knorpelqualität im patellofemoralen Gleitlager sowie der Position der Kniescheibe in Relation zu den Femurkondylen.

Eine CT kann zur genaueren Definition der knöchernen Veränderungen herangezogen werden. Die intraartikuläre Ergußbildung, die in aller Regel bereits klinisch tastbar ist, kann durch eine Sonographie verifiziert werden. In der Knochenszintigraphie werden die besonders betroffenen Gelenkanteile sichtbar.

Auch für die Indikationsstellung des jeweiligen Therapieverfahrens ist die native Röntgendiagnostik in aller Regel ausreichend. Gelenkerhaltende Verfahren wie kniegelenknahe Umstellungsosteotomien sind bei Achsenfehlstellungen des Beines angezeigt, wenn die Arthrose sich im wesentlichen auf ein Kompartiment des Kniegelenkes beschränkt. In diesen Fällen kann die Belastungsachse auf das weniger betroffene Kniegelenkkompartiment umgeleitet werden. Alternativ ergibt sich beim unikompartimentalen Arthrosebefall des Kniegelenkes die Möglichkeit eines isolierten Gelenkflächenersatzes, der sog. monokondylären Schlittenprothese. Bei einer diffusen Arthrose des Kniegelenkes steht heute der prothetische Gleitflächenersatz aller Kniegelenkkompartimente, also auch des Patellofemoralgelenkes, im Vordergrund. Die früher gebräuchlichere Kniegelenkarthrodese ist hiervon weitgehend verdrängt worden.

Osteochondrosis dissecans

Eine besondere Form der osteochondralen Erkrankung des Kniegelenkes stellen aseptische Knochennekrosen dar. Sie finden sich insbesondere in Form der Osteochondrosis dissecans (Abb. 8.6) [13,14]. Ihre Ursache ist nicht vollständig geklärt. Wahrscheinlich spielen endogene sowie traumatische Faktoren eine Rolle. Beim jugendlichen Patienten kommt es zu einer Absonderung eines Herdes an der lateralen Seite des medialen Femurkondylus. Im Frühstadium findet sich röntgenologisch ein von einem Sklerosesaum umgebener, osteolytischer Herd. Im weiteren Verlauf kann es zur Dissekation dieses Herdes und evtl. zur

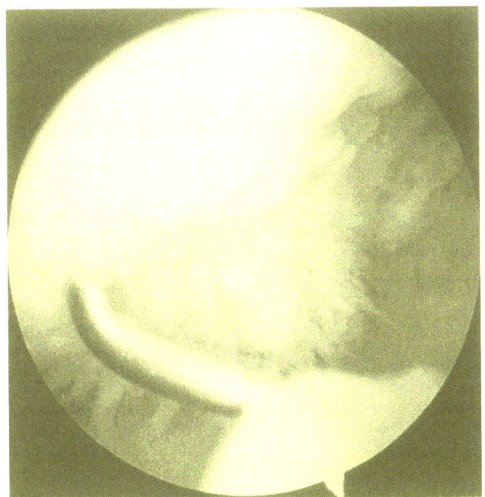

Abb. 8.6. Osteochondrosis dissecans der medialen Femurkondylenrolle, arthroskopischer Befund. Ausgedehnter Knorpelerweichungsherd mit zottenartiger Vorwölbung in den Gelenkbinnenraum. Bei Palpation mit dem Tasthaken vollständige Erweichung des Gelenkknorpels

Herauslösung in den Gelenkbinnenraum als sog. Gelenkmaus kommen. Während zunächst belastungsabhängige Beschwerden im Vordergrund stehen, finden sich bei der Dissekation des Herdes gelegentlich Einklemmungen des Kniegelenkes, begleitet von einer Ergußbildung. In der Regel ist die Osteochondrosis dissecans bereits auf den Nativröntgenaufnahmen zu diagnostizieren. Die früher häufig gebrauchten Röntgenschichtaufnahmen sowie die Knochenszintigraphie sind heute weitgehend von der *MRT* abgelöst worden. Mit dieser Technik läßt sich die gesamte Größe des Herdes erfassen, wobei die hierdurch festgestellte Ausdehnung häufig wesentlich großräumiger ist als im Röntgenbild sichtbar.

Morbus Ahlbäck

Eine seltenere Variante der aseptischen Knochennekrose ist der Morbus Ahlbäck. Hier kommt es im höheren Lebensalter zu einem Absterben des gesamten medialen Femurkondylus, wobei auch hier die Genese nicht abschließend geklärt ist. Der oft plötzlich einsetzende Prozeß kann in seinem Frühstadium oft noch nicht ausreichend durch Nativröntenaufnahmen dargestellt werden. Hier ist insbesondere die Knochenszintigraphie hilfreich, bei der sich eine Aussparung des betroffenen Femurkondylus zeigt. Auch mit der MRT kann das Ausmaß der Herdgröße erfaßt werden.

8.6 Synoviale Strukturen des Kniegelenkes

Rheumatoide Arthritis

Akute und chronische Reizzustände der Synovialmembran des Kniegelenkes finden sich am häufigsten im Rahmen einer rheumatoiden Arthritis, insbesondere bei der chronischen Polyarthritis (c.P.), weniger häufig auch beim Morbus Bechterew, beim Morbus Reiter, bei der Psoriasisarthropathie oder bei der Infektarthritis, also einer abakteriellen Kniegelenkentzündung im Verlauf von Infektionskrankheiten [14]. Im klinischen Bild stehen Gelenkschwellungen im Vordergrund, begleitet von belastungsabhängigen Schmerzen, häufig Anlaufschmerzen und Morgensteifigkeit. Durch den destruierenden Verlauf kommt es im Vergleich zur degenerativen Kniegelenkerkrankung häufig zu einer Lockerung des Bandapparates und zu teilweise schwerwiegenden Fehlstellungen. Im Frühstadium lassen sich die Schwellung der Synovialmembran sowie ggf. auch eine intraartikuläre Ergußbildung durch die *Sonographie* darstellen und abgrenzen.

Durch Ultraschalluntersuchungen kann der Therapieerfolg, z.B. bei der medikamentösen Behandlung der chronischen Polyarthritis, beurteilt werden. Gleiches gilt für die Erfolgskontrolle der operativen Synovektomie des Kniegelenkes. Machen Destruktionen der Gelenkfläche einen Gelenkersatz notwendig, steht, wie schon bei der Kniegelenkarthrose, die *native Röntgendiagnostik* im Vordergrund. Hier finden sich häufig Destruktionen des gelenknahen Knochens mit Usuren sowie eine Inkongruenz des Femorotibialgelenkes oder des Femoropatellargelenkes. Gehaltene Aufnahmen in Valgus- und Varusstellung können über das genaue Ausmaß der Bandinsuffizienz Auskunft geben. Dies ist für die operative Therapie von Bedeutung, da bei fortgeschrittener Bandlockerung ein reiner Gleitflächenersatz nicht mehr möglich ist, sondern teilgekoppelte Kniegelenkprothesen implantiert werden müssen.

Bakterielle Arthritis

Eine gefürchtete Form der entzündlichen Erkrankung des Kniegelenkes ist die bakterielle Kniegelenkentzündung. Sie kommt als primäre Arthritis beim direkten Eintritt von Keimen in das Kniegelenk im Rahmen von Kniegelenkpunktionen oder -operationen vor. Bei der sekundären Arthritis gelangen die Keime durch Ausbreitung eines eitrigen Herdes in der Nachbarschaft, z.B. bei der Osteomyelitis, in das Kniegelenk oder werden hämatogen von einem entfernten Entzündungsherd in das Gelenk verschleppt. Bei akuten Formen, die mit heftigen Kniegelenkschmerzen, Schüttelfrost sowie septischen Temperaturen und einem reduzierten Allgemeinzustand einhergehen, ist die Diagnose oft bereits anhand des klinischen Bildes zu stellen. Bei eher chronischen Verläufen ergibt sich die Diagnose erst durch die bakteriologische Untersuchung des Kniegelenkpunktates [13,14].

In der frühen Form finden sich keine röntgenologischen Veränderungen, so daß insbesondere die *Sonographie* hilfreich ist. Hier lassen sich ein intraartikulärer Erguß oder eine Schleimhautschwellung im Gelenkbinnenraum feststellen, in ihrer Schwere einschätzen und gegeneinander abgrenzen.

Hämophiliearthropathie

Bei der Hämophiliearthropathie führen wiederholte Einblutungen zur Beschädigung der Knorpeloberflächen und zur Arthrose. Im akuten Stadium präsentiert sich der Patient mit einem teilweise stark geschwollenen, schmerzhaften Kniegelenk. Die intrartikuläre Blutansammlung läßt sich von einer Schleimhautschwellung durch die *Sonographie* in geeigneter Weise abgrenzen. Erst im fortgeschrittenen Stadium finden sich Veränderungen im Nativröntgenbild im Sinne einer Kniegelenkarthrose [14].

Pigmentierte villonoduläre Synovitis (PVNS)

Als eigenständiges Krankheitsbild verursacht sie eine synoviale Schwellung mit rezidivierenden, blutigen Ergüssen, die in der Frühphase wiederum durch die *Sonographie* nachgewiesen werden können.

Die Erkrankung entwickelt in der Regel bereits früh einen stark knochendestruierenden Charakter, der auf Nativröntgenaufnahmen des Kniegelenkes eingeschätzt werden kann.

Chondromatose

Bei der Chondromatose des Kniegelenks (Abb. 8.7) handelt es sich um eine Metaplasie in der Gelenkkapsel mit Umwandlung im Knorpelgewebe [12]. Die Ursache ist unbekannt. In ihrer Endphase führt die Erkrankung zu multiplen freien Körpern bei inaktiver Synovialis. Am

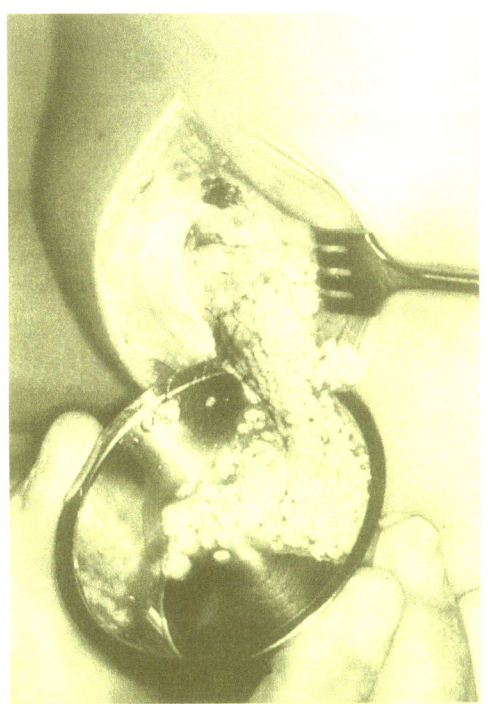

Abb. 8.7. Chondromatose des Kniegelenkes, intraoperativer Befund. Nach Arthrotomie entleeren sich zahlreiche überwiegend knorpelige, zum Teil auch knöcherne Fragmente

Häufigsten ist das Kniegelenk betroffen, wo sich zunehmende, bewegungs- und belastungsabhängige Schmerzen sowie Kapselverdickung und ein Erguß ausbilden. Im Röntgenbild sind die multiplen freien Gelenkkörper nur bei Verkalkung und Verknöcherung sichtbar. *Sonographisch* gelingt die Darstellung rein knorpeliger Fragmente. Die freien Körper sollten baldigst entfernt werden, um Schäden am Gelenkknorpel zu verhindern.

8.7 Tumoren und tumorähnliche Raumforderungen

Das distale Femur und die proximale Tibia sind Prädilektionsstellen für verschiedene Knochentumoren, insbesondere für die gefürchteten Sarkome von Kindern und Jugendlichen [2,5,6,10]. Bei klinischem und röntgenologischem Verdacht muß daher eine vollständige Abklärung durch die bildgebende Diagnostik erfolgen, die in allen Fällen eine Knochenszintigraphie, eine CT und eine MRT einschließt. Auch die *Sonographie* ist in aller Regel hilfreich. Bildgebende Verfahren erlauben in der Regel nicht die präzise Artdiagnostik des jeweiligen Tumors, so daß die operative *Probeexzision* mit histologischer Aufarbeitung unabdingbar ist. Die Größe und Art des Knochenbefalls, die Binnenstruktur des Tumors sowie die Infiltration der Kortikalis, des Periostes und des umgebenden Weichteilgewebes können jedoch eingeschätzt werden. Darüber hinaus kann ein Befall des Gelenkbinnenraumes oder der wichtigen neurovaskulären Strukturen festgestellt werden. Auch in der Verlaufsbeobachtung nach onkologischer oder orthopädisch-chirurgischer Therapie des Tumors sind die MRT und die CT regelmäßig indiziert.

8.7.1 Bösartige Knochentumoren

Osteosarkom

Unter den bösartigen Tumoren ist das Osteosarkom der häufigste Vertreter [4,8]. Es tritt überwiegend bei Jugendlichen mit Schwerpunkt in der Pubertät auf und ist vorwiegend metaphysär lokalisiert. Bei oft unspezifischen Beschwerden wird die Diagnose in der Regel durch *Nativröntgenaufnahmen* gestellt, wobei insbesondere reaktive Veränderungen wie eine lamilläre periostale Knochenneubildung, Spiculae und ein sog. Codman-Sporn an der Grenze zum normalen Periost auffallen. Bei rein osteolytischem Wachstum kann das Röntgenbild schwierig zu beurteilen sein, wenn es sich um einen kleineren Tumor ohne Kortikalisdestruktion handelt.

Chondrosarkom

Der zweithäufigste Vertreter der bösartigen Knochengeschwulste ist das Chondrosarkom [2,3,4], das bevorzugt im mittleren Lebensalter auftritt und weniger häufig das Kniegelenk, bevorzugt jedoch das Becken, das Stammskelett und die großen Röhrenknochen befällt. *Röntgenologisch* zeigt sich dieser Tumor als Verdickung und Auftreibung der Kortikalis mit oft nur schwach ausgebildeter oder fehlender Periostreaktion. Die Spongiosatrabekel werden vom Tumor zerstört. Als Binnenstruktur finden sich häufig Kalkspritzer, die als sekundäre Verkalkungen nekrotischer Tumorbereiche gedeutet werden. Im mikroskopischen Bereich tritt das Chondrosarkomgewebe im Randbereich häufig zwischen die Spongiosastrukturen ein und ist dadurch im Vergleich zum Osteosarkom weniger deutlich zur Umgebung abgegrenzt.

Ewing-Sarkom

Dritthäufigster maligner Knochentumor ist das Ewing-Sarkom [2,3,8], das besonders bei Kindern bis zum 15. Lebensjahr auftritt. Hier ist das Kniegelenk eine der bevorzugten Lokalisationen. Der Tumor wächst rasch und zeigt sich *röntgenologisch* durch starke Knochendestruktionen, evtl. sogar einen sog. Mottenfraß. Eine Abhebung des Periostes kann wie beim Osteosarkom zu einer zwiebelschalenartigen Erscheinung führen.

Andere bösartige Knochentumoren

Seltenere Vertreter von Knochentumoren sind das **maligne, fibröse Histozytom**, das die gleiche Prädilektionsstellen und die gleiche Röntgenerscheinung wie das Osteosarkom hat, jedoch überwiegend im Erwachsenenalter auftritt; das **Fibrosarkom**, das in seiner Lokalisation und seinem röntgenologischen Erscheinungsbild wiederum dem Osteosarkom ähnelt, jedoch ältere Patienten betrifft; der **Riesenzelltumor** (Osteoblastom), der nach Wachstumsabschluß auftritt, epiphysär/metaphysär lokalisiert ist und durch Zerstörung der Kortikalis von innen oft eine typische, seifenblasenartig aufgetriebene Röntgenstruktur einnimmt.

8.7.2 Bösartige Weichteiltumoren

Die häufigstem Vertreter maligner Weichteiltumoren sind das **synoviale Sarkom,** das oft so gut differenziert ist, daß es gelegentlich für benigne gehalten wird, und das **Liposarkom** (Abb. 8.8a–c). Seltenere, von der Synovia ausgehende Tumoren wie etwa das **epitheloide Weichteilsarkom** sind ungewöhnlich bösartig. Hiervon ist das Kniegelenk jedoch nur selten betroffen.

8.7.3 Metastasen

Tumorwachstum im Knochen jenseits des 50. Lebensjahres wird am häufigsten durch Metastasen verursacht. Diese besiedeln überwiegend die Wirbelsäule und die platten Knochen, weniger den metaphysären Bereich und das Kniegelenk. Metastasen können entweder osteolytische Herde verursachen, wie insbesondere beim Nierenzell- und Schilddrüsenkarzinom, oder osteoblastische Herde, wie vor allem beim Prostatakarzinom.

Bei allen malignen Knochentumoren ist die Abgrenzung gegen das benachbarte Gewebe und eine eventuelle Infiltration wichtiger Strukturen, insbesondere des Gefäß-Nerven-Bündels, für die Prognose und die Wahl der Therapie entscheidend. Die Einschätzung des Weichteilbefalls erfolgt in optimaler Weise durch die MRT.

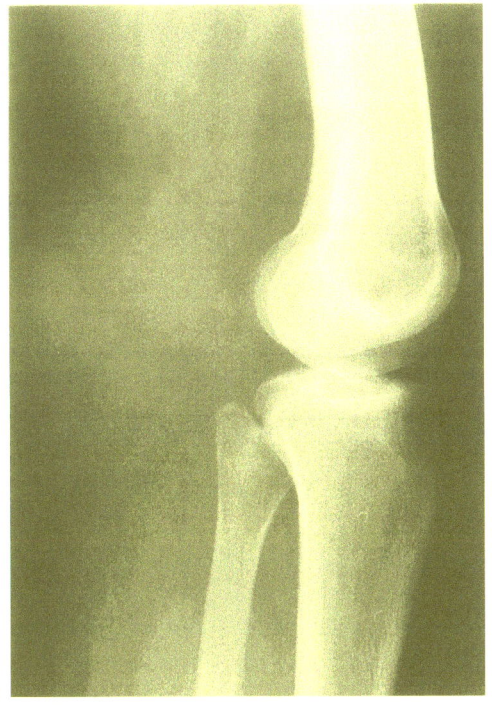
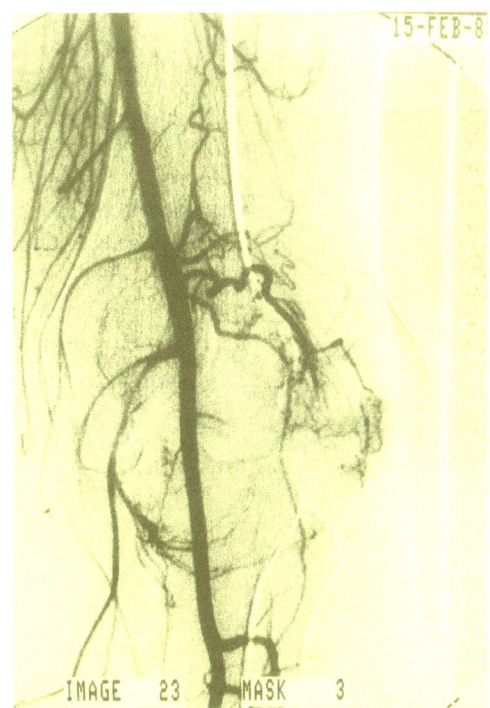
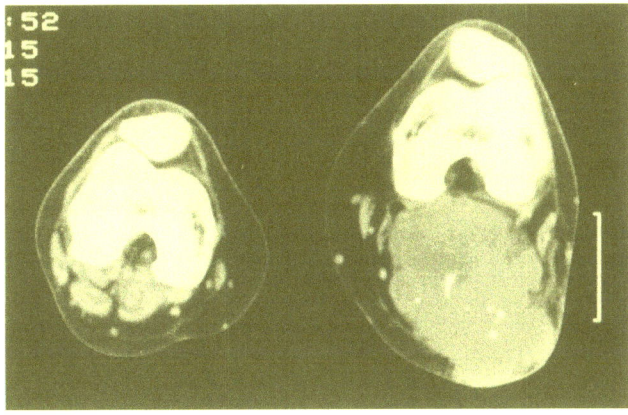

Abb. 8.8a–c. Liposarkom des Kniegelenkes. **a** Nativröntgenbild im seitlichen Strahlengang: Weichteilverschattung in der Kniekehle mit feinen Binnenverkalkungen. **b** Angiographie im seitlichen Strahlengang: Gefäßwucherung im Tumorbereich. **c** Ausgeprägter Weichteiltumor dorsal zu den Femurkondylen

Beim Verdacht auf das Vorliegen eines bösartigen Knochentumors sind jedoch auch die CT sowie die Knochenszintigraphie unabdingbar.

8.7.4 Gutartige Knochentumoren

Auch bei gutartigen Knochentumoren ist mit bildgebenden Verfahren in der Regel keine präzise Artdiagnostik möglich, so daß auch hier die *operative Probeentnahme* mit histologischer Begutachtung unabdingbar ist. Ein abwartendes Verhalten mit regelmäßigen röntgenologischen Verlaufskontrollen kann lediglich bei kleineren Tumoren mit typischer Röntgenerscheinung gerechtfertigt sein. Hier ist insbesondere die Knochenszintigraphie zu Entscheidungsfindung hilfreich, die Auskunft über knöcherne Umbauvorgänge gibt und somit Rückschlüsse auf die

Aktivität des Tumors zuläßt. Zusätzlich sollten jedoch auch bei gutartigen Tumoren die Ausdehnung des Tumorgewebes, eventuelle Begleitreaktionen des umgebenden Gewebes sowie die Binnenstruktur des Tumors durch die MRT und die CT abgeklärt werden.

Chondroblastom, Osteochondrom

Als Hauptvertreter von gutartigen Tumoren des Knorpelgewebes ist das Chondroblastom in der Epiphyse, insbesondere knienah, lokalisiert. Röntgenologisch besteht eine oft rundliche Osteolyse, die von einem dünnen und nur wenig sklerosierten Saum umgeben ist. Der Tumor kann gelegentlich in das Gelenk eingebrochen sein. Im Zentrum weist er häufig Mineralisationen auf. Betroffen sind überwiegend Kinder und jugendliche Erwachsene. Auch bei kartilaginären Exostosen (Osteochondrom) sind vorwiegend Patienten jüngeren Lebensalters betroffen. Im Bereich der Epiphysenfugen, häufig um das Kniegelenk, bilden sich breit- oder schmalbasige knöcherne Gebilde, die häufig durch die Haut gut zu tasten sind und nach Abschluß des Körperwachstums nicht mehr an Größe zunehmen. Bei Stammlokalisation wird gelegentlich eine maligne Entartung beobachtet.

Als eigenständiges, genetisch bedingtes Krankheitsbild treten kartilaginäre Exostosen multipel auf.

Enchondrom

Enchondrome sind im Kniegelenkbereich gelegentlich anzutreffen und metaphysär lokalisiert. *Röntgenologisch* besteht ein oft ovalärer Tumor, der die Kortikalis von innen her aushöhlt. In der Binnenstruktur sind häufig zentrale Mineralisationen festzustellen. Multiple Enchondrome können als eigenständiges Krankheitsbild auftreten, wobei die hemimele Form als Morbus Ollier bezeichnet wird.

Osteoidosteom

Das Osteoidosteom trifft überwiegend das Kindes- und Jugendalter. Die Tumoren sind in der Regel in der Kortikalis langer Röhrenknochen lokalisiert. Der Tumor ist durch eine ausgeprägte Beschwerdesymptomatik gekennzeichnet, die sich häufig nach Salicylatgabe bessert. *Röntgenologisch* besteht ein strahlendurchlässiger, kleiner Tumorherd, der von einer sehr kräftig ausgebildeten Sklerosezone umgeben wird.

Nichtossifizierendes Fibrom

Es tritt häufig im Jugendalter auf, im Bereich der Metaphysen gelegentlich multipel. Röntgenologisch zeigt sich eine oft so typische, traubenartige Randzone, daß bereits auf *Nativröntgenaufnahmen* die Artdiagnose eingeengt werden kann.

Knochenzysten

Als tumorähnliche Raumforderungen verursachen die *solitäre* Knochenzyste und die *aneurysmatische* Knochenzyste [14] oft keine oder nur geringe Beschwerden, so daß die Diagnose als Zufallsbefund oder bei einsetzender Frakturierung des Zystenrandbereiches gestellt wird. Die solitäre Knochenzyste ist nur selten im Kniegelenkbereich lokalisiert, die aneurysmatische Knochenzyste siedelt sich jedoch gelegentlich am distalen Femur ab. Zielsetzung der bildgebenden Diagnostik bei Knochenzysten muß es sein, die Frakturgefährdung der Zyste einzuschätzen. Hierzu eignet sich in besonderer Weise die *CT*.

Poplitealzyste

Als häufige tumorähnliche Raumforderung im Kniegelenksbereich werden Poplitealzysten (Baker-Zysten) angetroffen (Abb. 8.9). Sie beruhen auf einer chronischen Ergußbildung im Kniegelenk, insbesondere bei produktiven Synovitiden, etwa der chronischen Polyarthritis. Die mit dem Gelenk in Verbindung stehenden Bursen der Mm. semimembranosus und gastrocnemius füllen sich auf und bilden eine nach dorsal und kaudal reichende Zyste, die im weiteren Verlauf häufig durch einen Ventilmechanismus vom Gelenkbinnenraum abgetrennt wird. Gelegentlich finden sich bei chronischen Verläufen kalkdichte Konkremente im Zysteninhalt. Die Größe der Zyste sowie die Verbindung zum Kniegelenk werden in optimaler Weise durch die *Sonographie* dargestellt.

Differentialdiagnostisch lassen sich hierdurch auch Lipome, Aneurysmen oder Lymphknotenkonglomerate abgrenzen.

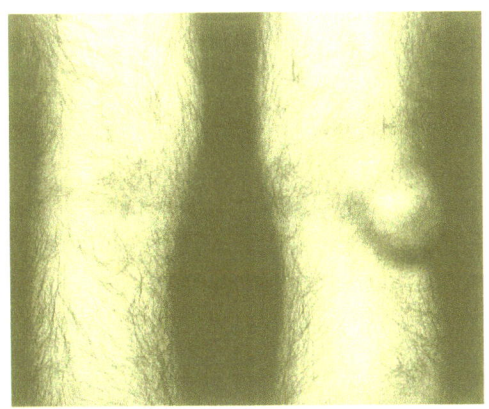

Abb. 8.9. Baker-Zyste des rechten Kniegelenkes, klinischer Befund. Ausgeprägte, prall elastische Weichteilschwellung dorsal zum Kniegelenkspalt

Übersicht: Wertigkeit diagnostischer Verfahren

Erkrankung	Sonographie	Szintigraphie	CT	MRT
Ruptur Kreuzband				++
Chondromalacia patellae				+
Patellare Instabilität				
Traumatisierte Patella partita		+++		
Knochennekrose		+++		+++
Patellarsehne	+++			
Streckseitige Bursitiden	+++			
Meniskusläsion				++
Meniskusganglion	+++			
Arthrose des Kniegelenkes		+		
Osteochondrosis dissecans				+++
Morbus Ahlbäck		++		
Rheumatoide Arthritis	++			++
Bakterielle Kniegelenkentzündung	++			
Hämophiliearthropathie	++			
Pigmentierte villonoduläre Synovitis	++			++
Chondromatose	++			
Bösartige Knochentumoren				+++
Knochenzysten			+++	
Poplitealzysten	+++			

Literatur

1. Baumgartl F, Thiemel G (1993) Untersuchung des Kniegelenks. Thieme, Stuttgart, S 44, 61, 180
2. Becker W (1992) Knochentumoren. In: Jäger M, Wirth CJ (Hrsg) Praxis der Orthopädie, 2. Aufl. Thieme, Stuttgart, S 412–433
3. Böhm P, Wirth CJ (1987) Grundlagen der operativen Therapie von Knochentumoren unter besonderer Berücksichtigung der Lokalisation am Becken und an der unteren Extremität. Unfallchirurg 90: 556–565
4. Consensus conference (1985) Limb-sparing treatment of adult oft-tissue sarcomas and osteosarcomas. JAMA 254: 1791–1794
5. Enderle A, Willert HG, Prindull G (1987) Bösartige Knochengeschwülste: Fortschritte in der Behandlung. Dt Ärztebl 84: 26–31
6. Enneking WF (1983) Musculoskeletal tumor surgery. Churchill & Livingstone, New York
7. Groh H (1954) Der Meniskusschaden des Kniegelenkes als Unfall- und Aufbrauchsfolge. Enke, Stuttgart
8. Jürgens H, Göbel V, Michaelis J et al. (1985) Die kooperative Ewing-Sarkomstudie CESS der GPO-Analyse nach 4 Jahren. Klin Pädiatr 197: 225–232
9. Kohn D (1991) Arthroskopie des Kniegelenkes. Diagnostik und operative Therapie. Urban & Schwarzenberg, München, S 45, 80
10. Kotz R, Salzer-Kuntschik M, Lechner G, Immenkamp M (1984) Knochentumoren. In: Witt AN, Rettig H, Schlegel KF, Hackenbroch M, Hupfauer W (Hrsg) Tumoren und tumorähnliche Erkrankungen. Orthopädie in Praxis und Klinik, Bd. III/2. Thieme, Stuttgart, S 1119–1141
11. Larson RL, Grana WA (1993) The knee. Form, function, pathology, and treatment. Saunders, Philadelphia, pp 405–428
12. Milgram JW (1977) Synovial osteochondromatosis. A histopathological study of thirty cases. J Bone Joint Surg 59-A: 792
13. Müller W (1982) Das Knie. Springer, Berlin Heidelberg New York, S 63, 115, 126–147
14. Wirth CJ (1992) Kniegelenk. In: Jäger M, Wirth CJ (Hrsg) Praxis der Orthopädie, 2. Aufl. Thieme, Stuttgart, S 927–969

9 Unfallchirurgische Gesichtspunkte

K. STEUER und M. HANSIS

9.1	Einleitung	103
9.2	Frakturen des distalen Femurs	103
9.3	Kniegelenkerguß, traumatische Synovitis	105
9.4	Bandverletzungen, Sehnenverletzungen	106
9.5	Meniskusverletzungen	110
9.6	Patellaluxation	111
9.7	Patellafraktur	112
9.8	Fibulaköpfchenluxation, Fibulaköpfchenfraktur	113
9.9	Tibiakopffraktur	114
9.10	Kniegelenkverletzungen im Kindesalter	116
9.11	Spezielle Gesichtspunkte	117
9.11.1	Frakturheilung	117
9.11.2	Verzögerte Frakturheilung	118
9.12	Osteomyelitis	118
9.13	Fissuren, chondrale Frakturen	119
9.14	Infektarthritis	119
	Literatur	120

9.1 Einleitung

Kniegelenknahe Verletzungen betreffen

- knöcherne Strukturen (Kondylenmassiv, Schienbeinkopfmassiv, Patella, Fibulaköpfchen),
- ligamentäre Strukturen (Seitenbänder, Kreuzbänder, Gelenkkapsel, Quadrizepssehne und/oder die Patellarsehne) und/oder
- Menisci und Knorpelüberzüge.

Die rein knöchernen Verletzungen sind in unübertroffener Weise durch Standardröntgendiagnostik einschließlich der konventionellen Schichtaufnahmen feststellbar. Ligamentäre Verletzungen können prinzipiell durch die Sonographie, ersatzweise durch andere radiologische Techniken abgeklärt werden. Schwere chondrale Verletzungen sind bevorzugt durch MRT-Untersuchungen in ihrer Dimension zu erfassen.

Sofern Verletzungen den Kniegelenkbinnenraum betreffen, sofern deren unmittelbare operative Behandlung ansteht, wird sich als Alternativmethode neben jeder Röntgendiagnostik die Arthroskopie des Kniegelenkes anbieten. Sie ermöglicht dem Operateur die (gewohnte) makroskopische Beurteilung und eröffnet darüber hinaus die Chance, unmittelbar in Zusammenhang mit der diagnostischen Arthroskopie operativ-therapeutisch tätig zu werden.

Damit reduziert sich die Nachfrage nach differenzierten bildgebenden Techniken bei frischen Verletzungen zwangsläufig auf jeweils einzeln zu bestimmende Ausnahmeindikationen – nicht deshalb, weil diese differenzierten bildgebenden Techniken weniger valide Aussagen geben würden, sondern nur deswegen, weil die Verbindung zwischen makroskopischer Diagnostik und operativer Intervention an Praktikabilität in der Regel nicht zu überbieten ist.

9.2 Frakturen des distalen Femurs

Ursache

In der klinischen Praxis ist der Straßenverkehr primär für die verschiedenen

Formen der kniegelenknahen Oberschenkelfrakturen verantwortlich. Nach Berufsunfällen wie etwa Sturzverletzungen (Dachdecker, Maler) spielen die versuchten Suizide eine nicht zu vernachlässigende Rolle.

Formen

Bei der Befundung der Kondylusfrakturen orientiert man sich bevorzugt an der AO-Klassifikation auf Vorschlag von M.E. Müller [7]:

- Suprakondyläre Oberschenkelfraktur (33 A)
- Kondylenfrakturen (33 B bzw. C) mit Anschluß an das Kniegelenk.

Diagnose

Die klinische Diagnostik der kniegelenknahen Fraktur lehnt sich an die Beachtung der sicheren und unsicheren Frakturzeichen an. Folgende Fragen sind zu beantworten:

- Wo kommt es zu einer in die Gelenkfläche hineinlaufenden Frakturlinie?
- Bestehen Impressionen bzw. Defektbildungen der Gelenkflächen?
- Bestehen zusätzliche Frakturen, z.B. im Bereich der Eminentia intercondylaris?
- Ist es möglicherweise über die knöcherne Verletzung hinaus zu Begleitverletzungen im Sinne überproportionaler Knorpelschädigungen (Knorpelkontusion) oder zu Gefäß- und Nervenverletzungen gekommen?

Diese Fragen können im wesentlichen durch Standardröntgenaufnahmen, ggf. ergänzend durch eine konventionelle Tomographie beantwortet werden. Sofern diese Untersuchungen Zweifel an der Frakturausdehnung offen lassen, sind sie sinnvollerweise durch ein CT zu ergänzen; bestehen gezielte Fragestellungen hinsichtlich der Knorpelschädigung und/oder einer Meniskusschädigung, dann wird zusätzlich ein MRT angefertigt bzw. eine diagnostisch-therapeutische Arthroskopie des Kniegelenkes angestrebt. Fragestellungen bezüglich Durchblutungsstörungen sind palpatorisch und dopplersonographisch bzw. zur Verifizierung einer Gefäßverletzung und der nachfolgenden Therapieplanung durch eine Angiographie zu beantworten.

Therapie

Ziel ist ein übungsstabiler Zustand als Prophylaxe gegen Bewegungseinschränkung, Arthrose, Thrombose oder Embolie. Dieser Zustand ist durch die Verwendung geeigneten osteosynthetischen Materials unter der Beachtung eines möglichst atraumatischen Operierens zu erzielen.

Prognose

Die supra- und perkondylären Oberschenkelfrakturen gewinnen in verschiedener Hinsicht Einfluß auf das Kniegelenk:

- Als extraartikuläre Frakturen führen sie zur kniegelenknahen Weichteileinblutung und damit mehr oder weniger ausgeprägt zu einer paraartikulären bindegewebigen, narbigen Reaktion einschließlich Bewegungseinschränkung.
- Dieser Effekt ist bei in die Gelenkfläche hineinziehenden Frakturen verstärkt; hier führt das mit dieser Verletzung obligat verbundene Hämarthros regelmäßig zur intraartikulären Narbenbildung mit der prinzipiellen Gefahr einer intraartikulären Lötsteife.

- Gelenkflächenimpressionen (am Tibiakopf wesentlich häufiger als am Femurkondylus) führen zu konsekutiver Achsabweichung und relativer Instabilität.
- Jede Gelenkflächenbeteiligung führt über die entsprechende Knorpelschädigung dort zur Präarthrose bzw. Arthrose.

9.3 Kniegelenkerguß, traumatische Synovitis

Ursache

Jede Traumatisierung des Kniegelenkes (unfall- oder operationsbedingt) wird eine abakterielle entzündliche Reaktion der Synovia mit seröser Sekretion und synovialer Schwellung hervorrufen.

Neben der traumatischen Genese ist differentialdiagnostisch u.a. eine Erkrankung aus dem rheumatischen Formenkreis auszuschließen (Befall anderer Gelenke?). Daneben ist gezielt nach Geschlechtskrankheiten zu fragen.

Formen

Unter Berücksichtigung der den Kniegelenkerguß auslösenden Ursache kann die Beachtung der Beschaffenheit des Kniegelenkergusses differentialdiagnostisch entscheidende Hinweise geben:

- Ein blutiger Erguß ist Kennzeichen für das aktuell stattgehabte Trauma. Der Nachweis begleitender Fettaugen im Erguß spricht für eine knöcherne Begleitverletzung.
- Der fleischwasserfarbene Erguß spiegelt eine ältere (zumindest ca. 10 Tage alte) Verletzung wider.
- Der seröse Erguß kann Zeichen einer noch wesentlich älteren Verletzung sein; hier ist jedoch auch der rheumatische Formenkreis zu erörtern.

- Als eigenständige Erkrankung ist die traumatische Synovitis mit dem durch sie ausgelösten Kniegelenkerguß zu nennen. Wenn nach einem Unfall oder Operationstrauma eine anhaltende Kapselschwellung mit Bewegungseinschränkung auftritt, kann dies ursächlich durch eine Synovitis ausgelöst sein. Diese kann sich hier zum Circulus vitiosus, zum eigenständigen und die Prognose determinierenden Krankheitsbild entwickeln.

Diagnose

Die Diagnostik stützt sich neben der Beachtung der Anamnese auf die Palpation des Kniegelenkes. Eine prall elastische Schwellung unter Einbeziehung der beiden oberen Recessus, Auslöser der sog. tanzenden Patella, ist beweisend.

Je ausgeprägter das lokale Trauma ist, je mehr begrenzende Räume eröffnet wurden, desto weniger prall und gespannt ist das Knie. Ursache ist die so vereinfachte Verteilung des Hämarthros in die angrenzenden Weichteile und die Ausbildung einer eher diffusen Weichteilschwellung.

Die Radiologie kann diagnostisch im Rahmen eines Kniegelenkgusses technisch kaum effektiv unterstützend eingreifen. Lediglich die Sonographie ist als technisch einfaches und nicht-invasives Untersuchungsverfahren praktikabel. Unter der Verdachtsdiagnose einer traumatischen Synovitis ist neben der Sonographie in Einzelfällen ein MRT wünschenswert.

Therapie

Die therapeutische Punktion eines Kniegelenkergusses ist zurückhaltend zu beurteilen. Neben der nicht zu unterschätzenden Infektionsgefahr ist im Vergleich zu einer Arthroskopie des Kniegelenkes der diagnostische Fortschritt nur gering. Steht die Grunderkrankung zweifelsfrei fest, z.B. bei einer bekannten Hämophilie, ist die entlastende Kniegelenkpunktion unter strengsten aseptischen Kautelen durchzuführen. Im Zweifel sollte eine Arthroskopie eine lokale Entlastung sowie die notwendige diagnostische Sicherheit bringen. Unter der Diagnose einer einen chronischen klinisch relevanten Kniegelenkerguß auslösenden Synovitis ist therapeutisch ausnahmsweise auch eine (therapeutische) Synovektomie erforderlich.

Prognose

Das mehrfache Punktieren eines Kniegelenkergusses erhöht die Infektionsgefahr. Darüber hinaus kann ein verstärktes Nachlaufen und damit eine Chronifizierung beobachtet werden. Der posttraumatische blutige Kniegelenkerguß bei einer nur gering ausgeprägten lokalen Klinik ist dringend verdächtig auf die isolierte Ruptur des vorderen Kreuzbandes und bedarf zur Vorbeugung gegen eine chronische Instabilität der Arthroskopie und einer stabilisierenden Versorgung.

9.4 Bandverletzungen, Sehnenverletzungen

Ursache

Bei schweren Distorsionstraumen kommt es nicht nur zum isolierten Zerreißen oder zum isolierten Abriß eines Kreuzbandes; in Abhängigkeit vom Ausmaß der einwirkenden Kraft wird sich der Riß mehr oder weniger weit in die Kollateralband- bzw. in die Kapselregion hinein fortsetzen. Eine typische Verletzungskombination beim Abduktions-Außendrehmechanismus des Unterschenkels ist z.B. der femorale Abriß des vorderen Kreuzbandes zusammen mit einer Innenbandruptur und einer Zerreißung der dorsomedialen Gelenkkapsel. Tritt eine Innenmeniskusschädigung hinzu, spricht man von der "unhappy triad" des Kniegelenkes.

Quadrizeps- bzw. Patellarsehnenrupturen treten häufiger in Zusammenhang mit einer aktuellen, den Haut- und Weichteilmantel eröffnenden Verletzung auf. Als geschlossene stumpfe Verletzung werden sie beobachtet, wenn es bei festgestellter Muskulatur zu einem ruckartigen passiven Überbeugen des Kniegelenkes kommt, so daß die Kette Muskulatur – Sehne – Sehnenansatz akut überbeansprucht wird.

Insbesondere für Quadrizepssehnenrupturen wird darüber hinaus eine Prädisposition im Sinne eines degenerativen Vorschadens in einem gewissen Umfang gefordert.

Formen

Verletzte Struktur und die daraus erwachsenden Folgen:

1. Lig. collaterale laterale: Außenbandverletzung → Varusinstabilität
2. Lig. collaterale mediale: Innenbandverletzung → Valgusinstabilität
3. Lig. cruciatum anterius: Kreuzbandverletzung → Sagittale Instabilität, positive vordere Schublade; Lachman-Test
4. Lig. cruciatum posterius: Kreuzbandverletzung → Sagittale Instabilität, positive hintere Schublade

Kombinationsverletzungen nach Baumgartl [2]:

– Anteromediale Rotationsinstabilität; beteiligte Strukturen: Innenband, mediodorsale Kapsel bis M. semimembranosus, vorderes Kreuzband, Innenmeniskus.

- Anterolaterale Rotationsinstabilität; beteiligte Strukturen: Außenband, laterodorsale Kapsel bis M. popliteus, vorderes Kreuzband, Außenmeniskus.
- Posterolaterale Rotationsinstabilität; beteiligte Strukturen: Außenband, dorsale Kapsel bis M. popliteus, hinteres Kreuzband.
- Posteromediale Rotationsinstabilität; beteiligte Strukturen: Innenband, dorsale Kapsel, hinteres Kreuzband.

5. Quadrizepssehne

Die Rupturen des Streckapparates können einerseits intratendinös liegen, andererseits als knöcherne Abscherverletzungen in Erscheinung treten.

Die Folge einer Unterbrechung des Kniegelenkstreckapparates ist die Unfähigkeit zur aktiven Streckung, wobei diese Unfähigkeit nicht immer den ganzen Bewegungsumfang betreffen muß: Bei erhaltenem kollateralen Streckapparat kann sich eine Quadrizepssehnenruptur unter Umständen lediglich in einer Unfähigkeit der Streckung aus einer Beugestellung von 90° oder mehr heraus äußern. Aus einer Beugestellung von lediglich 30 – 60° ist zumindest die teilweise aktive Streckung möglich.

Diagnose

Ligg. collateralia, Ligg. cruciata

Während sich die isolierte Kreuzbandläsion bevorzugt in Form eines Hämarthros bei einer häufig nicht auslösbaren oder nur gering ausgeprägten sog. Schublade manifestiert, ist das klassische Symptom der Kollateralbandläsion die mechanisch nachweisbare Instabilität in Kombination mit dem Kniegelenkerguß (Hämarthros) sowie einem lokalisierten Druckschmerz, entsprechend der Rupturhöhe am femoralen Ansatz, in Gelenkspalthöhe oder am tibialen Ansatz. Diagnostisch wird für den Nachweis einer Kreuzbandverletzung die posttraumatisch mögliche Verschiebung des Tibiakopfes gegen die Femurkondylen ausgenutzt. Hier bieten sog. gehaltene Röntgenaufnahmen neben der Klinik hinreichende Sicherheit.

Eine mediale oder laterale Instabilität läßt sich auch beim frisch verletzten Kniegelenk mit einer entsprechend subtilen, geduldigen Untersuchungstechnik in der Regel zumindest qualitativ klinisch nachweisen. Sog. gehaltene Röntgenaufnahmen (mit entsprechendem Vergleich der gesunden Gegenseite) können zumindest im positiven Fall einen dokumentarischen Wert dahingehend haben, daß sie belegen, daß überhaupt eine Seitenband- bzw. Kreuzbandinstabilität vorliegt. Eine Aussage über das Ausmaß dieser Instabilität und auch insbesondere über ihr Alter können diese Aufnahmen in der Regel nicht geben. Folgendes ist darüber hinaus zu beachten: Je frischer die Verletzung ist und je muskelstärker der verletzte Patient, desto häufiger sind zumindest beim wachen, d.h. beim nicht narkotisierten Patienten aufgrund der reflektorischen Muskelspannung falsch-negative Ergebnisse zu erwarten.

Sofern die Operationsindikation vom Ausmaß einer Verletzung abhängig gemacht wird, muß eine quantitative oder semiquantitative Abschätzung versucht werden.

Dies kann vielleicht in der Hand eines erfahrenen Untersuchers die Sonographie leisten. Als Alternative bieten sich die gehaltenen Röntgenaufnahmen in Narkose und Operationsbereitschaft an. Dieser Aufwand ist naturgemäß erheblich und nur dann zu vertreten, wenn der unmittelbar anschließende operative Eingriff mit relativ hoher Wahrscheinlichkeit zu erwarten ist.

Von den verschiedenen Kombinationsverletzungen ist die anteromediale Instabilität am häufigsten und durch eine sehr deutliche mediale Kniegelenkinstabilität gekennzeichnet.

Ist ein posttraumatischer blutiger Kniegelenkerguß nachweisbar, alle anderen Untersuchungsmanöver jedoch eher unauffällig, muß an die isolierte Ruptur des vorderen Kreuzbandes gedacht werden. Seitdem routinemäßig solche Verletzungsmuster arthroskopiert werden, ist diese Konstellation bekannt.

6. Lig. patellae

Quadricepssehne, Lig. patellae

Die Primärdiagnostik der Quadrizepssehnenruptur ist bereits klinisch mit einer hohen Treffsicherheit möglich: Streckinsuffizenz, tastbare Delle bzw. örtliche Schwellung und Schmerzhaftigkeit und der Unfallmechanismus geben recht sichere Hinweise. Der Defekt kann weiterhin durch Sonographie visualisiert und dokumentiert werden. Röntgenaufnahmen schließen Frakturen aus bzw. suchen nach schalenförmigen knöchernen Ausrissen, da Knochenschuppen z.B. unmittelbar am Patellaoberrand möglich sind.

Bei Verletzung der Patellarsehne ist ein entsprechende radiologische Veränderung an der Tuberositas tibiae festzustellen (Standardröntgenaufnahme Knie in 2 Ebenen).

Nur in äußerst zweifelhaften Fällen, wenn es z.B. um die Unterscheidung einer Quadrizepssehnenruptur von einer sehnennahen Einblutung mit Teilzerreißung des M. quadriceps geht (welche nicht operationspflichtig wäre), kann ausnahmsweise einmal eine MRT gewünscht werden.

Die chronische Insuffizienz des Streckapparates, insbesondere der Quadrizepssehne, wird klinisch diagnostiziert. Das morphologische Substrat läßt sich in der Sonographie oder im MR-Tomogramm darstellen. Hier geht es um die Frage einer Ausdünnung bzw. Rißbildung in der Quadrizepssehne bzw. am muskulärsehnigen Übergang.

Bei Patellarsehnenrupturen bzw. Ausrissen der Patellarsehne an der Tuberositas tibiae wird der Operateur darüber hinaus streng seitliche Aufnahmen des gesunden gegenseitigen Kniegelenkes in vollständiger Streckstellung wünschen. Sie dienen der Orientierung über den Höhenstand der Patella, um beim operativen Eingriff im direkten Vergleich hiernach die Höheneinstellung der Patella auf der verletzten Seite bzw. die Spannung der dortigen Patellarsehne "justieren" zu können.

Die radiologische Befundung soll das Ausmaß der Ruptur beschreiben, insbesondere angeben, ob der sog. Reservestreckapparat erhalten ist. Knöcherne Abrißfrakturen müssen sicher als solche identifiziert und (besonders im Wachstumsalter) von Normvarianten unterschieden werden. Sofern eine entsprechende Aussage möglich ist, werden Hinweise zu etwaigen degenerativen Vorschäden der Sehnen gewünscht.

7. Alte Bandverletzung

Alte Bandverletzung

Bei "alten Kollateralband- oder Kreuzbandläsionen" bzw. komplexen Kapselbandläsionen können standardisierte gehaltene Röntgenaufnahmen im Seitenvergleich eine gute quantitative Abschätzung des Instabilitätsausmaßes ermöglichen. Sie können ergänzt werden durch die Sonographie mit dem Vorteil der Untersuchung im dynamischen Bewegungsablauf, d.h. mit und ohne zielgerichteten Streß, sowie durch die Arthrographie, welche ggf. Lage und Ausmaß der alten Ruptur zeigt.

Die Wahl des radiologischen Verfahrens richtet sich nach der Fragestellung. Beschrieben werden soll das Ausmaß der Instabilität (angegeben in Millimeter Gelenkspaltweite mit/ohne Streß auf der gesunden bzw. der kranken Seite), Struktur und Aussehen des vorhandenen Bandapparates (narbige Veränderungen, Verkalkungen) und ggf. Lage der alten

Ruptur (streck- oder beugeseitig). Diese Informationen fließen in die Planung und die Verfahrenswahl der sekundären, operativen Bandrekonstruktion ein.

Bezüglich der veralteten Kreuz- oder Seitenbandverletzung, bei der Frage nach einer chronischen Instabilität des Kniegelenkes tut sich die entsprechende gehaltene Röntgenaufnahme im Vergleich zu dem auf S. 107. Gesagten nicht so schwer und ist mit einer hohen Treffsicherheit verbunden.

Therapie

Ligg. collateralia, Ligg. cruciata

Therapeutisch wird man eine frische Kniebandruptur um so eher angehen, je komplexer sie ist. Eine isolierte Innen- oder Außenbandruptur kann konservativ mit Hilfe eines Brace behandelt werden. Ist das Ausmaß einer Begleitverletzung nicht klar, liegt ein posttraumatischer Hämarthros vor oder muß von einer Kreuzbandruptur ausgegangen werden, ist normalerweise die Operationsindikation im Sinne einer Arthroskopie primär zu stellen. Intraoperativ ist entsprechend dem Befund eine Ausweitung der Therapie präoperativ mit dem Patienten besprochen.

Quadrizepssehne, Lig. patellae

Therapeutisch ist es wichtig, bei Vorliegen einer Quadrizepssehnenruptur oder Patellarsehnenruptur die Kontinuität des Streckkapparates möglichst unmittelbar nach dem Unfall wieder herzustellen (durch Sehnennaht oder durch Reinsertion der Sehne).

Bei Abriß der Patellarsehne kann diese Naht durch eine Drahtcerclage (zwischen Patella und Tuberositas tibiae) temporär verstärkt werden. Hierbei ist eine artifizielle Distalisierung der Patella zu vermeiden.

Alte Bandverletzung

Zur Therapie eines veralteten Bandschadens bedient man sich verschiedener Bandplastiken. Wegen erhöhter Komplikationsraten bzw. unbefriedigender Langzeitergebnisse wird in letzter Zeit auf das Einbringen von Fremdmaterial wie Kohlefaserbänder, Dura mater o.ä. verzichtet.

Der Einsatz von körpereigenem Material, z.B. Semimembranosus-Sehne oder Patellarsehne mit angrenzenden Knochenkernen von Patella und Tibiakopf, scheint sich tendenziell durchzusetzen.

Prognose

Für ein ehemals schwer geschädigtes Knie gilt selbst bei richtiger und schneller Diagnose und Thereapie, daß prinzipiell immer mit bleibenden Folgen zu rechnen ist. Bei unterbliebener oder inkonsequenter Therapie ist aufgrund der drohenden Instabilität langfristig mit massiven Schäden zu rechnen. Eine zunächst noch muskulär kompensierte Instabilität führt mittel- und langfristig über die Muskelatrophie zu einer zunehmenden Instabilität mit begleitenden Knorpel- und Meniskusschäden. Auf Druck ausgerichtete Knorpelüberzüge werden zunehmend tangential im Sinne von Scherbewegungen belastet und damit geschädigt. Das Bild der schmerzhaften Gonarthrose ist vorprogrammiert.

Die Anatomie der Kollateralbänder mit einer reduzierten Vaskularisierung im intraligamentären Bandanteil erklärt im Vergleich zu einem tibiakopfnahen oder möglichen direkten knöchernen Bandausriß die schlechtere Prognose der intraligamentären Kollateralbandruptur. Konnte eine initiale Versorgung nicht durchgeführt werden oder ist diese von unbefriedigendem Ergebnis, besteht die Möglichkeit einer Bandrekonstruktion, d.h. einer Bandplastik. Die Ergebnisse einer frühzeitigen und technisch gut durchgeführten Primärversorgung fallen in der Regel befriedigender aus.

9.5 Meniskusverletzungen

Ursache

Meniskusverletzungen gehören zu den häufigsten Sportverletzungen des Kniegelenkes. Daneben spielen berufsbedingte Überlastungsschäden im Sinne einer chronischen Meniskusdegeneration für bestimmte Berufszweige eine wesentliche Rolle.

Auf Grund der mechanischen Fixation des Innenmeniskus an das mediale Kniekompartiment sind Verletzungen des Innenmeniskus deutlich häufiger als Außenmeniskusverletzungen.

Formen

Die Formgebung der lokalen Schädigung hängt von ihrer Ursache ab. Relativ glattrandige Rißbildungen sind eher posttraumatischer Natur. Der degenerative Meniskusschaden ist durch eine faserförmige Matrixveränderung gekennzeichnet. Als Rißformen unterscheidet man den Radiärriß, von verschiedenen Formen des Längsrisses bis hin zum Korbhenkelriß, oder bei ansonsten vollständig intakter Struktur die basisnahe Meniskusablösung.

Diagnose

Diagnostisch spielt die Anamnese unter Beachtung des genauen Unfallmechanismus eine auch in forensischer Hinsicht wichtige Rolle.

Im Rahmen der klinischen Untersuchung geben der lokale Druckschmerz über dem entsprechenden Kniegelenkspalt sowie diverse mit Eigennamen bezeichnete Untersuchungsmanöver dem erfahrenen Kliniker die entscheidenden Hinweise und führen so zur Verdachtsdiagnose. Liegt zusätzlich eine akut aufgetretene Bewegungseinschränkung (Einklemmugserscheinung) vor, so ist die Diagnose sicher.

Die Standardröntgenaufnahme des Kniegelenkes ist selbstverständlich.

Die Arthrographie als ehemaliges Standardverfahren in der radiologischen Meniskusdiagnostik wird zunehmend von der Arthroskopie des Kniegelenkes abgelöst. Übrig blieben spezielle Fragestellungen wie z.B. die Diagnose der Baker-Zyste.

Das CT spielt für die Diagnose von Meniskusverletzungen eine untergeordnete Rolle.

In der Hand eines erfahrenen Untersuchers soll auch die Sonographie Meniskusläsionen sicher zu erkennen geben. Der Nachweis von Meniskusganglien gelingt.

Das MRT zeichnet sich durch seine Nichtinvasivität, seine vom Untersucher frei zu wählenden Bildebenen und dem daraus abzuleitenden Wegfall einer speziellen Patientenlagerung aus. So kann auch im Zustand einer posttraumatischen schmerzhafte Einklemmung die Meniskusläsion visualisiert werden. Es hat im Rahmen der Diagnostik der Meniskusverletzungen eine hohe Treffsicherheit.

Therapie

Die Kniegelenkarthroskopie mit ihrer Verbindung aus Diagnostik und ggf. gleichzeitiger Therapie ist als Standardtherapie anzusehen. Hierbei wird das zerstörte Meniskusteilstück entfernt, ein möglichst großer unverletzter Restmeniskus aus Gründen der Gelenkführung und als "Puffer" geschont und stehen gelassen. Frische basisnahe Meniskuslösungen sollten arthroskopisch refixiert werden.

Prognose

Meniskusverletzungen führen zu chronischen Kniegelenkergüssen, zu belastungsabhängigen Schmerzen und zur Muskelatrophie. Neben der möglichen äußerst schmerzhaften Blockierung im Rahmen einer Meniskuseinklemmung ist langfristig über den induzierten Knorpelschaden mit einer Gonarthrose zu rechnen.

9.6 Patellaluxation

Ursache

Bei der häufigeren habituellen Patellaluxation genügt ein Bagatelltrauma, um die entsprechende Verrenkung auszulösen. Rein traumatische Patellaluxationen bedürfen einer hohen physikalischen Energie und sind häufig mit weiteren Kniebinnenschäden verbunden.

Als prädisponierende Faktoren sind das Genu valgum bzw. eine Bindegewebsschwäche mit daraus resultierend laxem Kapsel-Band-Apparat, Formabweichungen der Kniescheibe sowie Abweichungen der Patellagleitbahn anzusehen.

Unter Berücksichtigung einer Röntgentangentialaufnahme des Knies bei 30° Kniebeugung (Aufnahmetechnik nach Knutsen) stellt sich normalerweise der laterale Femurkondylus im Vergleich zum medialen prominenter dar. Ist diese femorale Abstützung hypoplastisch, resultiert eine höhere Gefahr der Patellaluxation nach lateral.

Formen

Die Verrenkung nach lateral ist typisch für die traumatische wie auch für die habituelle Patellaluxation, weniger häufig ist die Luxation nach medial. Raritäten sind Luxationen um die horizontale oder vertikale Achse.

Diagnose

Die klinische Diagnose einer persistierenden Kniescheibenverrenkung ist durch eine schmerz- und mechanisch bedingte subtotale Kniegelenkblockade gekennzeichnet. Die Kniescheibe ist in der Regel lateral des fibularen Kondylus zu tasten. Verbunden mit der traumatischen Patellaluxation ist ein Zerreißen des medialen Retinaculums mit schneller Ausbildung eines massiven Hämarthros. Als weitere Begleitverletzungen sind häufig erst im Rahmen der Reposition ausgelöste osteochondrale Abscherfrakturen am lateralen Femurkondylus sowie im Bereich der medialen Patellafacette sowie des Kniescheibenfirstes zu erwarten.

Posttraumatisch sind aus diagnostischen Gründen wie auch zur Beurteilung prädisponierender Faktoren Röntgenuntersuchungen des Knies in 2 Ebenen sowie entsprechende Tagentialaufnahmen der Patella wünschenswert.

CT, MRT und Sonographie spielen in der Diagnostik eine zu vernachlässigende Rolle.

Therapie

Zur Schmerzreduzierung und zur Abwehr weiterer osteochondraler Schäden ist die schnelle, aber schonende Reposition der luxierten Kniescheibe wünschenswert. Im Rahmen häufigerer habitueller Patellaluxationen ist eine spontane Reposition bzw. die manuelle Reposition durch den "erfahrenen" Patienten festzustellen.

Es sollte sich eine diagnostisch-therapeutische Kniegelenksspiegelung anschließen. Die chirurgische Versorgung eventueller osteochondraler Frakturen sowie die Versorgung des zerrissenen medialen Retinaculums ist anzustreben.

Prognose

Die konsequente Therapie der traumatischen Patellaluxation beinhaltet die Behandlung der geschädigten Retinacula patellae sowie die Therapie der osteochondralen Begleitverletzungen. Das therapeutische Angehen von darüber hinaus vorliegenden prädisponierenden Faktoren kann das Auftreten einer rezidivierenden Verrenkung verhindern.

Bei Vernachlässigung der Ursache oder inkonsequenter Therapie sind unter Berücksichtigung eines physiologischen Anpreßdruckes von zwischen 400 und 1000 kg im femoropatellaren Gelenk chondropatische Störungen bis hin zur Gelenkarthrose zu erwarten.

9.7 Patellafraktur

Ursache

Die Patellafraktur entsteht entweder durch ein direktes stumpfes Trauma oder (seltener) durch einen überwältigenden Distraktionsmechanismus. Häufige Unfallmechanismen sind z.B. der Sturz auf das Kniegelenk oder im Rahmen eines Verkehrsunfalles das Anpralltrauma des PKW-Fahrers am Armaturenbrett (sog. Dashbord-Verletzung). In allen Fällen eines direkten stumpfen Traumas wird es zwansläufig nicht nur zur Fraktur, sondern gleichzeitig auch zu einer schweren Knorpelschädigung an der Kniescheibenrückfläche bzw. dem patellofemoralen Gleitlager kommen.

Formen

Das direkte Anpralltrauma führt häufig zu sog. Querfrakturen. Bei einer hohen auftreffenden physikalischen Kraft können Stern-, Mehrfragment- oder Trümmerbrüche resultieren. Die Patellalängsfraktur ist eher selten.

Liegt ein ausgeprägtes Distraktionsereignis zu Grunde, sind Polfrakturen anzutreffen. Auf Grund der ungeschützten Lage sind offene Frakturen überproportional häufig.

Diagnose

Zur Feststellung des Ausmaßes des knöchernen Schadens bzw. im Rahmen der Therapiekontrolle dient in erster Linie die qualifizierte Standardröntgenaufnahme, wobei besonders die seitliche Projektion jeweils einen korrekten und reproduzierbaren Einblick in den retropatellaren Raum geben muß. Patellatangentialaufnahmen haben für die reine Therapiekontrolle eher nachgeordneten Rang. In der Therapieplanung ist weiterhin die obere Polfraktur von der Patella bipartita abzugrenzen.

Die Patellaquerfraktur oder Trümmerfrakturen sind auf den Standardaufnahmen relativ gut zu diagnostizieren. Bei Unsicherheiten hat sich die Anforderung einer Aufnahme im posteroanterioren Strahlengang mit röntgenplattennaher Abbildung der Patella bewährt.

Unter der Fragestellung nach Knorpelschäden bzw. osteochondralen Frakturen bedienen wir uns des CT bzw. des MRT.

Es scheint nicht angezeigt, bei jeder Patellafraktur zusätzlich zur Standardröntgenuntersuchung eine CT- oder MRT-Dianostik durchzuführen; näherungsweise sind diese additiven Verfahren z.B. unter folgenden Bedingungen sinnvoll:

– Wenn eine so schwere Patellazerstörung vorliegt, daß eine primäre Patellektomie in Erwägung gezogen wird, kann die Bewertung des gleichzeitig bestehenden Knorpelschadens eine Entscheidungshilfe bieten.
– Wenn bei einem eigentlich sehr schweren Trauma und einem begleitenden ausgeprägten Hämarthros nur

eine eher unbedeutende Fraktur diagnostiziert werden kann, kann diese Diskrepanz durch eine schwere chondrale Begleitverletzungen erklärt werden.
- Wenn es im Behandlungsverlauf trotz eines scheinbar günstigen röntgenologischen Zustandes zu erheblichen Schmerzen, Bewegungseinschränkungen oder Reizzuständen kommt.

Im Spätzustand einer schweren posttraumatischen retropatellaren Arthrose liefert neben den Patellatangentialaufnahmen das CT bzw. seine 3-D-Rekonstruktion eine gute Grundlage für die Entscheidung hinsichtlich einer etwaigen Patellektomie.

Bei der Befundung sollen die rein knöchernen Schäden und die chondrale Schädigung gesondert beschrieben werden. Hier ist die chondrale Schädigung des Patellagleitlagers von besonderem Interesse.

Der Vollständigkeit halber sei auch im Rahmen der Patellafraktur die Rolle der Kniegelenkarthroskopie mit ihren diagnostischen und therapeutischen Möglichkeiten genannt.

Therapie

In der Behandlungsplanung wie in der Überwachung des Heil- und Behandlungsverlaufes stehen 2 Fragenkomplexe im Vordergrund:

- Wie ausgedehnt ist die knöcherne Zerstörung? Wieviele einzelne Fragmente gibt es und in welcher Lage liegen sie vor bzw. wie günstig sind postoperativ diese Fragmente reponiert und retiniert und wie ist der knöcherne Durchbau?
- Wie ausgedehnt ist die gleichzeitige Knorpelschädigung an der Kniescheibenrückfläche bzw. an der Oberschenkelrolle? Liegen eventuell zusätzliche osteochondrale Frakturen an der Oberschenkelrolle vor?

Als Standardtherapie für die Patellafraktur hat die operative Versorgung z.B. mittels einer Zuggurtungsosteosynthese nach Pauwels zu gelten. Lediglich bei einer sicher undislozierten Fraktur kommt die konservative Therapie zur Anwendung.

Prognose

Die Prognose der Patellafraktur ist durch die anatomiegerechte knöcherne Konsolidierung gekennzeichnet und darüber hinaus durch das Ausmaß einer irreversiblen Knorpelzerstörung limitiert. Kommt es infolge eines geeigneten Unfallmechanismus zur offenen Fraktur, d.h. gleichzeitig zur präpatellaren Weichteilzerstörung, so kann dies insbesondere über eine verminderte Vaskularität zur (partiellen) Sequestrierung der Patella bzw. zum chronischen Infekt führen.

9.8 Fibulaköpfchenluxation, Fibulaköpfchenfraktur

Ursache

Die isolierte traumatische Fibulaköpfchenluxation ist wie die isolierte Köpfchenfraktur ein äußerst seltenes Ereignis. Als Kombinationsverletzung mit einem Kniebandschaden, einer Tibiakopf- oder einer Innenknöchelfraktur am Sprunggelenk (sog. Maisonneuve-Verletzung) ist sie jedoch zu beachten.

Als isolierte Verletzung ist sie bevorzugt Folge eines direkten Traumas. Unter dieser Bedingung ist eine lokale Kompression bzw. eine lokale direkte Schädigung des N. peronaeus communis sicher auszuschließen. Die Maisonneuve-Verletzung stellt immer ein indirektes Trauma im Sinne eines schweren Distorsionsmechanismus des Sprunggelenkes dar.

Formen

Nach Creite [4] ist die anterolaterale Verrenkung die häufigste.

Die posteromediale Verrenkung ist wie die superiore Verrenkung wesentlich seltener. Die letztgenannte Luxation ist mit der Sprunggelenkfraktur vergesellschaftet.

Diagnose

Die Verdachtsdiagnose einer Fibulaköpfchenverletzung wird klinisch gestellt (lokales Hämatom, lokaler Schmerz, lokale Instabilität).

Durch entsprechende Standardröngtenaufnahmen, ggf. im Seitenvergleich, läßt sich die Fraktur bzw. die vergrößerte Distanz zwischen Schienbeinkopf und Fibulaköpfchen nachweisen.

Die Feststellung einer Fibulaköpfchenfraktur veranlaßt darüber hinaus die Abklärung der Verhältnisse am Sprunggelenk. Standardaufnahmen in exakter a.-p.-Einstellung (10–20° Innenrotation des Fußes), ggf. Streßaufnahmen bezüglich einer Syndesmosenverletzung. Sofern es sich um eine direkte Traumatisierung in Kniegelenkhöhe gehandelt hat, kann bei unklaren Verhältnissen (bewußtloser, polytraumatisierter Patient) unter der Fragestellung begleitender Weichteilverletzungen und einer Schädigung des N. peronaeus communis eine MRT-Untersuchung indiziert sein. Gefragt wird in diesem Fall nach der Kontinuität des Nervs sowie etwaiger nervennaher Weichteileinblutungen.

Therapie

Fibulaköpfchenverletzungen werden im Rahmen der Begleitverletzungen therapeutisch angegangen. Hierbei ist auf den um das Fibulaköpfchen herumziehenden N. peronaeus communis zu achten, der bei der operativen wie auch der konservativen Therapie durch z.B. Druck geschädigt werden kann. Die isolierte Fibulaköpfchenluxation wird osteosynthetisch versorgt.

Eine bei Sportverletzung auftretende belastungsabhängige Schmerzhaftigkeit des proximalen tibiofibularen Gelenkes spricht auf eine manuelle Therapie, ggf. auf eine begleitende physikalische Therapie an.

Prognose

Die Prognose dieser Verletzungsform ist vom Therapieerfolg der Begleitverletzung (komplexer Kniebandschaden, Sprunggelenkfraktur, neurologisches Defizit o.ä.) gekennzeichnet.

9.9 Tibiakopffraktur

Ursache

Indirekte Gewalteinwirkung verursacht in der Mehrzahl der Fälle eine Tibiakopffraktur. Die in der angloamerikanischen Literatur beschriebenen Bumper- und Fender-Frakturen, von Autostoßstangen als Zeichen einer direkten Gewalteinwirkung ausgelöste Verletzungsformen, sind deutlich seltener.

Der Unfallmechanismus (Kombination aus Abduktion und Kompression) sowie die anatomische Besonderheit einer schwächeren Trabekelstruktur im Bereich des lateralen Tibiakondylus führen zu den häufigeren lateralen Tibiakopffrakturen.

Treten vermehrt axiale Kräfte bei gleichzeitiger Adduktion des Unterschenkels auf, sind Frakturen des medialen Tibiakopfes zu diagnostizieren.

Formen

Die Tibiakopffrakturen werden nach der AO-Klassifikation [7] eingeteilt.

Auch hier gilt das Prinzip der Einteilung in Typen, Gruppen und Untergruppen. Vom Typ Al als dem Eminentia-intercondylaris-Ausriß über die B2-Verletzung als reine Tibiakopf-Impressionsfraktur ordnet sich diese Einteilung mit zunehmendem Schweregrad der Verletzung bis zur vollständigen, aus mehreren Fragmenten bestehenden Tibiakopffraktur (entsprechend C3). Die Klassifikation der Frakturform impliziert prognostische Kriterien sowie Richtlinien für die Behandlung.

Begleitverletzungen wie

– Frakturen der Eminentia intercondylaris,
– Kreuz- und Seitenbandverletzungen,
– Nerven- und Gefäßverletzungen,
– Fibulaköpfchenfrakturen

sind zu beschreiben.

Diagnose

Neben den sicheren und unsicheren Frakturzeichen (Hämatom, Krepitation, Fehlstellung) sind Röntgenstandardaufnahmen des Knies in 2 Ebenen Grundlage jeder Diagnostik.

Zur Therapieplanung sind die konventionelle Tomographie oder ein entsprechendes CT hilfreich. Das CT ermöglicht eine exakte Darstellung der veränderten räumlichen Zuordnung. Durch gesonderte Bildbearbeitung gelingt gleichzeitig die Darstellung von pathologisch veränderten Weichteilen.

Zur Diagnostik verschiedener Begleitverletzungen bedient man sich folgender radiologischer Verfahren:

– knöcherner Seitenbandausriß: konventionelle Röntgenaufnahmen, in 2 Ebenen,
– intraligamentäre Instabilität: gehaltene Röntgenaufnahmen,
– Eminentia-intercondylaris-Abriß: Tunnelaufnahmen nach Frick.

Beim klinischen Verdacht auf eine Ermüdungsfraktur kann mit Erfolg eine Knochenszintigraphie unfallchirurgischerseits notwendig sein. Darüber hinaus hilft eine spätere Röntgenkontrolle, die durch den Nachweis einer Kallusbildung oder von Sklerosezonen die Verdachtsdiagnose bestätigt.

Therapie

Entsprechend dem Schweregrad der Verletzung konkurrieren die frühfunktionelle Therapie, die konservative Gipsbehandlung und die operative Wiederherstellung.

Ziel ist in jedem Fall die Gewährleistung nicht-verschobener Gelenkflächen sowie die Stabilisierung der Bewegungseinheit Knie. Die Arthroskopie des Kniegelenkes spielt auch bei der Tibiakopffraktur als kombiniertes diagnostisch-therapeutisches Verfahren eine entscheidende Rolle.

Prognose

Die Tibiakopffraktur ist durch den Mangel an schützendem Weichteilmantel und der daraus resultierenden Gefahr von Heilungsstörungen gekennzeichnet.

Die Komplexität und die hohe Belastung durch das Körpergewicht stellt hohe Anforderungen an die Versorgung. Bewegungseinschränkung und posttraumatische Arthrose sind zu fürchten.

9.10 Kniegelenkverletzungen im Kindesalter

Ursache

Die Unfallursachen verändern sich altersabhängig. Beim Kleinkind häufen sich sturzbedingte, direkte Anpralltraumen aufgrund der Unausgewogenheit zwischen motorischer Aktivität und mangelndem Gefahrenbewußtsein.

Es folgen im Schulalter die Fahrradstürze, die im weiteren Verlauf von zum

Teil schweren Sportunfällen abgelöst werden.

Die Besonderheiten des im Wachstum befindlichen Skeletts sind für die im Vergleich zum Erwachsenen unterschiedliche Diagnostik und Therapie verantwortlich.

Zwei Faktoren sind zu beachten:

- die verletzungsbedingte Wachstumsstörung
- und die Regeln der spontanen Korrekturmöglichkeit.

Formen

Kniegelenknahe Frakturen werden unter Ausrichtung auf die Epiphysenfuge nach Salter u. Harris [8] bzw. Aitken [1] eingeteilt.

Zentrale Struktur ist hier die Schicht der Germinativzellen im Bereich der Epiphysenfuge, welche für das Längenwachstum des Knochens verantwortlich ist.

Nach Blount ist der distale Femur zu 70%, die proximale Tibia bzw. Fibula zu 60% für das Längenwachstum der entsprechenden Extremität verantwortlich.

Bei allen kniegelenknahen Verletzungen des Kindes ist ein besonderes Augenmerk auf periphere Durchblutungsstörungen durch Verletzung der A. poplitea zu richten.

Vorsichtig umzugehen hat man mit der Diagnose "psychogener Knieschmerz". Prädilektionsalter soll nach Zilch ca. das 10. Lebensjahr sein; das besonders behütete Kind ("overprotected child") sei besonders anfällig. Mannigfaltige Differentialdiagnosen – von Hüfterkrankungen über benigne und maligne Tumoren, posttraumatische Veränderungen bis hin zu Fußdeformationen – sind sicher auszuschließen.

Diagnose

Standardaufnahmen des Kniegelenkes lassen die Diagnose einer knöchernen kniegelenknahen Fraktur zu. Problematischer zu diagnostizieren sind Epiphysiolysen ohne wesentliche Dislokation bzw. ohne einen metaphysären Keil. Im Zweifelsfall sind Vergleichsaufnahmen der Gegenseite indiziert.

Aus pragmatischen Gründen tritt die Arthroskopie des kindlichen Kniegelenkes zu Gunsten des MRT zurück.

Die Frage einer Epiphysenlösung oder -lockerung ist durch die im MRT nachweisbare Einblutung in die Epiphyse mit ausreichender Sicherheit nachweisbar. Eine gezielt Therapie durch Ruhigstellung oder Entlastung kann erfolgen.

Therapie

Kniegelenkverletzungen beim Kind werden eher konservativ versorgt. Verletzungsmuster, die beim Erwachsenen zu Kapselbandschäden führen, werden bei Kindern als knöcherne Bandausrisse diagnostiziert. Die Furcht vor Immobilisationsschäden im Rahmen einer konservativen Frakturbehandlung ist bei Kindern in der Regel unbegründet.

Zu beachten ist im Falle einer osteosynthetische Versorgung der möglicherweise resultierende Wachstumsreiz mit der Gefahr eines Fehlwachstums infolge einer alterierten Epiphysenfuge. In Abweichung vom konservativen Therapieansatz ist aber bei einer persistierenden Epiphysiolyse im Rahmen einer distalen Femurfraktur nach einem einmaligen vergeblichen geschlossenen Repositionsmanöver unter dem Verdacht auf ein Interponat diese Verletzung durch Arthrotomie und transepiphysäre Kirschner-Drahtosteosynthese zu stabilisieren.

Bei Aitken-III-Frakturen kann die im Rahmen einer offenen Revision horizontal zur Epiphysenfuge eingebrachte Kleinfragmentspongiosaschraube nebst Unterlagscheibe hilfreich sein. Frakturen des Tibiakopfes werden analog versorgt.

Prognose

Auf Grund der möglichen Epiphysenverletzung und eines möglichen Fehlwachstums ist im Rahmen der Therapie neben einer entsprechenden Aufklärung der Eltern eine langfristige klinische und radiologische Kontrolle indiziert. Nur so sind Wachstumsstörungen frühzeitig erkennbar und einer entsprechenden Therapie zuzuführen.

Kniegelenknahe Achsenfehlstellungen in der Sagittalebene haben eine bessere Prognose als Fehlstellungen in der Frontalebene. Hier wiederum gleicht sich eine Rekurvation eher als eine Antekurvation aus. Bei Rotationsabweichungen sollte man nicht mit einer Spontankorrektur rechnen.

In der Nachbehandlung kindlicher Kniegelenkverletzungen sollte die Verordnung krankengymnastischer Übungsbehandlungen äußerst restriktiv gehandhabt werden. Der angeborene Bewegungsdrang und Spieltrieb ist in den weitaus meisten Fällen ausreichend.

9.11 Spezielle Gesichtspunkte

9.11.1 Frakturheilung

Die Überwachung des knöchernen Durchbaus von Frakturen im Rahmen einer konservativen oder nach einer operativen Behandlung erfolgt üblicherweise mit der Standardröntgendiagnostik, wobei insbesondere auf eine reproduzierbare exakte Einstellung der jeweiligen seitlichen Aufnahme zu achten ist. Die knöcherne Heilung im Rahmen einer konservativen Behandlung erfolgt regelmäßig in Form einer sekundären Knochenbruchheilung. Im Diaphysenbereich wird also eine Kallusbidung erwartet. Die primäre Knochenbruchheilung der Diaphyse ist nur bei einfachen Frakturformen und nach operativer Stabilisierung im Sinne einer kallusfreien Heilung zu erwarten. Eine kallusfreie Heilung bei längerstreckigen Trümmerfrakturen ist normalerweise nicht als primäre Heilung, sondern eher als ausbleibende Frakturheilung zu interpretieren.

Im metaphysären Bereich steht die endostale Knochenbildung im Vordergrund, die sich durch ein langsames Verschwinden der Frakturspalte ausweist. Sichtbare Kallusbildung ist normalerweise nicht zu erwarten.

Erscheinungsformen der Frakturheilung

Diaphyse:
Primäre Knochenbruchheilung.
Bei einfachen Frakturen (Quer- oder kurze Schrägfrakturen) sowie nach anatomischer Reposition und Plattenosteosynthese ist kein Kallus zu erwarten.
Sekundäre Knochenbruchheilung.
Eine periostale Kallusbildung ist zu erwarten nach konservativer Behandlung, Marknagelung, überbrückender Plattenosteosynthese bei langstreckigen Trümmerfrakturen.

Metaphyse:
Endostale Heilung ist bei allen Frakturformen und Behandlungstechniken zu erwarten.

Für die Beurteilung der Belastungsfähigkeit einer Fraktur bzw. des Ausmaßes des erfolgten knöchernen Durchbaus ist nicht such allein das Röntgenbild maßgeblich; die Beurteilung wird von der Berücksichtigung der Frakturhöhe und der eingeschlagenen Therapieform beeinflußt:

– Metaphysäre Frakturen sind in Abhängigkeit vom Zeitverlauf meist bereits

schon dann bewegungsstabil (auch ohne Osteosythese), wenn der Frakturspalt noch zu sehen ist; die Belastung kann hier möglicherweise aufgrund intraartikulärer Mitbeteiligungen zurückzustellen sein.
- Bei diaphysären Frakturen mit sekundärer Knochenbruchheilung kann die Tragfähigkeit am Ausmaß der Kallusbildung sicher abgeschätzt werden.
- Diaphysäre Frakturen mit primärer Knochenbruchheilung (ohne Kallus) sind gegenüber denen mit sekundärer Knochenbruchheilung deutlich verzögert stabil; dies ist vor allem bei der Zeitwahl einer Metallentfernung zu beachten.

Bei Zweifel am knöchernen Durchbau genügen konventionelle Schichtaufnahmen. Eine weiterführende Röntgendiagnostik ist in der Regel nicht angezeigt.

9.11.2 Verzögerte Frakturheilung

Im kniegelenknahen Bereich (Kondylenmassiv bzw. Schienbeinkopfmassiv) sind Verzögerungen der Knochenbruchheilung auf Grund der hervorragenden Durchblutungsverhältnisse der metaphysären Region nur ausnahmsweise zu erwarten. Allenfalls kann es nach operativer Frakturversorgung von Trümmerfrakturen und in Zusammenhang mit exzessiven Expositionen des Knochens einmal zu einer örtlichen Zirkulaionsstörung und hierdurch zu einer zirkumskriptiven Behinderung der knöchernen Durchbauung kommen.

Sofern der Verdacht auf eine solche örtliche traumatische bzw. operativ bedingte Osteonekrose bzw. verzögerte Heilung besteht, wird diese durch konventionelle Tomographie abgeklärt. Bei dann noch bestehenden Unsicherheiten kann ein CT über das Ausmaß der Zirkulationsstörung am Knochen Aufschluß geben. Zu beachten ist im Rahmen eines CT die eingeschränkte Aussagefähigkeit bei eingebrachten osteosynthetischen Implantaten. Dieses Material führt zu ausgeprägten lokalen Artefakten.

Was die knöcherne Durchbauung angeht, so ist das MRT grundsätzlich zur Verlaufsbeurteilung einer verzögerten Knochenbruchheilung weniger aussagekräftig. Die Artefakthäufigkeit bei liegendem osteosynthetischem Material ist im Vergleich zum CT jedoch geringer. Zwingende Grundvoraussetzung für ein MRT ist jedoch der Ausschluß ferromagnetischer Implantaten.

9.12 Osteomyelitis

Posttraumatische bzw. postoperative knöcherne kniegelenknahe Infektionen stellen regelmäßig ein großes therapeutisches Problem dar, zum einen wegen der Beteiligung des Kniegelenkinnenraumes und zum anderen, weil der kniegelenknahe spongiöse Knochen im Kondylenmassiv bzw. Schienbeinkopfmassiv dem bakteriell entzündlichen Geschehen keine natürliche Barriere entgegensetzt. Eine auch nur kleine, zunächst örtlich sehr begrenzte Infektion wird sich deswegen prinzipiell immer in den gesamten Schienbeinkopf ausdehnen können; mit jedem Versuch einer Sequestrektomie wird man den Infekt dort eher weitertragen - als begrenzen.

Bei einer bekannten Osteomyelitis des Schienbeinkopfmassivs bzw. Kondylenmassivs stellt sich deswegen vor allem die Frage nach der örtlichen Ausdehnung, nach etwaigen Sklerosierungszonen (als "natürliche" Grenzen) sowie bestehenden Sequestern.

Die konventionelle Tomographie ist als Diagnostikum mit Vorteil einzusetzen. Sofern kein metallisches Fremdmaterial einliegt, eignet sich darüber hinaus die MR-Tomographie – z.B. um das Ausmaß einer Sequestrektomie präoperativ exakt planen zu können. Mit Hilfe des MRT ist eine Markraumbeteiligung bzw. das Ausmaß einer Weichteilbeteiligung zu beurteilen.

Im Zweifel ist das Leukozytenszintigramm in der Lage, die Verdachtsdiagnose eines chronischen knöchernen Infektes zu erhärten und (bei entsprechender Auflösung) zur Frage nach der exakten Lokalisation im distalen Femur oder im Schienbeinkopf beizutragen.

9.13 Fissuren, chondrale Frakturen

Nach schweren Kniegelenkkontusionen ist es denkbar, daß bei negativem Standardröntgenbild die ausgedehnte örtliche Einblutung und Schmerzhaftigkeit den dringenden Verdacht auf eine bis dahin nicht bekannte Fraktur nahelegt. Die möglicherweise bestehende rein metaphysäre Fraktur würde im Grunde eine weitere Diagnostik nicht dringend notwendig machen, da sie unter konservativer Behandlung normalerweise problemlos heilt. Eine forcierte Diagnostik ist hier vielmehr unter dem Aspekt einer möglicherweise schweren kontusionellen Knorpelschädigung bzw. Knorpelinfraktion bzw. eines dissezierenden Knorpelschadens erforderlich.

Sofern es nur um die Verifizierung einer metaphysären Fraktur geht, ist das CT das Diagnoseverfahren der ersten Wahl. Für die exakte Abklärung einer chondralen Läsion ist das MRT vorzuziehen. Gelegentlich wird bei schweren Kontusionen und bis dahin nicht bekannten Frakturen zur weiteren Diagnostik auch ein Szintigramm eingesetzt; dies erlaubt jedoch letztlich keine Differenzierung hinsichtlich Art und Ort der Schädigung (Einblutung, Kontusion, Fraktur, chondrale Fraktur); sein diagnostischer Wert ist deswegen als nachrangig einzustufen.

Die therapeutischen Möglichkeiten sind jedoch auch im Falle einer schweren chondralen Läsion begrenzt: Rein chondrale Impressionen werden kaum je einer Hebung zugänglich sein, chondrale Frakturen ohne Dislokation werden der konservativen Behandlung zugeführt. Lediglich große chondrale Abscherfrakturen mit Dislokation können die Indikation zu einer Reposition und gesonderten Fixierung darstellen. Hier sei die Arthroskopie des Kniegelenkes angeführt. Mit ihrer Hilfe gelingt eine klare Diagnosestellung sowie in vielen Fällen auch die arthroskopische Refixierung entsprechender osteochondraler Fragmente.

Insgesamt jedoch hat die weiterführende Diagnostik derartiger Verletzungen eher ihren Stellenwert in der Abschätzung der Prognose als in der Einleitung akuter (operativer) Rekonstruktionsmaßnahmen.

9.14 Infektarthritis

Nach jeder offenen Verletzung bzw. Operation am Kniegelenk kann es zum posttraumatischen Infekt im Sinne eines Gelenkempyems, einer bakteriellen Synovitis, einer Kapselphlegmone oder einer Osteitis kommen [5].

Das *Gelenkempyem* äußert sich klinisch durch Verstreichen des oberen Recessus, einen Gelenkerguß einschließlich entzündlicher Rötung der Haut und lokale Schmerzhaftigkeit. Die klinische Unterscheidung zwischen abakterieller und bakterieller Synovitis ist äußerst schwierig. Die letzte Bestätigung liefert der bakteriologische Befund einschließlich des weiteren klinischen Verlaufes.

Da allein schon der Verdacht auf ein Gelenkempyem dringlichst die operative Revision erfordert, wird eine sonographische Untersuchung (Bestätigung des Ergusses bzw. Ergußgröße) allenfalls eine auxiliäre Maßnahme darstellen.

Die *bakterielle Synovitis* ist die postprimäre Folge eines ehemaligen Gelenkempyems (nach Tagen oder Wochen) im Sinne einer zunächst exsudativen, dann fibrosierenden Synovitis. Auch hier werden die therapeutischen Entscheidungen in erster Linie vom klinischen Bild diktiert. Bei einer unklaren anhaltenden schmerzhaften postoperativen Bewegungsbehinderung des Kniegelenkes mit nur wenig auffälligem äußerem Befund kann einmal die Frage nach dem Nacheweis einer solchen subakuten oder chronischen Synovitis gestellt werden; hier bietet sich neben der Sonographie vor allem das MRT an.

Mit Hilfe einer hochauflösenden Gammakamera kann man im Rahmen eines Leukozytenszintigramms zur Differenzierung zwischen Kapselphlegmone, Gelenkempyem und Osteitis beitragen.

Die *Kapselphlegmone* ist die nach einer vorangegangenen Kapselbandnaht typische Infektform. Hier breitet sich der Infekt zunächst in den kniegelenknahen Kapsel-Band-Strukturen aus. Zum Befall des Gelenkinnenraumes kommt es hierbei nicht obligat im Sinnes eines Empyems; vielmehr kann bei einer wenig ausgeprägten Kapselphlegmone der Gelenkerguß ausnahmsweise auch lediglich im Sinne eines sog. sympatthischen Begleitergusses vorhanden sein. Die Kapselphlegmone wird sich regelmäßig in Form einer lokalen schmerzhaften Schwellung unter den typischen klinischen Entzündungszeichen äußern. Bei sehr zirkumskripten Befunden kann die Sonographie eine örtliche Flüssigkeitsansammlung nachweisen oder die MRT deren Ausdehnung in kraniokaudaler bzw. ventrodorsaler Richtung ermessen. Für die Unterscheidung zwischen postoperativen Hämatomen und postoperativem Infekt allerdings und damit letztlich auch für die Indikation zur operativen Revision werden auch diese Maßnahmen allenfalls auxiliären Charakter haben.

Literatur

1. Aitken AP (1936) The end results of the fractured distal tibial epiphysis. J Bone Joint Surg 18: 685
2. Baumgartl F, Thiemel G (1993) Untersuchung des Kniegelenks. Thieme, Stuttgart, S 77
3. Blount WP (1949) Control of bone growth by epiphysic stapling. J Bone Joint Surg Am 31:464–470
4. Creite F (1906) Beitrag zur Pathologie der Kniescheibe. Dtsch Z Chir 83: 179–182
5. Hansis M, Meeder PJ, Weller S (1984) Die Behandlung des Kniegelenksempyems. Zentralbl Chir 109: 1431–1436
6. Hertel P (1981) Frakturen im Kindesalter. In: Heberer G, Schweiberer L (Hrsg) Indikationen zur Operation. Springer, Berlin Heidelberg New York
7. Müller ME (1987) Classification AO des fractures. Springer, Berlin Heidelberg New York
8. Salter RB, Harris R (1963) Injuries involving the epiphyseal plate. J Bone Joint Surg Am 45: 587–622

10 Sportmedizinische Gesichtspunkte

T. SCHNEIDER und W. RÜTHER

10.1	Einleitung	121
10.2	Akute Verletzungen im Sport	121
10.2.1	Verletzungen des Weichteilmantels	121
10.2.2	Verletzungen von Knorpel und Knochen	125
10.3	Chronische Schäden im Sport, Überlastungssyndrome	128
10.3.1	Chronische Schäden des Weichteilmantels	128
10.3.2	Chronische Schädigung von Knorpel und Knochen	132
	Literatur	135

10.1 Einleitung

Im Breiten- wie im Leistungssport stehen die Verletzungen des Kniegelenkes an erster Stelle. Aber nicht nur akute Ereignisse stellen das Kniegelenk in den Mittelpunkt des Interesses, auch sog. Überlastungssyndrome treten am Kniegelenk besonders häufig auf. Becker u. Krahl [2] führen dies darauf zurück, daß die Beine gegenüber Alltagsbedingungen in den meisten Sportarten spezifisch (Hochsprung, Sprint, Fußball) oder unspezifisch (Basketball, Speerwurf) erheblich mehr belastet werden. Lenhart [11] verlangt, Sportverletzungen als Ausdruck eines Mißverhältnisses zwischen Krafteinwirkung und Belastbarkeit während Wettkampf oder Training zu sehen. Chronisch rezidivierende Mikrotraumatisierungen, die zunächst bagatellisiert werden, führen nicht selten zu schweren Sportschäden. Trotz stetiger Bemühungen, Training und Wettkampf des Sportlers so zu optimieren, daß frühzeitige Verletzungen nicht das sportliche "Aus" bedeuten, führten Verbesserung von Technik und Ausrüstung eher zum Versuch, die individuelle Leistungsfähigkeit auszubauen. Die Zunahme sportspezifischer Verletzungen beweist dies. Das Kniegelenk spielt hier eine tragende Rolle, kaum eine Sportart ist nicht auf die völlige Intaktheit dieses Gelenkes angewiesen. Die Kompensation einer Knieschädigung im Sport ist ohne zumindest vorübergehende Verringerung des Leistungsniveaus kaum möglich. Im folgenden sollen akute und chronische Knieschäden betrachtet werden, jeweils unter Berücksichtigung von Lebensalter und sportartspezifischem Vorkommen.

10.2 Akute Verletzungen im Sport

10.2.1 Verletzungen des Weichteilmantels

Auf die am häufigsten auftretenden Verletzungen des Kniebandapparates (Kreuzband-, Seitenbandläsion) und die Meniskusverletzungen wurde bereits an anderer Stelle berichtet. Daneben stehen Verletzungen im Vordergrund, die die dem Kniegelenk benachbarte Muskulatur und den muskulotendinösen sowie den tendoossären Übergangsbereich betreffen.

Mögliche akute Verletzungen des Knieweichteilmantels im Sport:

- Bandruptur,
- Meniskusläsion,
- Patella-(sub-)luxation,
- Bursitis traumatica,
- Tibiofibulargelenkverletzung,
- Sehnenruptur.

Patella-(sub-)luxation

Während die traumatische Patellaluxation eher altersunabhängig auftritt, findet man die rezidivierende Patellaluxation gehäuft beim sporttreibenden jungen Patienten, es überwiegt das weibliche Geschlecht. Neben Achs- und Rotationsfehlstellungen [12] gelten Patelladysplasien und Veränderungen des gesamten femoropatellaren Streckapparates (Quadrizepsatrophie, Retinaculumverletzung) als Prädispositionsfaktoren. Die traumatische Patellaluxation geht oftmals mit einem vom Patienten nicht exakt darstellbaren Distorsionsereignis einher, bei dem ein plötzlicher retropatellarer Schmerz verspürt wird. Im Rahmen des sportlichen Wettkampfes ist nach erfolgter Spontanreposition der Patella oft nur ein "Klick-Phänomen" mit anschließender peripatellärer Schwellung erinnerlich.

Die häufigere Patellasubluxation verläuft oft schmerzfrei, die Patienten klagen aber bei sportlicher Belastung über wiederholte Luxationsphänomene, die zunächst nur störend wirken, bei Intensivierung der sportlichen Tätigkeit aber mit retropatellaren Schmerzen einhergehen können, die ein Instabilitätsgefühl im Kniegelenk begleiten und zur Aufgabe des Sportes führen können. Die klinische Untersuchung zeigt neben einer distalen Druckschmerzhaftigkeit, vornehmlich der medialen Patellafacette, meist eine vermehrte Hypermobilität der Patella mit pathologischer Patellaführung, die klinisch überpüft werden muß (Abb. 10.1a,b). Oftmals überwiegt der laterale Quadrizepszug gegenüber der medialen Komponente. Röntgenologisch muß nach Dysplasieformen von Patella und lateralem Femurkondylus gefahndet werden, bei traumatischer Genese nach Abscherfragmenten. Differentialdiagnostisch muß ein Patellahochstand (Patella alta) ausgeschlossen werden, der fast immer mit einer Subluxation einhergeht. (Abb. 10.2a–d). Traumatische Patellaluxationen treten im Sport (Kontaktsport, Kampfsport) meist nach großer Gewalteinwirkung auf, Patellasubluxationen oder rezidivierende Luxationen oftmals ohne adäquates Trauma.

Bursitis traumatica (prä-/infrapatellaris subcutanea)

Über 20 Schleimbeutel am Kniegelenk fungieren als Polsterung und Gleitlager über knöchernen Vorsprüngen und im Bereich von Sehnenansätzen. Die akute Verletzung des subkutan gelegenen prä- oder infrapatellaren Schleimbeutels erfolgt meist durch direkten Schlag oder Sturz. Besonders im Kindesalter sind diese Verletzungen im Schulsport anzutreffen; Sturz und Gegnereinwirkung lassen die Bursitis acuta allerdings in jedem Lebensalter auftreten. Der geschwollene Schleimbeutel ist kaum verschiebbar. Bei rezidivierenden Schwellungen und entzündlichen Veränderungen besteht eine Operationsindikation.

Tibiofibulare Distorsion

Distorsionen und Luxationen im tibiofibularen Gelenk sind selten. Sie finden sich dann meist bei kindlichen und jugendlichen Sportlern, fast immer nach direkter Gewalteinwirkung. Das Gelenk ist druckschmerzhaft, eine Schwellung kann vorhanden sein. Besondere Beachtung

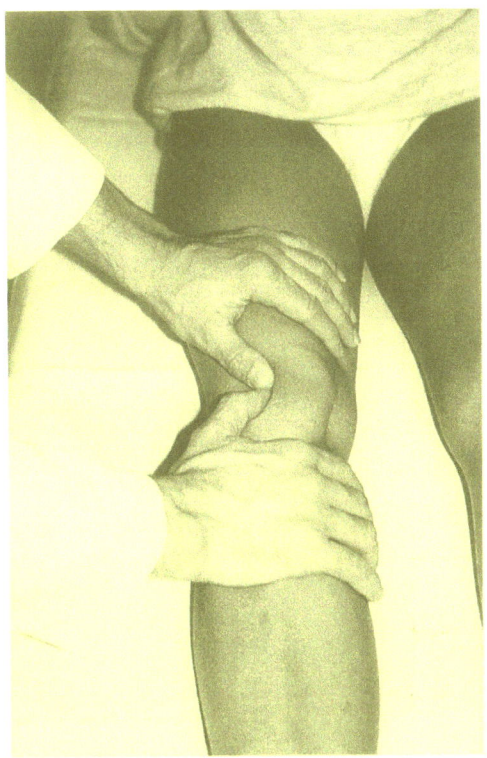 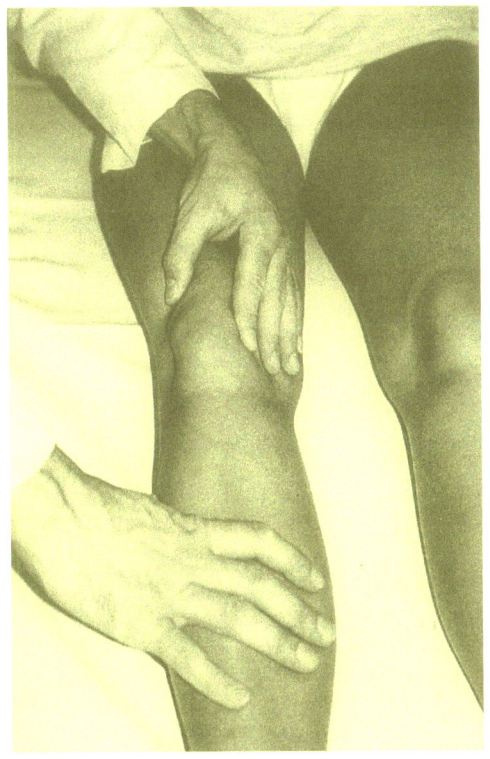

Abb. 10.1a,b. Manuelle Überprüfung der seitlichen Patellaverschiebbarkeit zur Einschätzung einer Hypermobilität

muß einer Beteiligung des N. peronaeus gelten und einer anteroposterioren Instabilität des Femorotibialgelenkes. Supinationstraumen im OSG können zu einer Verletzung des Wadenbeinköpfchengelenkes führen. Rotationsbewegungen des Unterschenkels sind schmerzhaft, eine Schmerzaustrahlung zum Schienbein oder allein im Schienbein empfundene Schmerzen werden berichtet.

Quadrizepssehnenruptur, Patellarsehnenruptur

Verletzungen von Quadrizeps- und Patellarsehne finden sich meist nach degenerativer Schädigung, was das häufigere Vorkommen dieses Verletzungstyps im fortgeschrittenen Lebensalter erklärt, Ursache ist entweder ein direktes Trauma (Fußball, Rugby) oder indirekte Gewalteinwirkung auf die gespannte Sehne (Pferdsturz, Golf, Fallschirmspringen). Die Quadrizepssehnenruptur zeigt klinisch eine 2–3 querfingerbreite Lücke zwischen Kniescheibe und kontrahiertem Quadrizepsmuskel. Bei kompletten Rupturen kann das gestreckte Bein im Liegen nicht angehoben werden. Die Patellarsehnenruptur wird häufig durch Sturz auf eine Kante hervorgerufen, entsprechende Vorschädigungen können aber auch ein Bagatelltrauma zum Auslöser werden lassen. Die infrapatelläre Delle ist klinisch nicht immer deutlich vorhanden, allerdings erhärten die hochstehende Patella und die Unfähigkeit, das Bein anzuheben, die Dia-

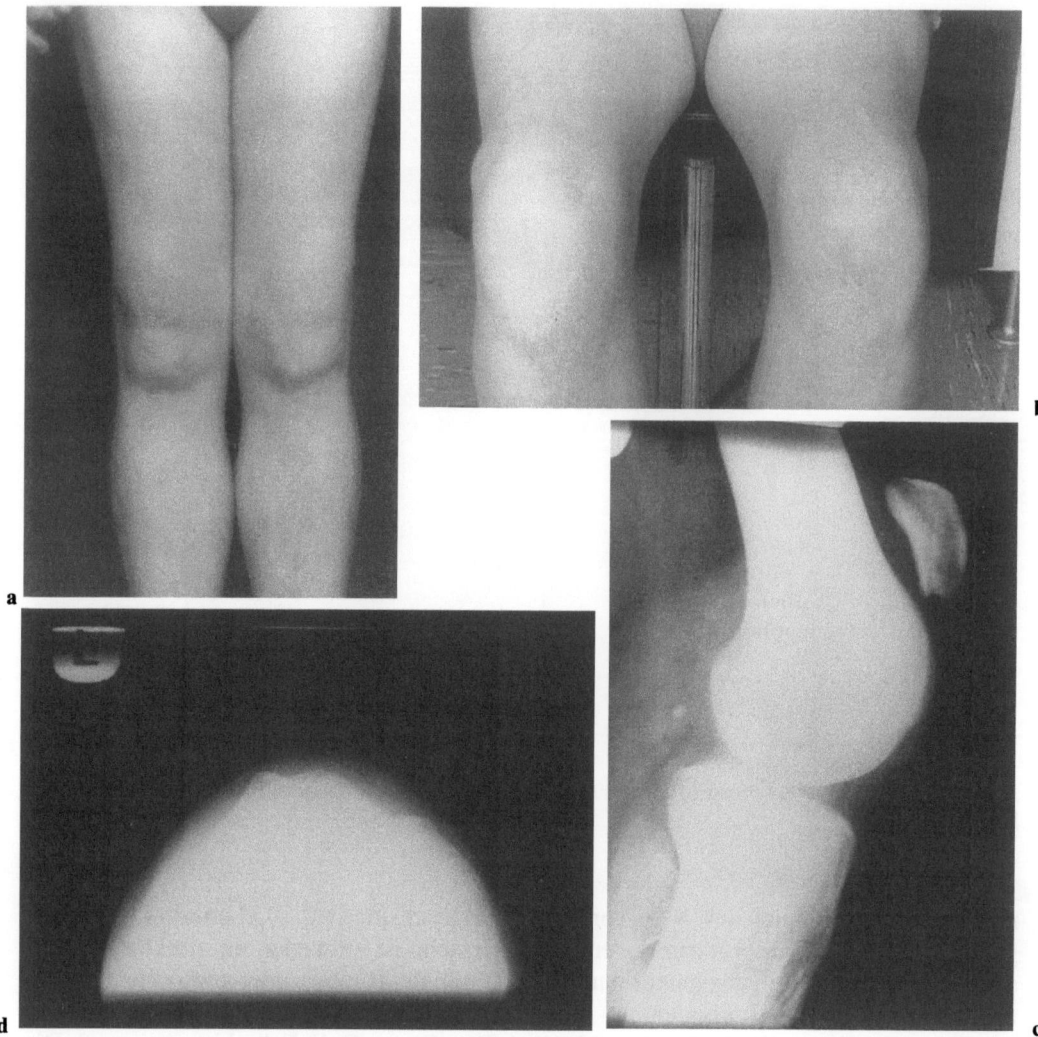

Abb. 10.2a–d. Angeborener Patellahochstand. Lateralisationstendenz im Stand (**a**) und im Sitzen (**b**). Röntgen: Seitlicher Strahlengang (**c**), die Tangentialaufnahme zeigt ein "leeres" Femurgleitlager (**d**)

gnose. Ein Hämarthros kann bei beiden Sehnenrupturen massiv vorhanden sein.

Andere Sehnenverletzungen

Akute Verletzungen von Sehnen im Kniegelenkbereich treten gelegentlich am M. semimembranosus sowie am M. biceps femoris auf. Die isolierte Ruptur der Bizepssehne wird praktisch nie gesehen, wenn aber, dann meist in Verbindung komplexer Knietraumen, mit Verletzung von Tractus iliotibialis und lateralem Kniebandapparat. Sehnenverletzungen finden sich gehäuft bei Sprintern, Hürdenläufern und Dreispringern. Die Inzidenzrate der Verletzungen steigt mit zunehmendem Lebensalter, mangelnde Aufwärmung im Vorfeld sportlicher Aktivitäten ist jedoch mitverantwortlich zu machen. Beim Jugendlichen treten gehäuft knöcherne Sehnenausrisse auf. Dabei kann es zu diagnostischen Schwierigkeiten kommen wie z.B. beim Bizepsehnenausriß, der mit einem Ausriß des knöchernen Außenbandes verwechselt werden kann.

10.2.2 Verletzungen von Knorpel und Knochen

Verletzungen von Gelenkknorpel und Knochen gehen im Kindes- und Jugendalter oftmals mit Abrißfrakturen (Apophysenausrisse, knöcherne Bandausrisse) sowie knöchernen Läsionen im Bereich der Wachstumszone einher. Im Erwachsenenalter ist es die Knorpelkontusion, ggf. mit osteochondraler Läsion, die im Rahmen sportlicher Betätigung auftritt. Kniegelenknahe Frakturen finden sich häufig im Tibiakopfbereich, vergesellschaftet mit knöchernen Bandausrissen.

Akute Knorpel- und Knochenverletzungen des Kniegelenkes im Sport:

– Apophysen-/Epiphysenverletzung,
– Knorpelläsion, osteochondrale Fraktur,
– Patellafraktur,
– Tibiakopffrakturen.

Verletzungen von Apophysen und Epiphysen

Bei den Abrißverletzungen der Apophysen handelt es sich nicht nur um alterstypische, sondern auch um sportartspezifische Verletzungen im Kindes- und Jugendalter mit deutlicher Bevorzugung des männlichen Geschlechtes [5,10,18]. Im Kniegelenkbereich finden sich Apophysenabrisse an der Tuberositas tibiae. Die Verletzungen treten gehäuft bei Sprungdisziplinen (Geräteturnen, Hoch-, Weitsprung) auf; meist liegen passive Überdehnungsbelastungen oder extreme Beschleunigungsabläufe im Wettkampf oder Training vor. Die klinische Symptomatik beschreibt lokale Schwellungen mit Druckschmerzhaftigkeit, Schmerzen bei isometrischer Muskelanspannung und ggf. eine schmerzhafte Streckung im Kniegelenk. Watson u. Jones [21] teilten die Apophysenverletzung an der Tibia in 3 Typen ein:

Typ I   Vollständiger Abriß der Tibiaapophyse ohne Beteiligung der proximalen Tibiaepiphyse
Typ II Zungenförmige Abhebung der Tuberositas ohne vollständige Fraktur und Dislokation der proximalen Basis, aber mit intakter Tibiagelenkfläche
Typ III Vollständiger Abriß der Apophyse mit Fraktur der proximalen Tibiaepiphyse und Gelenkbeteiligung.

Die klinische Diagnostik findet Unterstützung in der radiologischen Bildgebung, die eine Verlagerung des Apophysenkernes aufdecken kann. Die Sonographie kann hilfreich in der Frühdiagnostik eingesetzt werden [20].

Epiphysenverletzungen treten meist am distalen Ende der Röhrenknochen auf, beim Kniegelenk am ehesten am distalen Femur und an der proximalen Tibia (Abb. 10.3). Überstreckungen mit gleichzeitiger Verdrehung im Kniegelenk sind als Unfallmechanismus häufiger anzutreffen als direkte Gewalteinwirkungen. Die Einteilung der Epiphysenschädigungen wurde u.a. von Aitken [1] u. Salter [16] vorgenommen.

Klassifikation der Epiphysenverletzungen nach Salter (I–V) [16] und Aitken (1–3) [1]:

I   Epiphysenlösungen am metaphysären Übergang
II Epiphysenlösungen mit Metaphysenfragment (Keil) (Aitken 1)
III Intraartikuläre epiphysäre Fraktur (Aitken 2)

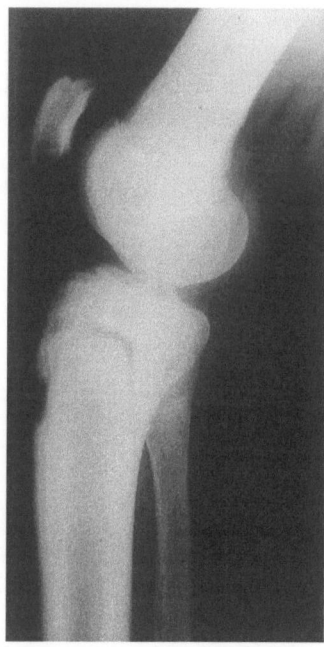

Abb. 10.3. Fraktur im Bereich der Epiphysenfuge der proximalen Tibia

IV Verletzungslinie kreuzt Epiphyse und Epiphysenfuge (Aitken 3)
V Quetschung der Epiphysenfuge ohne äußerlich sichtbare Kontinuitätsunterbrechung.

Die klinische Symptomatik umfaßt Schmerz, Schwellung und verminderte Belast-barkeit. Eine Dislokation ist äußerlich nur bei entsprechender ausgedehnter Epiphysenverletzung sichtbar. Verletzungstypische Sportarten sind Skisport, Skateboard und Radsport. Ähnlich wie bei der Epiphyseolysis capitis femoris kommen die distalen Femurepiphysenablösungen (Salter l) auch als nicht-traumatische Epiphysenlösungen vor.

Knorpelverletzungen, ostechondrale Frakturen

Knorpelkontusionen werden oftmals nicht sofort erkannt, da nicht immer ein Gelenkerguß vorliegen muß. Stumpfe Traumen und Distorsionen können einerseits zu Knorpelkontusionen, andererseits zu Abscherverletzungen führen; die häufigsten Lokalisationen finden sich zwischen der Patella und ihrem Gleitlager. Die leichten Formen gehen mit einem subchondralen Hämatom einher, wobei die Knorpeloberfläche makroskopisch intakt erscheint. In tieferen Schichten finden sich jedoch regelmäßig Knorpelnekrosen [13]. Bei größerer Gewalteinwirkung kann die Oberfläche des Knorpelgewebes bersten, die mit dem Bruch der Kollagenfasern einhergeht und schließlich in einer Auffaserung des Knorpels mit kompletter Zerstörung der Knorpelmatrix endet (Abb. 10.4). Das klinische Bild ist weniger von der Knorpelverletzung als von den Begleitverletzungen geprägt. Zusammen mit einem Gelenkerguß besteht eine schmerzbedingte Bewegungseinschränkung des Kniegelenkes.

Knorpelimpressionen und osteochondrale Frakturen erfordern ein adäquates Trauma. Zusammen mit der richtungsweisenden Bildgebung (Röntgen, CT, MRT, evtl. Szintigraphie) muß nach Abscherverletzungen und freien Gelenkkörpern gesucht werden, die eine operative

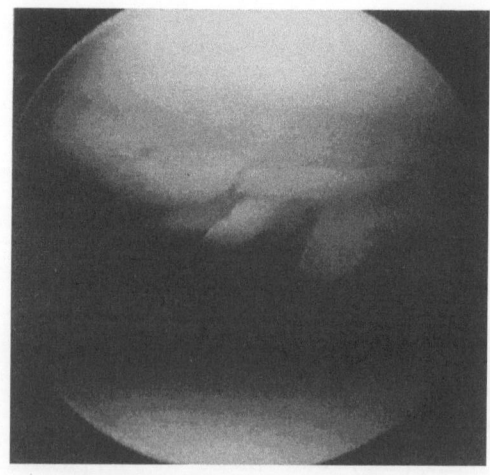

Abb. 10.4. Arthroskopisches Bild einer akuten Knorpelläsion nach Kontusionstrauma an der Patellarückfläche

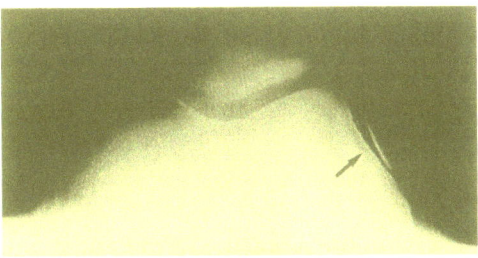

Abb. 10.5. Abscherfragment im lateralen Recessus nach Patellaluxation

Therapie erfordern können (Abb. 10.5). Knorpelkontusionen finden sich gehäuft bei Kampfsportarten (Judo, Ringen, Eishockey), osteochondrale Frakturen nach Abgängen vom Turngerät und Stürzen aus mittlerer Höhe (Reiten, Motorsport, Skisport). Vor allem im Jugendalter werden multiple Kontusionen des Gelenkes im Rahmen der sportlichen Tätigkeit oft bagatellisiert. Die Ostechondrosis dissecans beim Jugendlichen wird ätiologisch mit einmaligen oder repetitiven Traumen in Verbindung gebracht, die Ursache für diese Osteonekrose bleibt ungeklärt. Ein direkter Zusammenhang zwischen sportlicher Tätigkeit und Inzidenz besteht nicht [17].

Patellafraktur, Tibiakopffraktur

Die Patellafraktur wird fast ausschließlich beim erwachsenen Sportler gesehen, da die gleichen Unfallmechanismen beim jungen Sportler zu Apophysen-, Epiphysen- und Sehnenverletzungen führen. Patella-, aber auch Tibiafrakturen treten besonders bei Hochgeschwindigkeitssportarten auf (Motorsport, Ski alpin). Die klinische Untersuchung zeigt ein prä- und peripatellares Hämatom mit Druckschmerzhaftigkeit, die dislozierte Fraktur ist durch eine Lücke im Bereich des Frakturspaltes gekennzeichnet. Die Patellalängsfraktur (Abb. 10.6a,b) geht mit geringerem Funktionsverlust einher, da der Streckapparat in seiner Kontinutät erhalten bleibt. Nicht selten versucht der Sportler, den sportlichen Wettkampf deswegen wieder aufzunehmen.

Schienbeinkopfbrüche gestalten sich in der Diagnostik einfach, wenn entsprechende Impressionen der Tibiagelenkfläche vorliegen. Oftmals wird die Mitbeteiligung von Meniskus und Kapsel-Band-Apparat nicht frühzeitig erkannt. Aufgrund der Schmerzhaftigkeit der

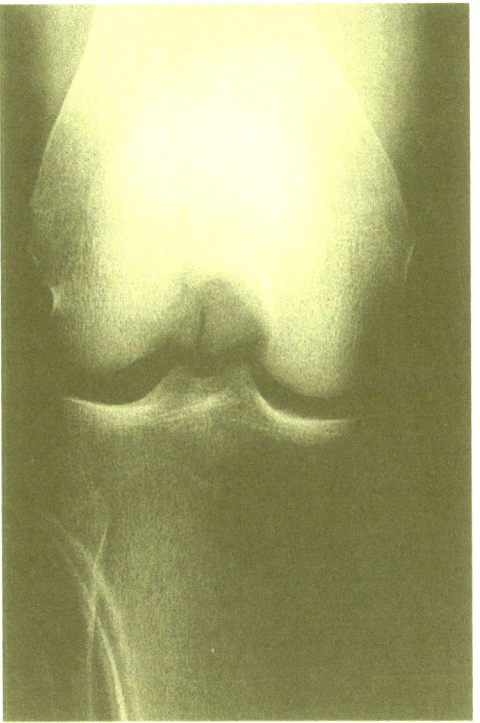

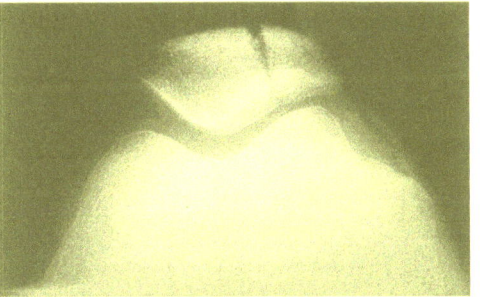

Abb. 10.6a,b. Patellalängsfraktur im a.-p.-Röntgenbild (**a**) und in Tangentialaufnahme (**b**)

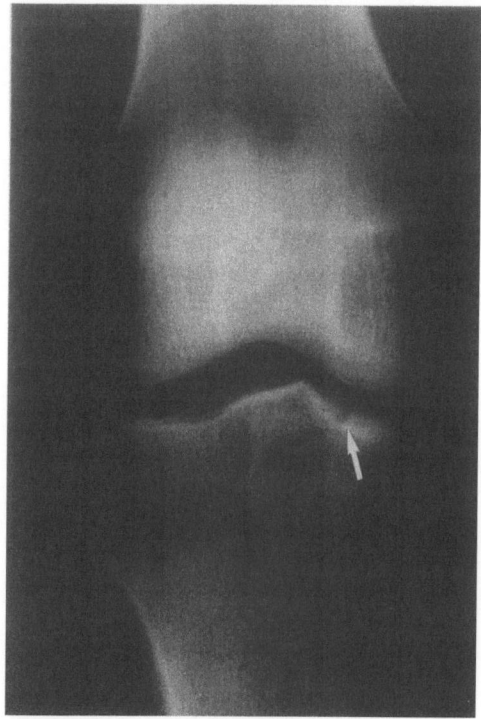

Abb. 10.7. Laterale Tibiakopffraktur (mit osteochandraler Läsion)

Verletzung kann die notwendige klinische Überprüfung von Instabilitäten und Bewegungsausmaß stark eingeschränkt sein. Die laterale Tibiagelenkfläche ist öfter betroffen (Abb. 10.7), auf Gefäß-Nerven-Schädigungen (N. peronaeus) muß geachtet werden.

10.3 Chronische Schäden im Sport, Überlastungssyndrome

10.3.1 Chronische Schäden des Weichteilmantels

Überbeanspruchungen des Bewegungsapparates sind sehr häufig. Die individuelle Einschätzung der oberen Belastungsgrenze ist für den Hobbysportler wie für den Leistungssportler schwierig, da weder im Training noch im Wettkampf klare Anhaltspunkte für die Belastungsobergrenze bestehen. Jäger [8] unterscheidet den akuten Überlastungsschaden mit Belastung von hoher Intensität und kurzer Einwirkzeit von einem chronischen Überlastungsschaden mit Belastung niedriger Intensität und langer Einwirkzeit. Faktoren wie Lebensalter, Trainingszustand, Ernährung und konstitutionelle Gewebequalität bestimmen die Belastbarkeit des Athleten.

Chronische Schäden des Weichteilmantels im Sport:

- Morbus Osgood-Schlatter,
- Morbus Sinding-Larsen-Johansson,
- Insertionstendinopathie,
- Hoffa-Syndrom,
- Bursitis,
- Patellofemorales Schmerzsyndrom.

Morbus Osgood-Schlatter, Morbus Sinding-Larsen-Johansson

Im Bereich des Streckapparates sind aseptische Knochennekrosen hier und da bekannt. Der Morbus Osgood-Schlatter wird als aseptische Knochennekrose dem Bereich der Schienbeinkopfapophyse zugeordnet. Der Morbus Sinding-Larsen-Johansson beschreibt eine aseptische Nekrose im proximalen Bereich des Lig. patellae. Der Überlastungsfaktor scheint bei der Genese dieser Erkrankung nur eine untergeordnete Rolle zu spielen [15]; die sportliche Belastung (Sprungdisziplinen, Laufen) stellen lediglich einen mechanischen Reiz auf die Erkrankung dar, die meist bei männlichen Jugendlichen im Alter von 10–15 Jahren auftritt. Insbesondere nach Belastungen treten starke Schmerzen auf, die durch den Patellarsehnenzug hervorgerufen werden (Abb. 10.8). Über der Tuberositas tibiae oder dem distalen Patellapol besteht eine Schwellung mit Druckschmerzhaftigkeit. Die Knieextension gegen Widerstand ist schmerzhaft.

Sportmedizinische Gesichtspunkte

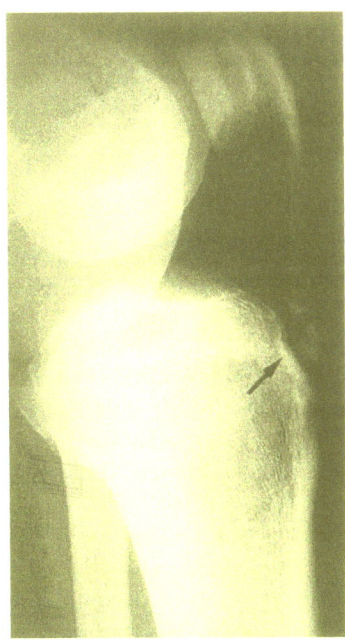

Abb. 10.8. Isolierte Knochenkerne in der Patellarsehne bei einem 20jährigen Patienten nach Morbus Osgood-Schlatter

Aufgrund der therapieresistenten Langwierigkeit dieser Erkrankung sind die jungen Sportler und die Eltern verunsichert, da die Reduzierung der sportlichen Aktivität vielfach keine entscheidende Verbesserung bewirkt. Differentialdiagnostisch ist eine Bursitis oder eine tumoröse Erkrankung (Ekchondrom) auszuschließen.

Insertionstendinopathien

Die Überlastungssyndrome des Sehnenansatzes gehören am Kniegelenk zu den häufigsten Sportschäden. Pathogenetisch werden für die Insertionstendinopathien konstitutionelle und belastungsbedingte Ursachen beschrieben. Rasche und wiederholte Zugbelastungen führen zu einer Überschreitung des Dehnbarkeitsmaximums der Sehnenstruktur, die besonders im Ansatzbereich durch Ödembildung, lokale Durchblutungsminderung, fibrinoide Faserverquellung und Mikrorupturen ihren Ausdruck finden. Klinisch imponieren ein schmerzhafter Sehnenansatz, Ver-dickung der Ansatzzone, Kraftminderung des zugehörigen Muskels und ggf. eine Störung der benachbarten Muskelgruppen (Minderung der Muskeldehnbarkeit). Die chronische Insertionstendinopathie kann mit einer Bildung von Verkalkungsherden und Verknöcherungszonen einhergehen (Tendinits calcarea).

Patellaspitzensyndrom

Es handelt sich hierbei um eine Insertionstendinopathie der Patellarsehne, die gehäuft bei Sportarten mit erhöhter Belastung des Kniestreckapparates einhergeht. Im angloamerikanischen Sprachraum spricht man auch vom "jumper's knee". Aufgrund der Tatsache, daß diese Erkrankung ebenso häufig bei Disziplinen ohne Sprungbelastung auftritt, ist dieser Ausdruck eher irreführend. Der Begriff "patellar tendinitis" beinhaltet die entzündliche Komponente, die mit der Tendinose einhergeht und als Begleitsyndrom die Paratendinitis besitzt. Anamnestisch imponieren belastungsabhängige Schmerzen am distalen Patellapol, die bei Belastung des Kniestreckapparates (Hocken, Treppensteigen, Sprungbelastungen) auftreten. Klinisch besteht ein lokaler Druckschmerz am distalen Patellapol mit Schwellung oder Verdickung der proximalen Patellarsehne, ggf. mit Krepitation im Sehnengleitlager. Die klinischen Symptome wurden von Krahl [10] in 5 Stadien unterteilt, die insbesondere die sportliche Belastbarkeit berücksichtigen.

Klinische Stadieneinteilung des Patellaspitzensyndroms (Krahl 1980 [10]):

I Schmerz bei Belastung
II Schmerz bei Sportbeginn und nach Sportbeendigung

III Schmerz während des Sports und danach
IV Schmerz bei Alltagsbelastung, Sport unmöglich
V Ruptur der Sehne

Die strukturellen Veränderungen, die mit der chronischen Insertionstendinopathie einhergehen, können Verkalkungsherde und Verknöcherungszonen aufweisen, oftmals vergesellschaftet mit Begleitbursitis und entzündlicher Veränderung des Hoffa-Fettkörpers.

Verknöcherungen des Sehnenansatzes finden sich häufig im Ansatzbereich des M. adductor magnus oder im medialen Kollateralband, die im Bereich des medialen Femurkondylus als Stieda-Pellegrini-Schatten imponieren.

Differentialdiagnostisch müssen von den Insertionstendinopathien Gelenkkapselschmerzen und intraartikuläre Erkrankungen (Chondropathia patellae, Meniskusläsion) abgegrenzt werden. Die Unterscheidung von Ansatztendinosen, Bursitiden und entzündlichen Veränderungen des Periostes sind schwierig, funktionelle Tests und bildgebende Verfahren (MRT, Sonographie) geben nicht immer ausreichende Informationen über Lokalisation, Ausdehnung und Schweregrad der Erkrankung.

Neben dem Patellaspitzensyndrom zählen das iliotibiale Scheuersyndrom (Läuferlinie) sowie die M.-biceps-femoris- und die Pes-anserinus-Ansatztendinose zu den häufigsten Insertionstendinopathien am Kniegelenk.

Insertionstendinopathien am Kniegelenk:

- Patellaspitzensyndrom ("jumper's knee"),
- Iliotibiales Scheuersyndrom (Läuferknie),
- M. biceps femoris/Außenband – distal,
- Pes anserinus (superficialis, profundus),
- Innenband (Skipunkt) – proximal,
- M. gastrocnemius,
- M. popliteus,
- M. quadriceps,
- M. tibialis anterior (kranial),
- M. semimembranosus.

Hoffa-Syndrom

Als Hoffa-Krankheit werden Schmerzsyndrome bezeichnet, denen diffuse Schwellungen des infrapatellären Fettkörpers zugrunde liegen sollen. Ob das Krankheitsbild eine eigene Entität darstellt, ist umstritten. Unzweifelhaft dagegen sind symptomatische Schwellungen des Fettkörpers durch Hämatome, z.B. nach direkten Anpralltraumen oder auch bei Blutungsübeln (hämophile Arthropathie). Konsekutive Indurationen können in seltenen Fällen durch Einklemmungsphänomene auffällig werden.

Bursitiden

Die über 20 Schleimbeutel am Kniegelenk sind in ihrer Funktion als Gleitlager für Muskel- und Sehnenansätze mechanischen Irritationen ausgesetzt. Die allgemeine Symptomatik äußert sich in Druck- und Bewegungsschmerzhaftigkeit und in Schwellung und Funktionseinschränkung. Muskelfunktionstests und passive Dehnungstests erleichtern die Differentialdiagnostik zur Insertionstendinose, die allerdings ursächlich beteiligt sein kann. Besonders häufige Schleimbeutelentzündungen finden sich präpatellar und infrapatellar (Abb. 10.9) sowie im Ansatzbereich von M. biceps femoris und Pes anserinus. Vor allem im Schwimmsport (Brustschwimmer), Radsport und bei Laufdisziplinen werden gehäufte Bursairitationen des Pes anserinus gesehen, präpatellar bei Torhütern durch mechanische Reizung (Hechtsprung).

Lokalisation häufiger Bursitiden am Kniegelenk:

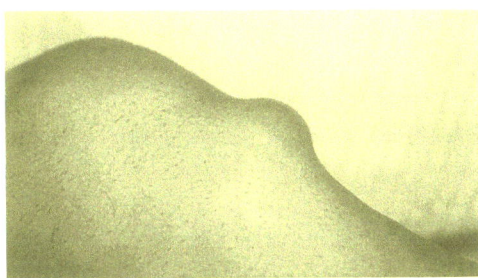

Abb. 10.9. Infrapatelläre Bursitis bei einem 22-jährigen Ringer

- Bursa praepatellaris subcutanea/subfascialis
- Bursa infrapatellaris subcutanea/profunda (Nonnenknie)
- Bursa anserina
- Bursa M. bicipitis femoris inferior
- Bursa M. poplitei
- Bursa suprapatellaris
- Bursa M. semimembranosi tibialis
- Bursa subtendinea M. gastrocnemii medialis/lateralis

Patellofemorales Schmerzsyndrom

Hinter dem Begriff des patellofemoralen Schmerzsyndroms versteckt sich ein Sammelsurium von Begriffs- und Symptombezeichnungen. Als Verlegenheitsdiagnose werden alle retropatellaren Schmerzen und peripatellaren Beschwerden hierin zusammengefaßt. Die Chondropathia patellae oder auch Chondromalazie wird in einem als Pseudonym genannt und veranschaulicht den gleichzeitigen Knorpelschaden, der an sich, aufgrund der fehlenden sensiblen Nervenversorgung, nicht die Ursache der Beschwerden sein kann. Kausal wird eine Vielzahl von prädisponierenden Faktoren genannt, die bei der Entstehung des Beschwerdebildes beteiligt sein können:

Biomechanische Ursachen:
- vermehrte Femurantetorsion,
- vermehrte subtalare Pronation,
- vermehrte Tibiainnenrotation,
- Patella-Malalignement,
- Patelladysplasie,
- Patella alta / baja,
- Genu valgum.

Weichteilbedingte Ursachen:
- Patellahypermobilität,
- Muskelkontrakturen,
- Muskeldysfunktionen (Vastus medialis).

Belastungsbedingte Ursachen:
- Bergsteigen,
- Langstreckenlaufen,
- Gewichtheben.

Unter sportmedizinischen Aspekten tritt das retropatellare Schmerzsyndrom gehäuft bei jugendlichen Sportlern auf, weibliche Sportler überwiegen. Der Begriff Chondropathie sollte jenen Krankheitsbildern vorbehalten bleiben, bei denen tatsächlich der Knorpelschaden im Mittelpunkt des Geschehens steht.

Die klinische Symptomatik zeigt, unabhängig davon, ob die Schmerzquelle in einer retropatellaren oder in einer peripatellaren Störung zu suchen ist, sowohl Hinweise auf eine peripatellare Insertionstendinose als auch auf eine retropatellare Schmerzquelle. Eine genaue Differenzierung ist nicht immer möglich.

Retropatellare Beschwerden treten nach häufiger Quadrizepsanspannung auf (Bergsteigen, Treppensteigen, Sprungdisziplinen).

Die akute Kniestreckung gegen Widerstand ist schmerzhaft. Um die Kniescheibe ist meist ein diffuser Druckschmerz auslösbar, deutlich hörbare Gelenkreibegeräusche sind eher selten. Längeres Sitzen verursacht oftmals starke Schmerzen, die durch Kniestreckung prompt nachlassen. Bandapparat und Muskulatur sind zu prüfen, gelegentlich bestehen Muskelkontrakturen oder eine Insuffizienz des Vastus medialis bei laxem Kniestreckapparat. Die Röntgenbildgebung (a.-p., seitlich, axial) gibt kaum Hinweise auf pathologische Veränderungen, die Beurteilung der Patella im axialen Strahlengang ist zurückhaltend vorzunehmen, da die Patellaform nicht zwangsläufig auf dysplastische Veränderungen hinweist und keine Ursache für retropatellare Schmerzsyndrome darstellen muß.

Symptome, die mit Krepitationen, verstärkten Patellaanpreßschmerzen und "Hängenbleiben" der Patella bei Bewegung einhergehen, weisen auf ausgedehnte chondromalazische Veränderungen hin.

10.3.2 Chronische Schädigung von Knorpel und Knochen

Die immer wiederkehrenden Belastungen des Kniegelenkes bei sportlicher Betätigung werden im Normalfall beim jungen Sportler gut vertragen. Es ist aber das Mißverhältnis zwischen tatsächlicher Belastung und Belastbarkeit des hyalinen Knorpels, das zur Knorpelschädigung und schließlich zur sekundären Arthrose führt. Allgemein ist die Unterscheidung zwischen primärer und sekundärer Arthrose üblich. Beim Sportler ist es die sekundäre Arthrose, die sich aufgrund mechanischer Belastung in Training und Wettkampf ausbildet, vorgebahnt durch prädisponierende Faktoren, die biomechanischen oder biochemischen Ursprungs sind.

Prädisponierende Faktoren für die sekundäre Arthrose:

Biomechanische Faktoren:
- Genu varum/valgum,
- Dysplasie des Femoropatellargelenkes,
- in Fehlstellung verheilte Frakturen,
- Kniegelenkinstabilität,
- Meniskusresektion,
- Gelenkimmobilisation,
- rezidivierende Mikotraumen.

Biochemische Faktoren:
- rezidivierende Gelenkergüsse (Synovialitis),
- Hämarthros,
- Pharmaka (Steroide, Anabolika),
- Stoffwechselstörungen (z.B. Pseudogicht, Ochronose),
- hormonelle Einflüsse (z.B. Akromegalie),
- Gelenkimmobilisation.

Bei der Entstehung von Knorpelschaden und Arthrose führt das Mißverhältnis zwischen mechanischer Belastung (Gewichtheben, Rudern, Marathon) und Knorpelbelastbarkeit in einen Circulus vitiosus, der bei Unterhaltung von Dauer- und Höchstbelastung des Kniegelenkes zu mechanischen Schädigungen von Chondrozyten und Knorpelmatrix führt. Mit Zerstörung der Kollagenfasern verschlechtert sich die Belastbarkeit des Knorpels weiter, eine mit dem Knorpelabrieb entstehende Synovialitis führt zu Ernährungsstörungen des Knorpels, der somit einer weiteren mechanischen Schädigung nicht standhalten kann.

Gelenkfehlbelastungen stellen wohl die häufigste Ursache der Arthroseentstehung dar. Umschriebene Knorpelpartien werden übermäßig in der Tragzone der Gelenkfläche belastet, so daß der Druck pro Knorpelflächeneinheit eine übermäßige Erhöhung darstellt, dem die Elastität des Knorpels mit seiner druckverteilenden Funktion nicht standhalten kann (Abb. 10.10a–b).

Entscheidend bei der biochemischen Arthroseauslösung sind die Freisetzung und erhöhte Aktivität von abbauenden Enzymen, die die komplexen Moleküle der Knorpelgrundsubstanz auflösen und dadurch reduzieren [5]. Das Eindringen knorpelabbauender Enzyme in die Knorpeloberfläche fördert die Knorpelzerstörung, die wiederum bei verminderter Elastizität des Knorpels unter entsprechender mechanischer Überbeanspruchung beim Sportler zur Gonarthrose führt.

In der Anamnese berichten die Patienten über zunächst nur uncharak-

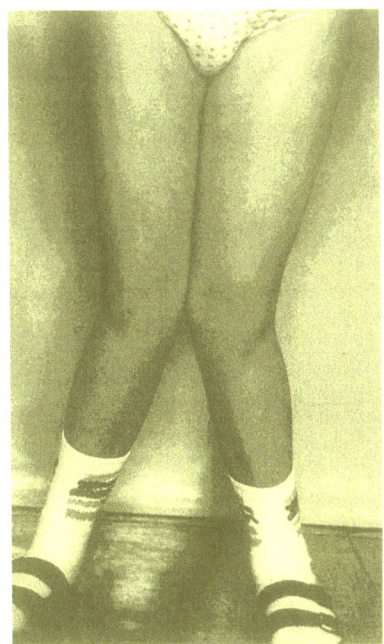 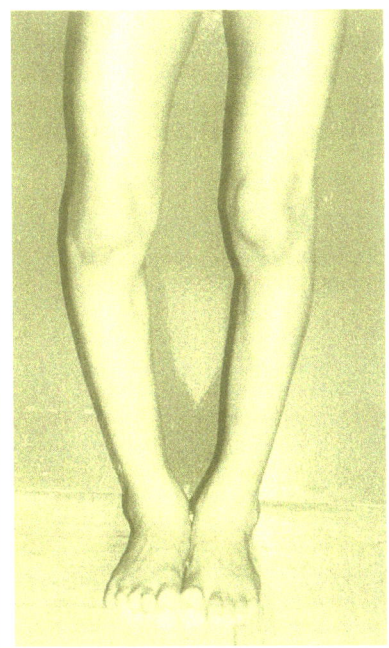

Abb. 10.10a,b. Genu valgum (**a**) und varum (**b**) beim Jugendlichen

teristische Beschwerden, diffuse Gelenkschmerzen werden besonders nach längerer Sitzhaltung mit 90°-Kniebeugung berichtet. Der typische Start- oder Anlaufschmerz verschwindet nach kurzer Zeit der Kniebewegung; während des Trainings oder Wettkampfes werden meist keine Knieschmerzen verspürt, erst in der anschließenden Erholungszeit, nicht selten verbunden mit diffuser Schwellung und verminderter Kniegelenkbeweglichkeit. Die dadurch vom Sportler herbeigeführte Aktivitätseinschränkung bringt nur eine vorübergehende Beschwerdebesserung, da mit Wiederaufnahme der sportlichen Tätigkeiten eine eher noch schmerzhaftere Symptomatik auftritt, die schließlich mit Ruhe- und Nachtschmerzen ihre Verschlimmerung findet. Im weit fortgeschrittenen Stadium kann eine Instabilität des Kniegelenkes auftreten, die in der starken Knorpel- und Knochendestruktion begründet ist und mit einer Gelenkfehlstellung einhergeht. Im fortgeschrittenen Stadium gibt das Röntgenbild ausreichend Auskünfte über Ausmaß und Lokalisation der Arthrose. Mit der Sonographie sind Knorpeldickenbeurteilungen möglich, die eine große Erfahrung des Untersuchers voraussetzen. Der gelegentliche Einsatz der MRT gibt Rückschlüsse auf entzündliche Veränderungen (Synovialitis, Erguß, Begleitbursitis) und nekrotische Veränderungen von Gelenkknorpel und subchondralem Knochen.

Streßfrakturen

Streßfrakturen entstehen infolge mechanischer Überbeanspruchung des Knochens und sind ähnlich der chronischen Knorpelläsion Folge eines Mißverhältnisses zwischen individueller Belastbarkeit eines Gewebes und darauf einwirkenden Belastungen. Vornehmlich sind Tibia und Fibula betroffen sowie außerhalb des Kniegelenkes Streßfrakturen im Mittelfußbereich. Streßfrakturen der Tibia treten nach Düben [4] gehäuft beim jugendlichen

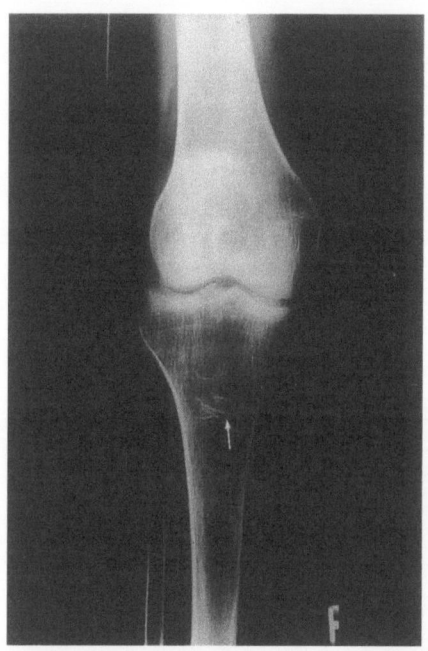

Abb. 10.11. a Haarrise im Röntgenbild als Ausdruck einer Streßfraktur im Bereich der proximalen Tibia. **b** Szintigraphisch nachweisbare Mehranreicherung. **c** Kallusbildung als Zeichen der Frakturheilung

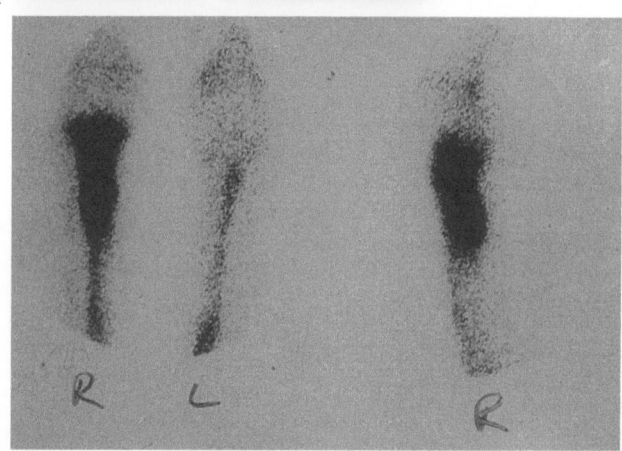

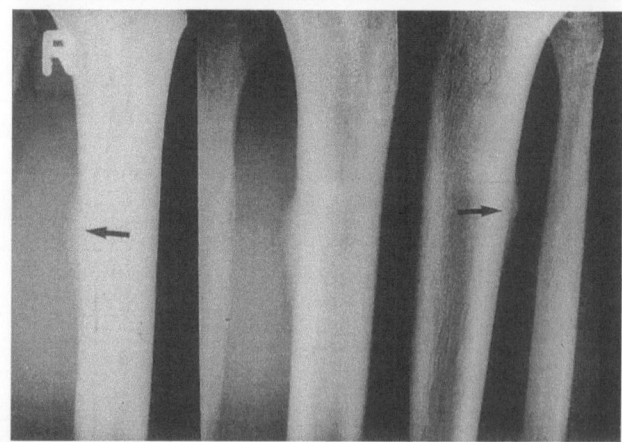

Sportler (15.–25. Lebensjahr) auf, mit typischer Lokalisation im proximalen Drittel. Noch häufiger finden sich Streßfrakturen an der Fibula, jedoch meist im distalen Bereich. Im Patellabereich sind ebenfalls "Streßreaktionen" beschrieben, die keine echte Kontinutätsunterbrechung bedeuten. Deshalb werden auch die Strukturdefizite ohne röntgenologisch erkennbare Frakturlinie als "Streßreaktion" bezeichnet [6]. Andere Bezeichnungen lauten: "compressions fracture", "pseudo fracture" oder "insufficiency" und "fatique fracture". Die Unterscheidung der beiden letzteren soll den individuellen Charakter der Beanspruchung und Widerstandfähigkeit des Knochens herausstellen. Bei der "insufficiency fracture" besteht die Annahme, das schon eine geringe mechanische Belastung einen Knochen verminderter Festigkeit schädigen kann, wobei die "fatique fracture" einen Knochen normaler Festigkeit beschreibt, der eine lokalisierte Läsion erfährt [14].

Patienten mit Streßfrakturen zeigen klinisch im betroffenen Knochenareal eine Druckschmerzhaftigkeit mit lokaler Schwellung und belastungsabhängige Schmerzen. Die Anamnese kann eine Intensivierung der sportlichen Beanspruchung (Wettkampfvorbereitung) oder eine neue Belastungsform (Veränderung der Bodenverhältnisse beim Laufen) beinhalten. Ein Trauma ist nicht erinnerlich, die Symptome nehmen meistens über Wochen bis Monate zu.

Der Röntgenbefund hinkt der klinischen Symptomatik meist hinterher, nicht immer sind Frakturlinien als Haarrisse (Abb. 10.11a–c) zu erkennen, die als verdickte bandförmige Strukturen imponieren. Im Reparationsstadium kann ein Kallus nachweisbar sein, der zu einer Periostschwellung führt. Radiologische Gradeinteilungen und Typisierungen wurden von Hallel [7] und Wilson u. Katz [24] vorgenommen.

Der Einsatz der Szintigraphie zur Frühdiagnose von Streßfrakturen ist hilfreich, die Sensitivität wird bis zu 100% angegeben [3]. Es handelt sich jedoch um eine recht unspezifische Untersuchungsmethode, die lediglich auf eine Mehrdurchblutung des betroffenen Knochenareals hindeutet und die Gefahr einer falschpositiven Aussage birgt. Differentialdiagnostisch sind Weichteilveränderungen (Myositis, Tendinitis, Kompartmentsyndrom) und knöcherne Prozesse (Osteomyelitis, Osteomalazie, Osteoidosteom, Osteonekrosen, Osteosarkom) auszuschließen. Zum Nachweis der Streßfraktur besitzt die MRT ebenfalls einen hohen sensitiven, aber auch einen hohen spezifischen Aussagewert. Streßreaktionen im Kniebereich treten besonders häufig bei Marathonläufern (Tibia, Fibula), Ballettänzern (Tibia), Fallschirmspringern (Fibula) und Hürdenläufern (Patella) auf.

Danksagung. Für die Übernahme der Schreibarbeiten danke ich Frau Breitinger-Rund, für die Anfertigung der Fotoarbeiten danke ich Frau Vollmer, Universitätsklinik Düsseldorf.

Literatur

1. Aitken AP (1936) The end results of the fractured distal tibial epiphyses. J Bone Joint Surg 18: 685–693
2. Becker W, Krahl H (1978) Die Tendopathien. Thieme, Stuttgart
3. Brukner P, Kahn K (1993) Clinical sports medicine. Mc Graw-Hill, Sydney, pp 337–403
4. Düben W, Putzki H, Düben G (1984) Beidseitige Ermüdungsfraktur der Tibia. Unfallheilkunde 87: 354–360
5. Feldmeier Ch (1988) Grundlagen der Sporttraumatologie. Zenon, München
6. Graff KH, Heinold D (1987) Streßreaktionen am knöchernen Skelett des Athleten. Sportverl Sportsch 1: 30–52
7. Hallel T, Amit S, Segal D (1976) Fatigue fractures of tibial and femoral shaft in soldiers. Clin Orthop 118: 35–43

8. Jäger R (1991) Diagnostik des Überlastungsschadens. In: Wirth CJ (Hrsg) Praktische Orthopädie, Überlastungsschäden im Sport, Bd 23. Thieme, Stuttgart, S 58–63
9. Krahl H (1980) "Jumper's knee"-Ätiologie, Differentialdiagnose und therapeutische Möglichkeiten. Orthopäde 9: 193–197
10. Krahl H, Steinbrück K (1979) Apophysenverletzung im Wachstumsalter. Therapiewoche 29: 3091–3096
11. Lenhart P (1987) Pathophysiologie der Sportverletzungen. In: Kleine MW, Pabst H (Hrsg) Verletzungen im Sport. Zuckschwerdt, München, S 7–10
12. Menke W, Schneider T, Schullien P, Michiels I, Müller EH (1991) Habituelle Patellaluxation und Operation nach Goldthwait. Akt Traumat 6: 229–310
13. Puhl W, Niethard FU (1980) Die Mechanik der Knorpelprellung-tierexperimentelle Untersuchungen. In: Jäger M, Hackenbroch MH, Refior HJ (Hrsg) Osteosynthese, Endoprothetik und Biomechanik der Gelenke. Thieme, Stuttgart, S 112–117
14. Parlow H, Torg JS, Freiberger RH (1983) Tarsal navicular stress fractures: radiographic evaluation. Radiology 146: 641–645
15. Reichelt A (1971) Die juvenile Osteochondrose der Tibiaapophyse (Osgood-Schlattersche Krankheit). Enke, Stuttgart
16. Salter RB, Harris WB (1963) Injuries involving the epiphyseal plate. An instructional course lecture. J Bone Joint Surg Am 45: 587–595
17. Schneider T, Jerosch J, Strauss JM, Hoffstetter I (1993) Die Wertigkeit der Kernspintomographie in der postoperativen Kontrolle der arthroskopisch behandelten Osteochondrosis dissecans. Orthop Praxis 4: 242–246
18. Sennerich Th, Kurock W (1986) Apophysenverletzungen bei jugendlichen Sportlern. Deutsche Z. Sportmed. 37: 46–51
19. Teichmüller H, Ahrendt E, Frankenberg E (1991) Primäre und sekundäre Insertionstendinopathien. In: Wirth CJ (Hrsg) Praktische Orthopädie. Überlastungsschäden im Sport. Thieme, Stuttgart, S 301–307
20. Wegner U, Lazovic D (1991) Sonographische Darstellung von Apophysenverletzungen beim jungen Sportler. In: Benett P. Jeschke D (Hrsg) Sport und Medizin, Pro und Contra. Zuckschwerdt, München, S 162–164
21. Watson-Jones R (1976) Fractures and joint injures, Vol. 2. Williams & Wilkins, Baltimore
22. Wilson ES, Katz FN (1969) Stress fractures. An analysis of 250 consecutive cases. Radiology 92: 48–55

11 Gutachterliche Gesichtspunkte

K. STEUER und M. HANSIS

11.1	Einleitung	137
11.2	Arthrose (Arthrosis deformans)	137
11.3	Schäden des Kapsel-Band-Apparates	139
11.4	Berufserkrankungen	139
11.4.1	Meniskusschäden	139
11.4.2	Schleimbeutel	140
11.4.3	Nervenkompression	140
11.5	Unfallfolgen	141
11.5.1	"Wesentliche Änderung"	141
11.5.2	"Verschlimmerung"	141
11.5.3	"Vorschaden"	141
11.6	Stellenwert der Radiologie	141
	Literatur	142

11.1 Einleitung

In der Begutachtung von Erkrankungen bzw. Verletzungsfolgen am Kniegelenk und in Kniegelenknähe können sich verschiedene Aufgabestellungen ergeben:

1. Die qualitative Erfassung einer bestimmten Unfallfolge oder einer bestimmten Erkrankung, z.B. einer Berufskrankheit. Dies entspricht der grundsätzlichen Festlegung der Verletzungsart.
2. Die Differenzierung zwischen einem genuinen Leiden bzw. dem Grad eines altersüblichen Degenerationsprozesses und dem Ausmaß eines posttraumatischen Schadens.
3. Die quantitative Beurteilung der festgestellten und eingeordneten Schädigung.

Wie auch im Verletzungsfall (s. Kap. 9) stehen unter gutachterlichen Gesichtspunkten mit

– den ligamentären Strukturen,
– den knöchernen Strukturen und
– den Menisken und Knorpelüberzügen

die bekannten Strukturelemente im Mittelpunkt des Interesses.

Zu beachten ist jedoch, daß sich die Gewichtung unter Beachtung der Berufskrankheiten mit Nr. 2102 (Meniskusschäden), Nr. 2105 (Schleimbeutel) und Nr. 2106 (Drucklähmung der Nerven) weg von den ligamentären und knöchernen Strukturen, hin zu den Menisken und Weichteilen verschiebt.

Mehr als bei der Beurteilung von frischen Unfallverletzungen werden im Rahmen einer Begutachtung Ansprüche an eine weiterführende, bildgebende Diagnostik deutlich.

In Abgrenzung zu der Diagnostik bei einem frisch Verunfallten ist im Rahmen der Begutachtung die Nutzung invasiver Untersuchungsverfahren im Sinne einer Arthrotomie oder Arthoskopie des Kniegelenkes nicht üblich. Dies begründet die verstärkte Nachfrage nach nicht-invasiven, spezifischen und validen radiologischen Untersuchungsverfahren.

11.2 Arthrose (Arthrosis deformans)

Die Arthrose wird nach Debrunner pathogenetisch in eine primäre (I) sowie eine sekundäre (II) Form eingeteilt, die ihrerseits differenziert werden:

I *Primäre Arthrose*
Ia direkte längerfristige Überbeanspruchung durch Schwerarbeit, Sport oder Übergewicht
Ib indirekte Überbeanspruchung durch Alterung oder Stoffwechselschäden
II *Sekundäre Arthrose*
IIa kongenitale oder dysplatische Ursachen wie Subluxationen oder Wachstumsstörungen im Epiphysenbereich
IIb erworbene Gelenkdeformitäten als Folge von Gelenkentzündung, Rheumatismus oder Trauma

Verletzungen gelenknaher Strukturen, insbesondere Frakturen des statisch belasteten Kniegelenkes, sind mit einer zweifelhaften Prognose belastet. Das traumatisierte Gelenk ist prädisponiert für eine sekundäre, d.h. posttraumatische Arthrose.

Folge eines Knorpelverschleißes ist die Arthrosis deformans, eine vor allem den älteren Menschen betreffende Erkrankung. Die statisch belasteten Gelenke Wirbelsäule, Hüften und Kniegelenke sind hiervon in erster Linie betroffen. Neben dem fortgeschrittenen Alter des Patienten hat der Befall verschiedener Gelenke als typisch zu gelten.

Die als sekundäre Arthrosis deformans bezeichnete Erkrankung bedarf eines "angeschuldigten" Ereignisses (Trauma, Entzündung oder spezifische berufliche Überlastung). Dies betrifft folgerichtig das schwerpunktmäßig geschädigte Gelenk, ist von der primären Form jedoch nach rein radiologischen Kriterien nicht zu unterscheiden.

Zu beachten ist, daß zwischen der Klinik bzw. den durch den Patienten geklagten Beschwerden und den radiologisch abbildbaren und beschreibbaren Veränderungen nicht unbedingt Übereinstimmung bestehen muß. Andererseits läßt die Beachtung bestimmter radiologischer Kriterien eine Graduierung des Schadens zu. So sind als erste Zeichen einer Arthrosis deformans Randkantenausziehungen durch Osteophytenbildungen zu erwarten. Über eine zunehmende Sklerosierung, die Ausbildung von zystischen Veränderungen zeigen sich bei fortschreitenden Schädigungen regelrechte Kniegelenkspaltverschmälerungen.

In Analogie zu Izbicki [2] ist im Rahmen der Begutachtung für die Arthrosis deformans des Kniegelenkes auf folgende, den Radiologen betreffende Punkte gesondert hinzuweisen:

– Eine reine traumatische Arthrosis deformans ist relativ selten. Häufig bedingt der Unfall eine Verschlimmerung eines bereits bestehenden pathologischen Zustandes oder löst eine vorübergehende Schmerzattacke aus.
– Eine traumatische Arthrosis deformans ist zu Anfang gewöhnlich monoartikulär nachweisbar. Sie kann erst zu einem späteren Zeitpunkt auf benachbarte und mit dem primär geschädigten Gelenk im Sinne einer Kette verbundene Gelenke übergreifen. Das Überspringen eines direkt benachbarten Gelenkes oder das Auftreten an entfernten Gelenken ist nicht möglich.
– Die Zeit des Auftretens der radiologischen und klinischen Veränderungen hängt von der Art und der Intensität der Schädigung sowie vom Alter des Patienten ab. Man sollte mit der Annahme eines Kausalzusammenhanges einer erst Jahre nach dem Unfall in Erscheinung getretenen Arthrosis deformans vorsichtig sein und eine solche erst dann annehmen, wenn das Trauma als erwiesen und geeignet gilt. Darüber hinaus müssen die Erkrankung auch nach längerer Beobachtung auf ein einziges Gelenk beschränkt bleiben und andere, seit dem Unfall eingetretenen, Schädigungen mit Sicherheit auszuschließen sein.
– Bei jeder Begutachtung einer angeblich traumatisch entstandenen Arthrosis deformans sollten auch andere Gelenke

klinisch und röntgenologisch untersucht werden.

Die posttraumatische Arthrose wird über die Standardröntgendiagnostik abgeschätzt. Ist eine zusätzliche Beurteilung hinsichtlich der Schwere der ehemaligen Fraktur, einer verbliebenen Impression oder verbliebener Gelenkflächendefekte sowie des Ausmaßes des Knorpelschadens gewünscht, eignet sich vorrangig das CT. Mit seiner Modifikation der sog. 3-D-Rekonstruktion steht ein exzellentes, auch dem Laien (und hiermit häufig als Adressaten des Gutachtens angesprochenem Personenkreis) verständliches und "begreifbares" Verfahren zur Verfügung. Die 3-D-Rekonstruktion ermöglicht – auf visueller Grundlage – eine plastische Vorstellung von der Lokalisation und der Schwere des Gelenkflächenschadens.

11.3 Schäden des Kapsel-Band-Apparates

Posttraumatische Schädigungen des Kreuzband- sowie des Kollateralbandapparates einschließlich der Gelenkkapsel sind vor allem wegen der mit ihnen verbundenen Kniegelenkinstabilität von Interesse. Eine chronische Instabilität ist unwidersprochene Grundlage einer später zu erwartenden Kniegelenkarthrose.

Mit Hilfe von gehaltenen Standardröntgenaufnahmen sowie im Zweifelsfall mit Hilfe eines CT sind Verletzungen ligamentärer Strukturen nachweisbar. An dieser stelle sei auf die besondere Bedeutung einer sorgfältigen klinischen Untersuchung im Hinblick auf den Strahlenschutz sowie auf ökonomische Gesichtspunkte hingewiesen.

Eine Inkongruenz der Patellagleitbahn ist eine Domäne des klinischen Untersuchungsganges. Die radiologische Diagnostik bietet neben den Patellatangentialbildern das CT. Mit seiner Hilfe sind Aussagen über Instabilitäten (Prädisposition zu Patellaluxationen) mit und ohne radiologisch faßbare Veränderungen möglich [4].

Die Differenzierung posttaumatischer Schäden von nicht traumatischen Läsionen ist in aller Regel nicht durch das Erscheinungsbild der Veränderungen selbst möglich, so daß sich hierfür ein eigenständiges bildgebendes Verfahren nicht anbietet. Hier sind in aller Regel lediglich Vergleichsaufnahmen mit der anderen Seite bzw. Röntgenverlaufsserien (vor dem Unfallzeitpunkt, zum Unfallzeitpunkt und später) hilfreich.

11.4 Berufserkrankungen

11.4.1 Meniskusschäden
BK 2102 "Meniskusschäden nach mehrjährigen andauernden oder häufig wiederkehrenden, die Kniegelenke überdurchschnittlich belastenden Tätigkeiten"

Die berufsbedingte Meniskusschädigung wird bei Dauerzwangshaltungen angenommen, besonders bei Belastungen durch Hocken oder Knien mit gleichzeitiger Kraftaufwendung (Bergbau unter Tage, Ofenmaurer, Fliesenleger, Parkettleger) oder bei häufig wiederkehrenden erheblichen Bewegungsbeanspruchungen, insbesondere Laufen oder Springen mit häufigen Knick-, Scher- oder Drehbewegungen auf grob unebener Unterlage (vor allem bei Berufssportlern). Hier kann das bradytrophe Meniskusgewebe, besonders bei degenerativen Veränderungen, beim Aufrichten aus kniender Stellung oder bei Drehbewegungen, ebenso auch bei ganz normalem Gehen, von seinen Ansatzstellen ganz oder teilweise gelöst werden.

Darüber hinaus sind lediglich sehr erhebliche Einwirkungen im Sinne einer direkten oder indirekten Gewalteinwirkung geeignet, einen gesunden Meniskus zu zerreißen oder aus der Verankerung zu lösen [1]. Übliche Gelenkbeanspruchungen wie z.B. das Aufrichten aus knieender Stellung sind, mit Ausnahme der oben skizzierten berufsbedingten Belastung, nichtinder Lage, eine entsprechende anzuerkennende Schädigung auszulösen.

Die berufsbedingte Meniskopathie tritt früher auf als die Meniskopathie in der beruflich nicht belasteten Bevölkerung. Die Prognose unterscheidet sich nicht von derjenigen chronischer Meniskopathien anderer Genese.

Die klinische Verdachtsdiagnose wird aufgrund einer typischen, im medialen oder lateralen Kniegelenkkompartiment gelegenen Schmerzsymptomatik, ggf. in Zusammenhang mit Reizzuständen oder Einklemmungserscheinungen gestellt. Differentialdiagnostisch ist u.a. an eine Osteochondrosis dissecans, eine Einklemmung von Synovialfalten oder des Hoffa-Fettkörpers zu denken.

Die berufsbedingte Meniskusschädigung kann mit Hilfe der Arthrographie diagnostiziert werden. Die Kontrastmittelinjektion in das Kniegelenk wird zunehmend durch nicht-invasive Untersuchungsverfahren abgelöst.

Die Sonographie ist mehr noch als die im Rahmen eines CT hergestellten und zu beurteilenden Bilder ein stark untersucherabhängiges Diagnostikum.

Gerade die eher dezente "Meniskussymptomatik", welche sich bisher noch nicht in Form von Einklemmungserscheinungen geäußert hat, macht eine nicht-invasive, jedoch treffsichere Diagnostik wünschenswert. Hier bietet sich neben der CT die MRT an [3].

Unter Berücksichtigung der Berufserkrankung nach Ziffer 2102 sollen in der Befundung Lage und Ausmaß von Meniskusläsionen (Querriß, Längsriß) sowie etwaige zusätzliche intraartikuläre Veränderungen, insbesondere am Kapsel-Band-Apparat oder den Knorpelüberzügen, oder eine bereits bestehends Synovitis beschrieben werden.

11.4.2 Schleimbeutel
BK 2105 "Chronische Erkrankungen der Schleimbeutel durch ständigen Druck"

Häufiges, langdauerndes Knien bei Bergleuten, Bodenlegern, Fliesenlegern u.ä. kann zu einer chronischen Bursitis praepatellaris oder infrapatellaris führen. Die Diagnose einer solchen Bursitis wird klinisch gestellt. Sie kann sonographisch verifiziert werden (flüssigkeitsgefüllte bzw. wandverdickte Bursa). Gleichzeitig werden körpereigene Ursachen, wie z.B. Exostosen oder Geschwülste, röntgenologisch ausgeschlossen. Die Entscheidung zu Gunsten bzw. zu Ungunsten einer Berufserkrankung nach Ziffer 2105 ist in aller Regel sowohl hinsichtlich der Berufsanamnese als auch hinsichtlich des klinischen Krankheitsbildes problemlos [2].

11.4.3 Nervenkompression
BK 2106 "Drucklähmung der Nerven"

Anhaltender, von außen kommender oder wiederholt auftretender Druck oder auch ständig gleichartige Körperbewegungen können infolge einer Überdehnung Drucklähmungen an Nerven hervorrufen; in Kniegelenknähe ist dies der N. peronaeus (durch Arbeiten, die bei extrem gebeugtem Kniegelenk durchgeführt werden, wie z.B. bei bestimmten landwirtschaftlichen Arbeiten, Fliesenlegen, Asphaltieren u.ä.) sowie der N. tibialis (durch Arbeiten im Knien mit zurückgelagerter Körperhaltung, wobei ein Druck auf den Nervenbereich der Wadenmuskulatur ausgeübt wird).

Die Diagnostik ist in erster Linie neurologischer Natur. Röntgenologisch müssen andersartige Erkrankungen ausgeschlossen werden; etwaige Nervenengen in Zusammenhang mit bereits eingetretenen bindegewebigen Einscheidungsreaktionen können im MR-Tomogramm nachgewiesen werden [2].

11.5 Unfallfolgen

11.5.1 "Wesentliche Änderung"

Der Begriff der wesentlichen Änderung, die Frage ob sich Unfallfolgen mit der Zeit verändert haben, kann zu einer zentralen Frage in der Begutachtungspraxis werden.

Über Urteile des Bundessozialgerichtes (Grundsatzurteil 2.3.1971 Bd. 32, 245ff.) ist festgelegt, daß Änderungen im Zustand nach Unfällen oder Berufskrankheiten dann rechtserheblich sind, wenn sich durch ihre Berücksichtigung die Minderung der Erwerbsfähigkeit auf Dauer um *mehr* als 5 v.H. ändert.

11.5.2 "Verschlimmerung"

Ein Arbeitsunfall kann ein bestehendes Leiden verschlimmern, wobei der Unfall eine wesentliche Teilursache für eine solche Verschlimmerung darstellen muß. Eine Verschlimmerung eines vorbestehenden Schadens – hier z.B. einer Arthrosis deformans – ist nur anzunehmen, wenn in direktem Zusammenhang mit dem angeschuldigten Unfallereignis unter den Bedingungen einer wesentlichen, zusätzlichen Schädigung in einem kurzen zeitlichen Zusammenhang ein akuter Reizzustand (im Sinne von Schwellung, Kniegelenkerguß oder Erhöhung der Körpertemperatur) auftritt. Je später eine solche Störung nachweisbar ist, desto unwahrscheinlicher ist die Kausalität. Nach einer Drei-Wochen-Frist ist dieser Zusammenhang gänzlich abzulehnen.

Ist der akute Reizzustand behoben, ist die unfallbedingte Verschlimmerung beseitigt und der alte Vorzustand an diesem Gelenk wiederhergestellt [2].

Wird eine Verschlimmerung attestiert, so ist die Angabe unerläßlich, ab welchem Zeitpunkt die Änderung der Verhältnisse mit Wahrscheinlichkeit eingetreten ist.

11.5.3 "Vorschaden"

Bei der Festlegung einer Minderung der Erwerbsfähigkeit ist ggf. ein Vorschaden zu berücksichtigen. Die Höhe der MdE wird von der funktionellen Wechselbeziehung zwischen Vorschaden und neuem Unfallschaden beeinflußt.

11.6 Stellenwert der Radiologie

Nur im Zusammenhang einer gewissenhaften klinischen Untersuchung, einer breiten Erfahrung sowie der Kenntnis der Unfallakten ist eine Begutachtung möglich.

Die gutachterliche Wertung von Unfallfolgen hat stets unter Berücksichtigung der klinischen Gegebenheiten unter Einbeziehung der dokumentierten Röntgenbefunde zu erfolgen.

Röntgenaufnahmen in 2 Ebenen stellen einen Grundpfeiler in der Begutachtungspraxis dar. Unter besonderen Fragestellungen sind Spezialaufnahmen (Schräg-, Funktions- oder Schichtaufnahmen CT, oder MRT) notwendig. Neben Vergleichsaufnahmen von der gesunden, korrespondierenden Körperregion sei auf die Wichtigkeit einer Röntgenverlaufsbeobachtung hingewiesen. Der Gutachter ist bei der Beurteilung von Krankheitsverläufen auf die Überlassung von zeitlichzurückliegenden Röntgenaufnahmen angewiesen.

Literatur

1. Aufdermaur M (1971) Die Bedeutung der histologischen Untersuchung des Kniegelenkmeniskus. Schweiz Med Wochenschr 101: 1405–1412, 1441–1445
2. Izbicki W (1992) Unfallbegutachtung. de Gruyter, Berlin
3. Jerosch J, Castro W, Halm H, Assheuer J (1993) Kernspintomographische Meniskusbefunde bei asympotmatischen Probanden. Unfallchirurg 96: 457–461
4. Kwasny O, Scharf W, Weinstabl R, Schratter M (1991) Computertomographie bei Instabilität des Femoropatellargelenks. Unfallchirurg 94: 77–80

12 Konventionelle Arthrographie

H. Otto

12.1	Einleitung	143
12.2	Untersuchungstechnik	144
12.2.1	Kontrastmittel für die Kniearthrographie	144
12.2.2	Technik der Kontrastmittelapplikation	145
12.2.3	Aufnahmetechnik	146
12.2.4	Komplikationen	146
12.3	Indikationen für die Kniearthrographie	148
12.4	Röntgenologische Befunde	148
12.4.1	Meniskusläsionen	148
12.4.2	Chondropathie	153
12.4.3	Kapsel- und Bandapparat	154
12.4.4	Popliteal- oder Baker-Zysten	155
12.4.5	Proliferierende Synovitiden	156
12.5	Schlußbemerkung	156
	Literatur	156

12.1 Einleitung

Am 15. April 1905 fertigten Robinson u. Werndorf [28] Röntgenaufnahmen des Kniegelenkes nach intraartikulärer Sauerstoffinsufflation an. Diese Untersuchung gilt als die erste diagnostische Arthrographie, die sich durch die Einführung der positiven Röntgenkontrastmittel zu der über lange Zeit führenden Methode zur Darstellung der Kniebinnenstrukturen entwickelte; daneben standen lediglich die klinische Untersuchung und die Probearthrotomie zur Verfügung.

In den letzten 2 Jahrzehnten wurden verschiedene andere Verfahren entwickelt, die der konventionellen Röntgenmethode ihren Platz streitig machen (Abb. 12.1). Als Parameter zum Vergleich der einzelnen Methoden können Treffsicherheit, Invasivität, Nebenwirkungsrate und Kosten herangezogen werden. Im folgenden sollen neben den normalen und pathologischen Befunden die Vor- und Nachteile der Methode aufgezeigt und den konkurrierenden Verfahren gegenüber gestellt werden; dabei soll besonders das Verhältnis zur Arthroskopie berücksichtigt werden, die abgesehen von der MRT die größte Bedeutung für die Diagnostik pathologischer Kniegelenkveränderungen erlangt hat.

Grundsätzlich ist zu berücksichtigen, daß das Röntgenbild ein zweidimensionales Summationsbild ist, in dem sich die in der Richtung des Röntgenstrahles liegenden Strukturen übereinander projizieren. Dadurch unterscheidet es sich grundsätzlich von den Schnittbildverfahren. Die Arthroskopie besitzt den Vorteil der dreidimensionalen, farbigen Darstellung der einzelnen Strukturen. Negativ wirkt sich auch das geringe Dichteauflösungsvermögen der Röntgenmethode aus, wogegen das räumliche Auflösungsvermögen allen konkurrierenden bildgebenden Verfahren überlegen ist.

Methodisch stellen sich somit folgende Probleme dar, die im folgenden erörtert werden sollen:

– die Kontrastierung der interessierenden Strukturen,
– die korrekte Projektion bei der Röntgenaufnahme,
– die Deutung des Summationsbildes.

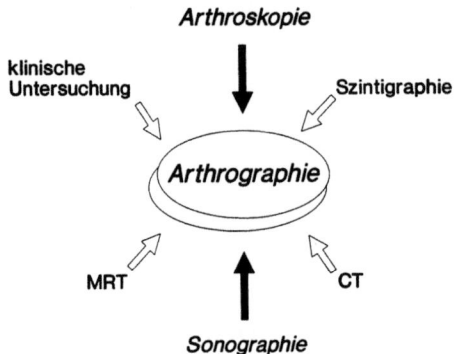

Abb. 12.1. Spektrum der Verfahren zur Abklärung von Kniegelenkerkrankungen

12.2 Untersuchungstechnik

12.2.1 Kontrastmittel für die Kniearthrographie

Aufgrund der geringen Dichteunterschiede der Gewebsstrukturen des Gelenkbinnenraumes erlaubt das Röntgennativbild lediglich eine Beurteilung der knöchernen Strukturen, die Weichteile können ausschließlich indirekt durch eine Kontrastierung mit positiven oder negativen Kontrastmitteln dargestellt werden. Dennoch sollte vor jeder Arthrographie eine Röntgennativaufnahme vorliegen, damit knöcherne Umbauvorgänge traumatischer, entzündlicher und degenerativer Natur erfaßt werden können.

Abb. 12.2 zeigt die chronologische Entwicklung der Kniearthrographie anhand der positiven und negativen Kontrastmittel. Während zu Beginn der Anwendung der Methode die negative Monokontrastuntersuchung dominierte, ist heute die Doppelkontrastmethode unter Anwendung eines gut verträglichen positiven Kontrastmittels und der atmosphärischen Luft als einzig allgemein akzeptiertes Verfahren zu betrachten.

Da die Instillation des Kontrastmittels die Invasivität ausmacht, kommt der Auswahl der einzelnen Substanzen besondere Bedeutung zu. Versuche, die Schmerzhaftigkeit der Gasapplikation durch die CO_2-Applikation zu reduzieren, haben sich als Fehlschlag erwiesen, so daß die Raumluft heute als die preiswerteste und jederzeit zur Verfügung stehende Kontrastsubstanz verwendet wird. Als einziger Nachteil bei der Verwendung von Luft ist die Möglichkeit der Erzeugung einer Lungenembolie anzusehen; dieses Ereignis ist allerdings als extrem selten anzusehen [15,20].

Das positive Röntgenkontrastmittel muß folgende Eigenschaften aufweisen:

– gute Haftung an den interessierenden Grenzflächen,
– hoher positiver Kontrast,
– zeitlich adäquate Elimination aus dem Gelenkbinnenraum,
– fehlende Reizung der Synovia,
– geringe allergische Potenz,
– angemessener Preis.

Bei der Kontrastgebung durch das positive Medium ist zu berücksichtigen, daß das

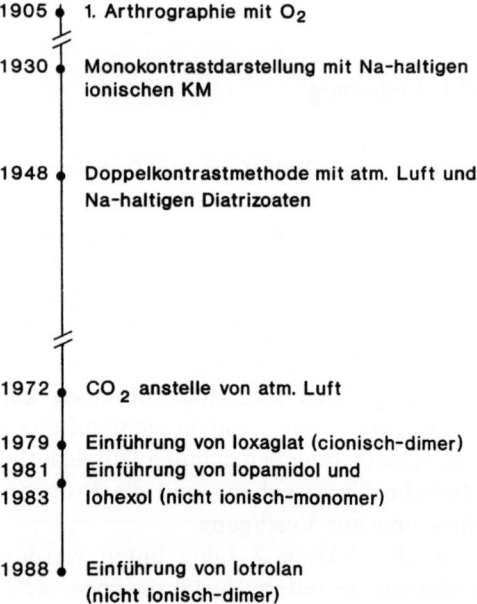

Abb. 12.2. Entwicklung der Kniegelenkarthrographie anhand der Röntgenkontrastmittel. (Nach Otto [23])

normale Flüssigkeitsvolumen im Kniebinnenraum mit durchschnittlich 6,8 ml anzusetzen ist [3]. Durch den Flüssigkeitseinstrom aus den Weichteilen kommt es zu einer weiteren Verdünnung des Kontrastmittels, was man früher durch die zusätzliche Applikation von Adrenalin zu verhindern suchte (Abb. 12.3) [21]. Die synoviale Absorption führt zu einer weiteren Reduktion des positiven Kontrastes, so daß eine hohe Ausgangskonzentration der Jodmoleküle von großer Bedeutung ist.

Als Kontrastmittel der Wahl ist heute ein dimeres, nichtionisches Kontrastmittel anzusehen, welches den oben angegebenen Anforderungen bereits sehr nahe kommt [22]. Gegenüber den herkömmlichen monomeren, nichtionischen und den ionischen Kontrastmitteln bieten diese Kontrastmittel den Vorteil

- einer besseren Kontrastgebung aufgrund des höheren Jodgehaltes des Kontrastmittelmollküls und eines verminderten Flüssigkeitseinstroms in den Kniebinnenraum,
- einer längeren Verweildauer im Kniebinnenraum durch verminderte Resorption, wodurch differentialdiagnostisch wertvolle Spätaufnahmen möglich werden,
- einer geringeren Nebenwirkungsrate bezüglich der Schmerzempfindung und der allergischen Reaktionen [17].

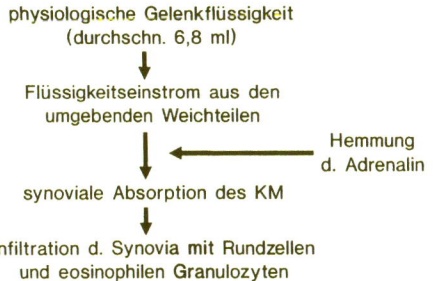

Abb. 12.3. Konzentrationsminderung eines eingebrachten Kontrastmittels bei der Kniearthrographie. (Nach Otto [23])

12.2.2 Technik der Kontrastmittelapplikation

Bei der Durchführung der Untersuchung werden in der Literatur zahlreiche Varianten angegeben, die die Punktion des Kniegelenkes, die Verwendung von Lokalanästhetika, Anzahl und Form der Aufnahmen, Kompression und Klaffung des Kniegelenkes, Wahl des Filmes und der Verstärkerfolie sowie des Untersuchungsgerätes betreffen. Diese Parameter spielen im Vergleich zu den Kontrastmitteln zwar eine untergeordnete Rolle, dennoch sind sie für die diagnostische Aussage mit entscheidend.

Die Mehrzahl der Untersucher benutzt für die Punktion sterile Einmalnadeln mit einer Stärke von 20 gg., wobei ein spezieller Anschliff nicht erforderlich ist. Bei Patienten mit einem serösen Erguß oder Hämarthros kann eine 1,5" lange Nadel benötigt werden; bei der Anästhesie, die nicht von allen Untersuchern für notwendig gehalten wird, hat sich eine Nadel mit 25 gg. bewährt.

Das an sich bereits geringe Infektionsrisiko bei der Kontrastmittelapplikation (Tabelle 12.1) sollte weiter

Tabelle 12.1. Komplikationen bei 126000 Kniearthrographien. (Nach Newberg et al. [20])

Komplikationen	Anzahl
Tod	0
Schwere KM-Reaktionen	
Blutdruckabfall	4
Vasomotorischer Kollaps u. laryng. Spasm.	1
Luftembolie	1
Vagale Reaktionen	83
Nachfolgende Anfälle	6
Apnoe	1
Urtikaria	61
"Zellulitis"	1
Sepsis	3
Massive Ergußbildung	1
Schwere Schmerzen	5
Sterile chemische Synovitis	150
	317

minimiert werden. Zur Vorbereitung sind die sorgfältige Rasur, Entfettung und Desinfektion der Haut in üblicher Technik erforderlich. Die Punktionsstelle muß mit einem sterilen Lochtuch abgedeckt werden. Die Verwendung von sterilen Handschuhen sowie sterilen Einmalnadeln und -spritzen ist obligat. Bei der Insufflation der Raumluft als negativem Kontrastmittel kann je nach gewählter individueller Punktionstechnik das Tragen eines Mundschutzes zur Vermeidung einer Keimverschleppung durch die exspirierte Atemluft des Untersuchers empfohlen werden. Die Punktion erfolgt im allgemeinen von lateral einen Querfinger unterhalb der Patellaoberkante und der ventralen Begrenzung der Patella.

Ein evtl. vorhandener Erguß sollte so weit als möglich abpunktiert werden. Normalerweise genügen 4–8 ml Kontrastmittel mit einer Jodkonzentration von 340 mg Jod/ml. Die atmosphärische Luft wird mittels einer 20-ml-Spritze instilliert; die injizierte Luftmenge richtet sich nach den Angaben des Patienten, der bei kompletter Füllung ein Spannungsgefühl angibt, was im allgemeinen nach 40–60 ml der Fall ist.

Nach Entfernung der Nadel ist eine vollständige passive Durchbewegung des Kniegelenkes von großer Bedeutung, um die Verteilung der Kontastmittel im gesamten Kniebinnenraum zu gewährleisten, wobei die korrekte Luftinsufflation an dem typischen Geräusch akustisch wahrgenommen werden kann.

12.2.3 Aufnahmetechnik

Für die Anfertigung der Aufnahmen wird überwiegend ein konventionelles Untertischdurchleuchtungsgerät benutzt, wobei der Patient in Bauchlage untersucht wird; Obertischdurchleuchtungsgeräte können infolge der besseren Strahlengeometrie vorteilhaft sein. Entscheidend für die diagnostische Aussagekraft der Untersuchung ist die Auflösung des Summationsbildes, die durch die verschiedenen Projektionen erreicht wird. Wir benutzen für die Darstellung des medialen Meniskus 12 und des lateralen Meniskus 8 verschiedene Ebenen, um die einzelnen Abschnitte im Summationsbild darstellen zu können. Dabei ist die Klaffung des jeweiligen Gelenkspaltes von großer Bedeutung, da nur dadurch der Meniskus ausreichend von den umgebenden Strukturen abgegrenzt, werden kann. Für Diese Klaffung werden eine Reihe von mechanischen Vorrichtungen angegeben, überwiegend wird die Einstellung von Hand bevorzugt. Insofern ist die Geschicklichkeit des Untersuchers bei der Arthrographie von entscheidender Bedeutung.

Neben den gezielten Aufnahmen der Menisci ist eine Übersichtsaufnahme in streng frontalem Strahlengang erforderlich, um den Retropatellarraum, die Kreuzbänder und den dorsalen Weichteilmantel zur Erfassung einer Bakerzyste einsehen zu können. Bei dem Verdacht auf eine retropatellare Knorpelläsion sind zusätzliche Aufnahmen in Defilé-Position von großem Wert (Abb. 12.4).

Die Aufnahmen sollen mit einem feinzeichnenden Fokus von ca. 0,3 mm Kantenlänge ausgeführt werden unter Verwendung einer feinzeichnenden Film-Folien-Kombination mit einer Folie der Empfindlichkeitsklasse 50. Die günstigsten Aufnahmespannungen bei automatischer Belichtung betragen zwischen 64 und 74 KV. Größere Erfahrungen mit der digitalen Aufnahmetechnik existieren nicht, obwohl sich diese Technik aufgrund der Möglichkeit der Bildnachverarbeitung sehr vorteilhaft für die Arthrographie auswirken müßte.

12.2.4 Komplikationen

Im Gegensatz zu den Schnittbildverfahren muß die Arthrographie als invasive Me-

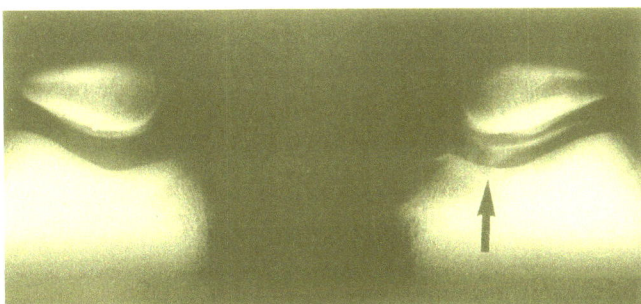

Abb. 12.4. Retropatellare Chondropathie (*Pfeil*). Aufnahme in Defilé-Position 30°

thode eingestuft werden. Dennoch gilt sie als außerordentlich zuverlässig und sicher. Komplikationen beziehen sich einmal auf die Gelenkpunktion und zum anderen auf die Kontrastmittelapplikation in den Gelenkbinnenraum. In einer Sammelstatistik von 126 000 Arthrographien fanden sich lediglich 0,25% Komplikationen, d.h. bei 317 Patienten, von denen 6 als schwer aufgefaßt werden mußten (s. Tabelle 12.1). Als häufigste Nebenwirkung ist die sterile Synovitis aufzufassen, die einer Bahandlung nicht bedarf, da sie in der Regel wieder spontan abklingt. Die seltenen Konrastmittelreaktionen sind überwiegend leicht, da das Kontrastmittel nur langsam in das intravaskuläre Kompartiment diffundiert; auch Patienten mit vorausgegangenen Kontrastmittelreaktionen können bei Verwendung eines dimeren, nichtionischen Kontrastmittels komplikationslos untersucht werden; es ist jedoch zu berücksichtigen, daß auch durch eine vorausgegangene Prophylaxe eine nachfolgende anaphylaktoide Reaktion niemals vollständig ausgeschlosssen werden kann [20].

Unerwünschte Nebenwirkungen sind auch als Folge der Anwendung ionisierender Strahlung denkbar. Bei adäquater Aufnahmetechnik ist die Strahlenbelastung der Gonaden mit 0,07 mSv bei männlichen und mit 0,02 mSv bei weiblichen Patienten anzusetzen [27]. Vergleicht man diese Dosis mit der derzeit auftretenden natürlichen Strahlenexposition von 2,4 mSv pro Jahr pro Kopf der Bevölkerung, so ist erkennbar, daß das strahlenbedingte Risiko gegenüber den anderen Risiken der Untersuchung als vernachlässigbar gering gelten kunn.

Insgesamt sind bezüglich der Nebenwirkungen die Sonographie und die MRT als überlegen anzusehen, da diese Methoden keinerlei Risiken durch Invasivität oder ionisierende Strahlen in sich bergen. Vergleicht man jedoch die Arthrographie mit der Arthroskopie, so ist gemessen an der Zahl von 4,8% schwerer Komplikationen bei der Spiegelung [20] mit einer um 2 Zehnerpotenzen höheren Komplikationsrate zu rechnen: Nach den Angaben verschiedener Autoren tritt bei 0,01-0,5% eine septische Arthritis und bei 0,1-0,2% eine tiefe Venenthrombose als Folge der Arthroskopie auf [19]. Dabei bleiben die Risiken der Allgemeinnarkose noch unberücksichtigt, die gerade dann erforderlich wird, wenn bei der Arthroskopie der Vorteil der Methode, nämlich der endoskopisch-chirurgische Eingriff, ausgenutzt werden soll. Weiterhin tritt bei 50% aller Patienten als Folge der Spiegelung ein Kniegelenkerguß auf, weshalb die Untersuchung häufig nur im Rahmen eines stationären Aufenthaltes durchgeführt wird [19]. Die Arthrographie kann, sofern nicht aufgrund der Erkrankung des Patienten die Notwendigkeit eines stationären Aufenthaltes besteht, immer ambulant ausgeführt werden.

12.3 Indikationen für die Kniearthrographie

Indikationen sind:

1. Meniskusläsionen:
   - traumatische Einrisse,
   - chronisch-degenerative Veränderungen,
   - kongenitale Anomalien,
   - postoperative Zustände;
2. Chondropathie;
3. Kapsel- und Bandapparat:
   - Kollateralbänder,
   - Kreuzbänder;
4. Popliteal- oder Baker-zysten;
5. proliferierende Synovitiden:
   - Synovitis villosa,
   - pigmentierte villonoduläre Synovitis.

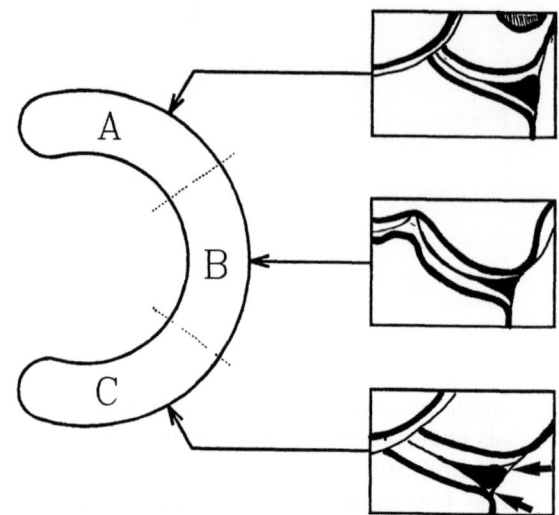

Abb. 12.5. Schematische Darstellung des Innenminsikus. *A* Vorderhorn, *B* Korpus, *C* Hinterhorn; *Pfeile*: oberer und unterer Recessus

12.4 Röntgenologische Befunde

12.4.1 Meniskusläsionen

Das Schwergewicht des diagnostischen Interesses liegt auf dem Gebiet der Meniskusläsionen, was allein schon aufgrund der Häufigkeit des Vorkommens dieser Erkrankungen erkennbar wird. Auf diesem Gebiet muß sich die Methode besonders mit den konkurrierenden Verfahren auseinandersetzen.

Normale Röntgenanatomie

Die Kenntnis der Röntgenanatomie ist von entscheidender Bedeutung, um bei der Diagnose einer Läsion eine entsprechende Zuordnung treffen zu können und um überlagernde Strukturen, die charakteristischerweise in den einzelnen Regionen der Menisci vorkommen, als solche identifizieren zu können.

Der Innenmeniskus kann im Bereich des Hinterhornes von den Kondylen überlagert werden (Abb. 12.5). Von der breiten Basis aus verjüngt sich der Körper zur Spitze hin, bei exakter Einstellung muß der freie Rand als scharfe Linie erkennbar sein. An der Basis können sich durch die unterschiedliche Ausprägung der synovialen Recessus differentialdiagnostische Schwierigkeiten bei der Abgrenzung gegenüber einer traumatischen Läsion ergeben, da die Variationsbreite des Normalen groß ist. Aufgrund der harmonischen Anordnung der Linienführung läßt sich der Normalbefund von der traumatischen Veränderung in der Regel abgrenzen.

Zur genauen Positionierung der fluoroskopisch gezielten Aufnahmen hat sich die Orientierung an dem tangentialen Tibiaplateau als hilfreich erwiesen. Im mittleren Bereich und zum Vorderhorn hin wird der Meniskus schmaler, die Patella projiziert sich in das Bild, sobald die Vorderhornregion dargestellt ist. Es ist unbedingt erforderlich, die Feldgröße der Zielaufnahmen so zu wählen, daß die umgebenden knöchernen Strukturen wie Kondylen und Patellarand zu identifizieren sind. Dadurch wird auch die vollständige Abbildung der Knorpelstrukturen gewährleistet.

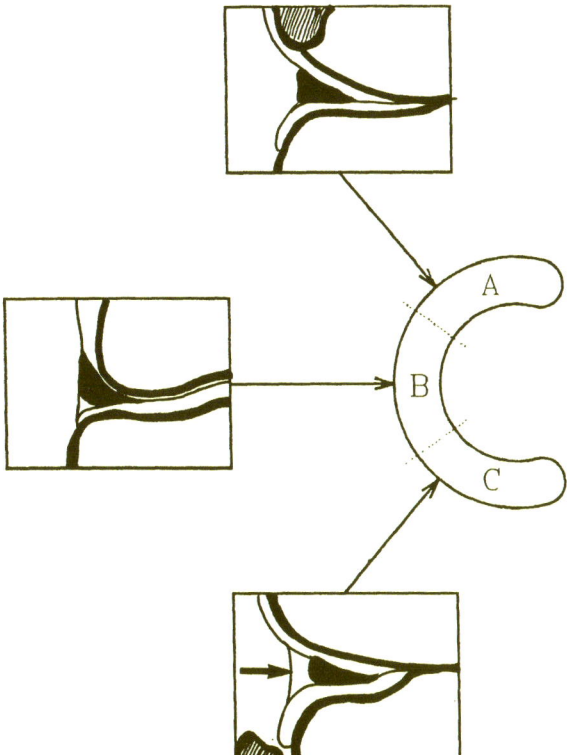

Abb. 12.6. Schematische Darstellung des Außenmeniskus. *A* Vorderhorn, *B* Korpus, *C* Hinterhorn; *Pfeil*: Hiatus popliteus

Der laterale Meniskus stellt sich als Dreiecksstruktur dar und besitzt ebenfalls einen scharfen, freien Rand (Abb. 12.6). Ebenso wie der innere enthält der Außenmeniskus keinerlei Binnenstrukturen, was für die Abgrenzung pathologischer Zustände von Bedeutung ist, da sich besonders im Bereich des Hinterhornes kompliziertere anatomische Strukturen überlagern. Hier bildet die Sehnenscheide der Popliteussehne eine markante Formation, den Hiatus popliteus, und trennt die Basis des Meniskus von den Kapselstukturen. Die Sehne selbst ist häufig nicht vollständig frei pojizierbar, sie wölbt sich als konvexe, weichteildichte Formation in das Lumen der Sehnenscheide vor. Da die Sehnenscheide nicht vollständig am Kapselapparat fixiert ist, kann Kontrastmittel die Sehnenscheide vollständig umschließen, was nicht mit Verletzungen verwechselt werden darf. Nach vorn zu dehnen sich die synovialen Recessus im mer stärker aus; der Meniskus besitzt nur einen schmalen Kontakt zur Kapsel, wodurch seine in diesem Abschnitt große Mobilität erklärbar ist. Die Darstellung der Fibula im Bereich des Hinterhornes und der Patella im Bereich des Vorderhornes ist eine Orientierungshilfe zur Identifizierung der verschiedenen Abschnitte des Meniskus (Abb. 12.6). Zur Abbildung der einzelnen Abschnitte in exakter tangentialer Projektion bedarf es der kontrollierten Beugung im Kniegelenk unter fluoroskopischer Kontrolle.

Bei extremer frontaler Einstellung können 3 Strukturen durch Überlagerungseffekte zu Fehldeutungen führen:

1. Der gegenseitige meniskosynoviale Recessus kann einen Einriß vortäuschen.
2. Der anteriore Fettbürzel ist eine gelappte Formation, die durch ihre weit frontal gelegene Lage charakterisiert ist

und mit ihren Grenzflächen über die Strukturen des Meniskus hinaus zu verfolgen ist, wodurch die Abgrenzung zu Einrissen gelingt.
3. Venen oder Lymphgefäße können sich in den Köper des Meniskus hinein projizieren; sie sind durch eine weiche, unscharfe Kontur gekennzeichnet und können dadurch von Verletzungen differenziert werden.

Weitere Möglichkeiten der Fehldeutungen sind bei nicht exakter tangentialer Projektion gegeben, wenn sich die vorderen oder hinteren Abschnitte der Menisci als zigarrenähnliche Formationen nach kranial oder kaudal auf die Kondylen bzw. das Tibiaplateau pojizieren. Durch entsprechende Beugung und Streckung im Kniegelenk während der Exposition der Aufnahme kann dieser Fehler vermieden werden.

Ein Hämarthros oder eine Ergußbildung führt immer zu einer Minderung des Kontrastes im Röntgenbild durch Reduktion der Jodkonzentration im positiven Kontrastmittel. Die Flüssigkeit sollte daher nach Möglichkeit so weit als möglich durch die Punktion entleert werden. Schwierigkeiten bei der exakten Positionierung des Patienten ergeben sich bei frisch verletzten, schmerzhaft fixierten Kniegelenken. Das akut traumatisierte Kniegelenk ist daher nicht die Domäne der Arthrographie.

Pathologische Befunde

Traumatische Einrisse

Für die arthrographische Darstellung eignen sich die am häufigsten vorkommenden Längsrisse am besten, da sie infolge ihres senkrecht zur Bildebene gerichteten Verlaufes in mehreren Projektionen abgebildet werden. Horizontalrisse sind selten, sie können nur bei exakter Einstellung des Meniskus von überlagernden Strukturen des Tibiaplateaus differenziert werden. Querrisse können durchaus dem röntgenologischen Nachweis entgehen, da sie parallel zur Bildebene verlaufen und daher bei der Rotation des Gelenkes im Rahmen der 180°-Drehung übergangen werden.

Die Röntgensymptomatik umfaßt die primären Zeichen, die sowohl für den Innen- als auch für den Außenmeniskus Gültigkeit besitzen. Primäre Zeichen sind:

– positives oder negatives Kontrastmittel im Inneren des Meniskus,
– Konturunterbrechung des Meniskus.

Die sog. sekundären Zeichen differieren geringfügig zwischen den Menisci. Beim medialen Meniskus deuten die Dekonfiguration und die Größenänderung eine Verletzung an. Die häufigen kleinen Läsionen des freien Meniskusrandes zeigen sich in einem fehlenden Kontrastmittelbeschlag der Oberfläche und in einer Kontrastmittelimbibition der Meniskussubstanz.

Der Nachweis eines evtl. in das Gelenkinnere verlagerten kleinen Fragments von der Spitze des Meniskus ist nicht von Bedeutung, zumal sich diese Partikel häufig mit der Zeit resorbieren. Größere Fragmente können nach oben luxieren und zu Fehldeutungen Anlaß geben (Abb. 12.7). Beim lateralen Meniskus ist

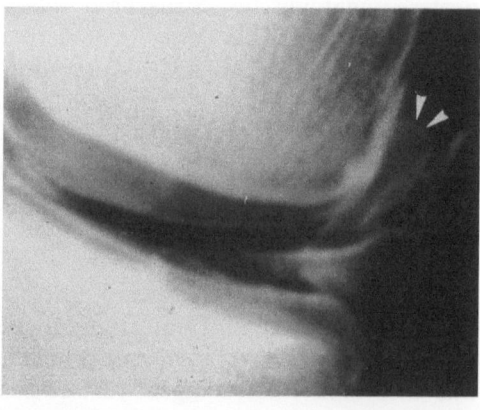

Abb. 12.7. Ausgedehnte Verletzung des Innenmeniskus. Fragment nach kranial luxiert (*Pfeilspitzen*)

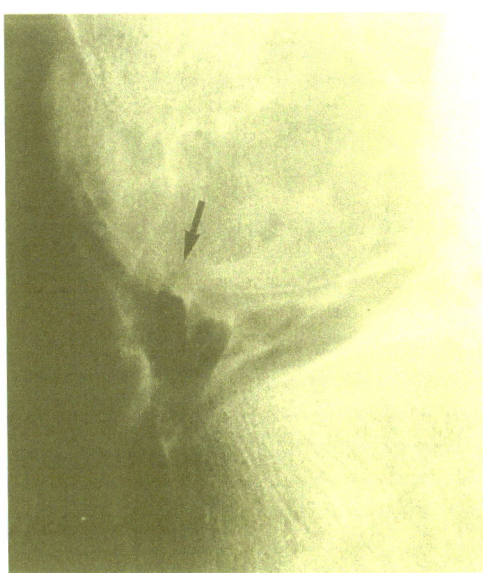

Abb. 12.8. Verletzung des Außenmeniskus mit Deformierung des Hiatus popliteus (*Pfeil*)

zusätzlich zu den genannten Symptomen die Zerstörung der streng geometrischen Dreiecksstruktur von diagnostischem Wert. Verwachsungen nach vorausgegangenen Traumen können die vollständige Abgrenzung der Sehnenscheide des M. popliteus unmöglich machen, wodurch eine frische Verletzung nicht ausreichend diagnostizierbar wird. Deformierungen des Hiatus popliteus als Folge posttraumatischer Läsionen sind ein sehr sensibler Indikator für eine abgelaufene Verletzung [38] (Abb. 12.8).

Insgesamt ist die Treffsicherheit bei der Diagnostik der weniger häufig vorkommenden Außenmeniskusverletzungen geringer, da infolge der vielfältigen Überlagerungen durch normale anatomische Strukturen Fehlinterpretationen möglich sind.

Chronisch degenerative Meniskusläsion

Aufgrund der fortwährenden mechanischen Belastung der gelenkbildenden knorpeligen Strukturen kommt es bereits ab dem 30. Lebensjahr zu Umbauvorgängen in den Menisci und den übrigen knorpeligen Anteilen des Kniegelenkes; die Grenzen zwischen dem normalen Verschleiß und den als pathologisch zu bezeichnenden Vorgängen sind fließend [27]. Neben einer großtropfigen Verfettung, schleimigen Degeneration und Hyalinisierung kommt es zum Teil auch zu Kalksalzeinlagerungen [27], die bereits nativdiagnostisch zu erfassen sind. Weitere röntgenologische Zeichen degenerativer Veränderungen im Arthrogramm sind (Abb. 12.9):

– Imbibitionen des freien Randes des Meniskus durch Eindringen des Kontrastmittels in die nekrotisierte Substanz des Meniskuskörpers. Dadurch erscheinen die Konturen des Meniskus verwaschen.
– Ausfransung des freien Randes als Folge der ständigen mechanischen Beanspruchung des Meniskus.
– Walzenförmige Ausziehung der Spitze des Meniskus und Verlagerung in das Gelenkinnere; dadurch kommt es zu einer Abflachung des Meniskus insgesamt. Diese Phänomene können durch die ständige Malbewegung zwischen Tibia und Femur erklärt werden, denen die Menisci ausgesetzt sind.

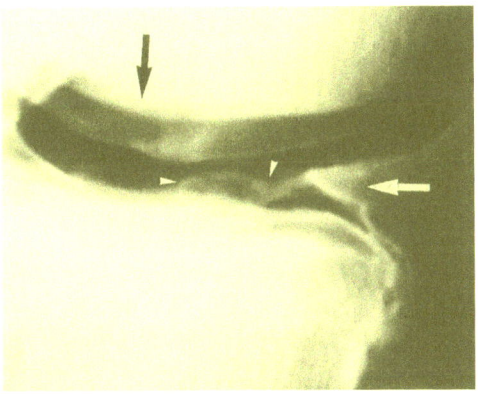

Abb. 12.9. Chronisch-degenerative Veränderung des Innenmeniskus. Kontrastmittelimbibition des freien Randes des Meniskus (*weißer Pfeil*); walzenförmige Verlagerung von Anteilen des Meniskus ins Gelenkinnere (*weiße Pfeilspitzen*); Knorpelläsion (*schwarzer Pfeil*)

– Das Meniskusganglion wird als Folge zystischer, degenerativer Prozesse erklärt [27]. Goldman [11] schuldigt die Kombination von traumatischen und degenerativen Einflüssen als Ursache dieser Veränderungen an. Neben einer Auftreibung kommt es zu einer Höhlenbildung im Meniskus, die durch feine Einrisse mit dem Gelenkspalt in Verbindung steht. Dadurch kommt es zu einer Kontrastmittelfüllung dieser Strukturen, die manchmal erst durch die Anfertigung von Spätaufnahmen sicher zu diagnostizieren sind.

Die chronischen Mensikusläsionen gehen regelmäßig mit degenerativen Knorpel- und Knochenumbauvorgängen einher (Abb. 12.9), auch dadurch lassen sie sich von der akuten traumatischen Läsion differenzieren.

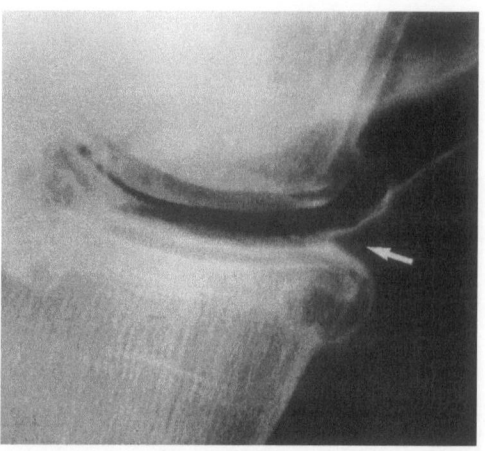

Abb. 12.10. Zustand nach operativer Entfernung des Innenmeniskus; "Regenerat" (*Pfeil*)

Kongenitale Anomalien

Die disoide Form betrifft nahezu ausschließlich den Außenmeniskus; die normale halbmondförmige Konfiguration des Meniskus imponiert dann als mehr oder weniger perfekte Scheibe. Der zu große Körper verlegt dann den Hiatus popliteus und ragt weit in das Gelenkinnere hinein, der freie Rand ist stumpf. Infolge seiner eingeschränkten Beweglichkeit wird dieser Meniskus häufiger traumatisiert, so daß sich diese Veränderungen bereits in der Kindheit oder im Adoleszentenalter finden lassen.

Postoperatives Arthrogramm

Die Indikation zu arthrographischen Untersuchungen nach Meniskusoperationen wird in der Regel aufgrund persistierender Beschwerden gestellt. Durch den chirurgischen Eingriff sind die normalen anatomischen Strukturen zerstört, zahlreiche Residuen können die Diagnose erheblich erschweren. Die stark vaskularisierte Basis des Meniskus wird bei der Operation mehr oder weniger vollständig von dem kollateralen Bandapparat abgelöst, der verbleibende Rest wird als "Regenerat" bezeichnet (Abb. 12.10). Von diesen Strukturen soll sich neues Meniskusgewebe entwickeln könnnen, welches allerdings niemals die harmonischen Formen des normalen Meniskus annehmen kann [11]. Die Diagnose eines Einrisses darf nur anhand der primären Kriterien gestellt werden, da die sekundären Zeichen im postoperativen Arthrogramm ihre Gültigkeit verlieren.

Nach arthroskopischer Versorgung von Meniskusverletzungen und persistierenden Beschwerden besitzt die MRT bezüglich der Diagnostik von Einrissen lediglich eine Sensitivität von 60%, weshalb in diesen Fällen eine besondere Indikation für die Arthrographie zu sehen ist [7].

Die diagnostische Aussagekraft der Arthrographie bei Meniskusläsionen

Die Treffsicherheit ("accuracy") der Arthrographie bei der Diagnostik der Menisci wird in der Literatur mit 88–98% angegeben [6]. Da sie von der Prävalenz abhängig ist, kommt ihr nur eine eingeschränkte Bedeutung zu. Bei einer prospektiv vergleichenden Studie zeigte Thijn [33], daß darüber hinaus das Ergebnis der Untersuchung von der Lokalisation der Verletzung abhängig ist. Das Hinterhorn des Innenmeniskus ist für die Arthroskopie schwer einzusehen, wogegen es röntgenologisch regelmäßig sehr sicher dargestellt werden kann [4,14,18,19,33]. Bei der Diagnose des Außenmeniskus ist die Röntgenmethode unterlegen [33]. Der arthrographischen Unsicherheit bei der Diagnose feiner Läsionen des freien Randes des Meniskus steht eine zuverlässige Beurteilungsmöglichkeit dieser Region in der Arthroskopie gegenüber.

Es ist insgesamt festzustellen, daß sich beide Methoden nicht ausschließen, sondern aufgrund der komplementären diagnostischen Möglichkeiten ergänzen (Abb. 12.11) [12,23,24]. Daher ist es auch heute sinnvoll, die Arthrographie im Rahmen des diagnostischen Procedere in vorderster Linie bei der Abklärung der Meniskusläsionen einzusetzen.

12.4.2 Chondropathie

Aufgrund des selteneren Vorkommens – in größeren Serien wurde sie bei 16% der Arthrogramme beobachtet [8] – steht die Chondropathie erst in zweiter Linie des diagnostischen Interesses bei primären Fragestellungen zur Arthrographie. Die Kontrastmitteluntersuchung kann dennoch wertvolle Beiträge zur differentialdiagnostischen Abgrenzung gegenüber anderen Läsionen des Kniebinnenraumes liefern, zumal die klinische Untersuchung hier weniger zuverlässig ist, da sie lediglich eine Treffsicherheit von 47–92% besitzt [8].

Findet man im Kniegelenkspalt ein von negativem oder positivem Kontrastmittel umgebenes knochendichtes Fragment, so handelt es sich mit Sicherheit um eine Osteochondrosis dissecans, so daß die Indikation zur operativen Intervention gegeben ist. Die Schichtuntersuchung erlaubt eine deutliche Verbesserung der diagnostischen Aussage, wird jedoch aufgrund ihres hohen technischen Aufwandes (Umlagerung des Patienten auf ein entsprechendes Untersuchungsgerät) routinemäßig nur selten angewandt.

Die Treffsicherheit der Doppelkontrastarthrographie ist von der Ausdehnung der chondralen Läsionen abhängig; Literaturangaben sind deshalb nur mit Vorbehalt zu bewerten, wenn sie sich nicht auf die Einteilung in die Chondromalaziegrade I–IV stützen. Bei entsprechender Technik (tangentiale Einstellung unter Durchleuchtungskontrolle) konnten Trefferquoten bis zu 94% erzielt werden [8].

Grundsätzlich different stellt sich die Situation bei der Chondropathia patellae dar. Auch wenn einige Autoren eine hohe Treffsicherheit der Arthrographie angeben [13], muß davon ausgegangen werden, daß die Arthrographie keine geeignete Methode zur Erfassung der Chondropathie darstellt, zumal diese Region für andere Untersuchungsverfahren und insbesondere die Arthroskopie immer gut zugänglich ist [19].

Dennoch ist zu berücksichtigen, daß die Arthroskopie nur die oberflächlichen Anteile des Knorpels erfassen kann, die tiefgreifenden Defekte der Patella sind

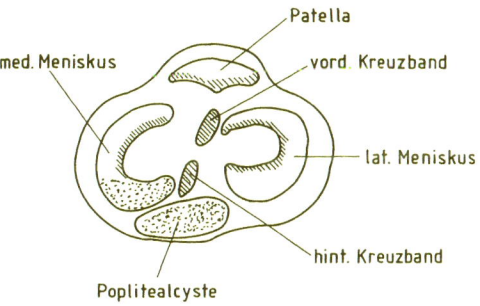

Abb. 12.11. Arthrographie und Arthroskopie als komplementäre Untersuchungsverfahren; *gepunktet*: für die Arthro*skopie* schwer oder nicht zugänglich; *schraffiert*: für die Arthro*graphie* schwer oder nicht zugänglich

nicht zu beurteilen. Ein größerer Defekt wird der arthrographischen Entdeckung nicht entgehen, deshalb sollte nach entsprechender Klinik im Rahmen einer Arthrographie aus anderen Gründen grundsätzlich auch die Aufnahme in axialer oder in Defilé-Projektion eingesetzt werden, diese erlaubt darüber hinaus auch eine bessere Beurteilung der Kongruenz der Gelenkflächen, was für den Operateur von großer Bedeutung sein kann.

12.4.3 Kapsel- und Bandapparat

Kollateralbänder

Der kollaterale Bandapparat und die Gelenkkapsel sind immer auch Gegenstand der Beurteilung der Kniearthrographie, da eine unmittelbare Verbindung mit den Menisci besteht. Das mediale Seitenband ist im Gegensatz zum lateralen in den Kapselapparat integriert, so daß hier die häufigeren röntgenologischen Veränderungen zu erwarten sind. Bei den Rotationsinstabilitäten sind neben Meniskusläsionen auch Kapsel- und Bandschäden obligatorisch, wobei klinisch die einzelnen Läsionen kaum voneinander zu differenzieren sind und die Seitenbandruptur zumeist im Vordergrund steht [27].

Seitenband- und Kapselrisse füllen sich mit positiven Kontrastmitteln und entgehen dem Untersucher selten. Allerdings wird die Kontrastmittelextravation mit zunehmendem zeitlichem Abstand zum Trauma geringer, so daß nach ca. 78 h der röntgenologische Nachweis nicht mehr möglich wird [27].

Kreuzbandläsionen

Weitaus schwieriger ist die Diagnostik der Kreuzbandrisse, die bei den kombinierten Verletzungen regelmäßig mit beteiligt sind [26]. Bei 25% der Patienten, die nach einer Meniskusoperation weiterhin Beschwerden hatten, war ursächlich eine Kreuzbandläsion vorhanden, die bei der Erstuntersuchung übersehen worden war [10].

Zur Darstellung der Kreuzbänder werden spezielle Untersuchungstechniken mit einer Obertischröhre angegeben [25]. Mit der durchleuchtungsgezielten Übersichtsaufnahme is streng seitlicher Position unter Beugung des Kniegelenkes ist routinemäßig eine gut beurteilbare Abbildung der Kreuzbänder zu erzielen (Abb. 12.12). Dabei ist darauf zu achten, daß das hintere Kreuzband gut sichtbar ist, da auf diese Weise die günstigste Projektion für die Darstellung des vorderen Kreuzbandes vorliegt und somit bei fehlender Darstellung immer auf eine Verletzung dieses Bandes geschlossen werden kann [1]. Die Diagnose liner Läsion des vorderen Kreuzbandes soll mit einer Spezifität von 91% möglich sein [1], wobei jedoch zu berücksichtigen ist, daß die klinische Untersuchung die gleiche Sicherheit bietet. Die Verwendung einer ausreichenden Kontrastmittelmenge ist bei gezielter Fragestellung immer erforderlich, da zu wenig Kontrastmittel die häufigste Ursache für das Mißlingen der röntgenologischen Darstellung der Kreuzbänder darstellt [25].

Ein in den Gelenkspalt verlagerter Sequester eines Meniskus kann die Kontrastierung der Kreuzbänder verhindern und somit eine Läsion vortäuschen; die gleiche Fehlerquelle ist auch bei dem seltenen diskoiden Meniskus gegeben [34].

Eine Plica synovialis infrapatellaris (Lig. mucosum), die als entwicklungsgeschichtliches Residuum nahezu in jedem Arthrogramm des Erwachsenen gefunden wird [5], kann mit dem vorderen Kreuzband verwechselt werden. Die Winkelmessung nach Brody et al. [2] erlaubt die Sicherung der Diagnose: bei intaktem Band ist der Winkel kleiner als 90°, wogegen er bei der Plica den Wert von 85° immer überschreitet (Abb. 12.12b).

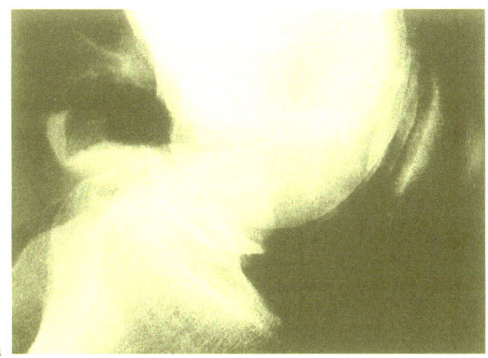 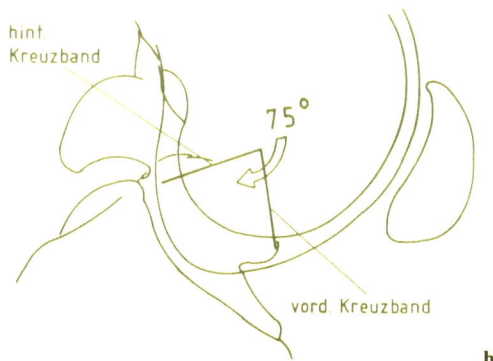

Abb. 12.12a,b. Darstellung der Kreuzbänder und Differentialdiagnose zur Plica synovialis infrapatellaris; Winkel unter 90° entsprechen intakten Kreuzbändern, Winkel über 85° deuten auf eine Überlagerung durch eine Plica. (Nach Brody et al. [2])

12.4.4 Popliteal- oder Baker-Zysten

Mit dem Synovialraum des Kniegelenkes kommuniziert eine Anzahl von Bursen, von denen die Bursa semimembranoso-gastrocnemica klinische Bedeutung erlangen kann. Kommt es durch einen pathologischen Prozeß zu einer Überproduktion von Synovialflüssigkeit und zu einer Drucksteigerung, so wird sich die präformierte Bursa erweitern, so daß ein raumfordernder zystischer Tumor in den Weichteilen des Kniegelenkes entsteht. Die entscheidende Bedeutung für eine solche Baker-Zyste besteht in ihrer Funktion als Indikator für einen pathologischen Prozeß im Kniebinnenraum.

Die Diagnose kann arthrographisch gestellt werden. Dabei ist die Differentialdiagnose zwischen einer einfachen Überdehnung des hinteren Recessus des Gelenkbinnenraumes durch den Nachweis einer schmalen Verbindung im Synovialraum des Kniegelenkes röntgenologisch sicher möglich (Abb. 12.13). Die besondere Bedeutung der Arthrographie ergibt sich auch aus der Tatsache, daß bei der Spiegelung eine Abklärung dieser Veränderungen des Gelenkbinnenraumes nicht möglich ist.

Akute Drucksteigerungen, wie sie z.B bei der rheumatoiden Arthritis oder auch bei Traumen vorkommen, können zur Ruptur der Baker-Zyste führen, die auch als dissezierende Poplitealzyste bezeichnet wird. Diese Veränderung kann klinisch eine Thrombophlebitis vortäuschen [16,30]. Umgekehrt kann bei der Verdachtsdiagnose einer Thrombophlebitis die Ruptur einer Baker-Zyste zugrunde liegen. Besteht daher eine

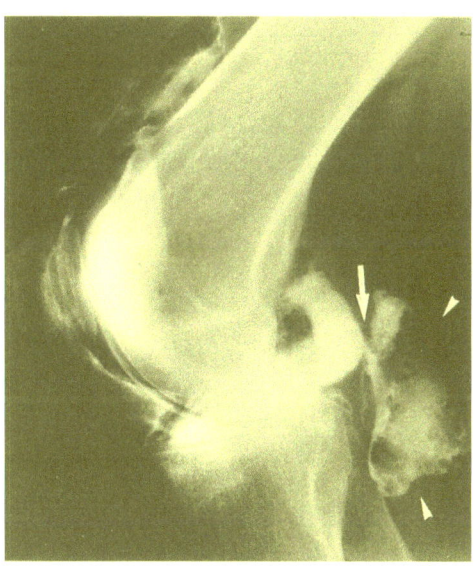

Abb. 12.13. Baker-Zyste bei Innen- und Außenmeniskusläsion (*Pfeilspitzen*); schmale Verbindung zum übrigen Gelenkbinnenraum (*Pfeil*)

entsprechende klinische Symptomatik, sollte neben der Arthrographie bei negativem Befund in gleicher Sitzung eine Phlebographie angeschlossen werden. In gleicher Weise ist bei der Diagnose der Thrombophlebitis und unauffälligem Venenbefund die Durchführung einer Kniearthrographie mit in Erwägung zu ziehen.

12.4.5 Proliferierende Synovitiden

Zu diesen in der Routinediagnostik selten auftretenden Entitäten gehören

- die Synovitis villosa und
- die pigmentierte villonoduläre Synovitis.

Die Röntgensymptomatik besteht bei beiden Erkrankungen in der Darstellung von intraartikulären Weichteilstrukturen. Man erkennt überwiegend in der supra- oder infrapatellaren Bursa blasenförmige Elemente, die die Kapselstrukturen verwischen und zum Verschwinden bringen [11]. Im Nativbild und auch bei der Arthrographie ist die Aufdehung der Gelenkkapsel das führende Symptom, welches auch bei einer einfachen synovialen Hypertrophie entzündlicher Genese vorkommen kann [9]. Zur sicheren differentialdiagnostischen Abgrenzung der zugrundeliegenden Erkrankung ist die histologische Untersuchung des Weichteilgewebes erforderlich.

12.5 Schlußbemerkung

Die Möglichkeiten zur Darstellung der Erkrankungen des Kniegelenkes bieten heute ein breites Spektrum, in dem die Röntgenmethode mehr und mehr an Bedeutung verliert. Dieses läßt sich nicht zuletzt an der Zahl der Veröffentlichungen in der Literatur ablesen, die auch im Vergleich zu den anderen Verfahren ständig rückläufig ist [23,32].

Die MRT als nichtinvasives Verfahren wird die Indikationsstellung zur Arthrographie noch weiter einschränken, da sie generell in der Lage ist, die gleichen Informationen wie die Röntgenmethode zu liefern; bei der MRT als Schnittbildverfahren sind darüber hinaus die Probleme der Auflösung des Summationsbildes, die der Arthrographie anhaften, nicht gegeben, so daß sich bei breiter Anwendung durchaus eine überlegenere Aussagekraft herausstellen könnte.

Dennoch besitzt die Methode ihren festen Platz bei der Abklärung von Kniegelenkerkrankungen, da sie in bezug auf Aussagekraft, Verfügbarkeit, Invasivität und finanziellen Aufwand mit den übrigen Methoden durchaus konkurrieren kann. Die Untersuchung kann ambulant durchgeführt werden, besitzt praktisch keine Kontraindikationen und erfordert keinen hohen technischen Aufwand. Sie liefert objektivierbare und dokumentierbare Befunde, die sowohl dem Operateur als auch einem Nachuntersucher zur Verfügung stehen. Darüber hinaus sollte berücksichtigt werden, daß die Methode im Vergleich zu anderen Verfahren komplementäre Eigenschaften besitzt; die höchste Treffsicherheit in diagnostisch unklaren Fällen kann durch die additive Anwendung verschiedener Methoden erreicht werden. Vorraussetzung für optimale Ergebnisse bei der Kniearthrographie ist die ausreichende Erfahrung des Untersuchers. Deshalb ist es von größter Bedeutung, daß die Methode bei der Ausbildung der nachfolgenden radiologisch tätigen Ärzte weiterhin gelehrt wird.

Literatur

1. Braunstein EM (1982) Anterior cruciate ligament injuries: a comparison of arthrographic and physical diagnosis. AJR 138: 423–425

2. Brody GA, Pavlov H, Warren RF, Ghelman B (1983) Plica synovialis infrapatellaris: arthrographic sign of anterior cruciate ligament disruption. AJR 140: 767–769
3. DeCarvalho A, Jurik AA (1985) Joint fluid after aspiration. A disturbing factor in knee arthrography. Acta Radiol (Diagn) 26: 715–717
4. DeSmet AA (1985) Meniscal tears on knee arthrography: patterns of arthrographic abnormalities. Skeletal Radiol 14: 280–285
5. Deutsch AL, Resnik D, Dalinka MK, Gilula L, Guerra J, Dunn FH (1981) Synovial plicae of the knee. Radiology 141: 627–634
6. Dumas JM, Edde DJ (1986) Meniscal abnormalities: prospective correlation of double contrast arthrography and arthroscopy. Radiology 160, 2: 453–456
7. Farley TE, Howell SM, Love KF, Wolfe RD, Neumann CH (1991) Meniscal tears: MR and arthrographic findings after arthroscopic repair. Radiology 180: 517–522
8. Fiedler V, Schütt H, Beyer D, Roschek H (1979) Zuverlässigkeit der Doppelkontrastarthrographie in der Abklärung von Knorpelschäden des Kniegelenkes. Fortschr Röntgenstr 131: 237–243
9. Forrester DM, Brown JC, Nesson JW (1984) Gelenkerkrankungen im Röntgenbild. Thieme, Stuttgart
10. Franken TH, Frommhold H, Klammer HL (1977) Xeroradiographische Untersuchungen am Kapsel- und Bandapparat des Kniegelenkes. Fortschr Röntgenstr 126: 381–386
11. Goldman AB (1984) Knee arthrography. In: Goldman AB (ed) Procedures in skeletal radiology. Grune & Stratton, Orlando, pp 85–164
12. Hempfling H, Schäfer H (1989) Arthroscopy and arthrography. A combined procedure. Surg Endosc 3: 203–211
13. Kaufmann J, Langlotz M (1984) Ist die idiopathische Chondropathia patellae mit radiologischen Methoden diagnostizierbar? Fortschr Röntgenstr 141: 422–426
14. Kimori K, Suzu F, Yamashita F, Sakakida K, Hirasawa Y (1989) Evaluation of arthrography and arthroscopy for lesions of the posteromedial corner of the knee. Am J Sports Med 17: 638–643
15. Kobayashi S, Takei T (1991) Venous air embolism during knee arthrography. A case report. Arch Orthop Trauma Surg 110: 311–313
16. Krause P, Crasselt C (1989) Arthrocele of the knee joint – a differential diagnosis to deep venous thrombosis. Z Gesamte Inn Med 44: 188–191
17. Lais E, Flesch U, Witt H (1989) A comparison of arthrography with a non-ionic dimeric contrast medium with arthroscopy and the surgical result in patients with hypersensitiviy to contrast media. Wiener Med Wochenschr 139: 235–237
18. Levinsohn EM, Baker BE (1980) Prearthrotomy-diagnostic evaluation of the knee: Review of 100 cases diagnosed by arthrography and arthroscopy. AJR 134: 107–111
19. Löhnert J, Raunest J (1985) Arthroskopische Chirurgie des Kniegelenkes. Regensberg & Biermann, Münster
20. Newberg AH, Munn CS, Rubbins AA (1985) Complications of arthrography. Radiology 155: 605–606
21. Ng YY, Khaw KT, Hallpin S, Stoker DJ (1989) A comparative study to evaluate the role of intraarticular adrenaline in double contrast knee arthrography. Clin Radiol 40: 598–601
22. Obermann WR, Bloem JL, Hermans J (1989) Knee arthrography: comparison of iotrolan and ioxaglate sodium meglumin. Radiology 173: 197–201
23. Otto H (1992) Arthrographie des Kniegelenkes. In: Reiser M, Nägele M (Hrsg) Aktuelle Gelenkdiagnostik. Thieme, Stuttgart, S 4–121
24. Otto H, Kallenberger R (1987) Die Kniearthrographie heute. Radiologe 27: 64–70
25. Pavlow H, Freiberger RH (1978) An easy method to demonstrate the cruciate ligaments by double contrast arthrography. Radiology 126: 817–818
26. Reiser M, Rupp N, Karpf PM, Feuerbach ST, Paar O (1982) Erfahrungen mit der CT-Arthrographie der Kreuzbänder des Kniegelenkes. Fortschr Röntgenstr 137: 372–378
27. Ricklin P, Rüttimann A, DelBuono MS (1980) Die Meniskusläsion. Thieme, Stuttgart
28. Robinsohn H, Werndorff A (1905) Über intraartikuläre und interstitielle Sauerstoffinsufflation zu radiologisch-diagnostischen und therapeutischen Zwecken. Verh Deutsch Ges Orth Chir, Enke, Stuttgart
29. Schmidt M, Thie HJ, Lohkamp F, Bisping B (1982) Diagnostischer Aussagewert der Arthrographie des Kniegelenkes. Schnetztor, Konstanz
30. Soriano ER, Catoggio LJ (1990) Baker Cysts, pseudothrombophlebitis: where

do we stand? Clin Exp Rheumatol 8: 107–112
31. Stoker DJ (1981) The value of arthrography in management of internal dearangements of the knee: the first 1000 are the worst. Clin Radiol 32: 557–566
32. Stoker DJ (1990) Arthrography: time for reappraisal or the end of the road? Clin Radiol 41: 371–372
33. Thijn CJP (1982) Accuracy of double-contrast arthrography and arthroscopy of the knee joint. Skeletal Radiol 8: 187–192
34. Wolfe RD, Dieden JD (1985) Cruciate ligament injury: diagnostic difficulties in the presence of meniscal injury. Radiology 157: 19–21

13 Sonographie

F. KAINBERGER und T. HELBICH

13.1	Einleitung	159
13.2	Untersuchungstechnik und normale sonographische Anatomie	159
13.3	Pathologische Befunde	161
13.3.1	Raumforderungen	161
13.3.2	Synoviale Strukturen und Arthritis	164
13.3.3	Sehnen und Ligamente	166
13.3.4	Menisci	166
13.3.5	Osteochondrale Erkrankungen	167
13.4	Klinische Wertigkeit	167
	Literatur	168

13.1 Einleitung

Die sonographische Diagnostik des Kniegelenkes ist heute eine etablierte Methode zur Diagnosesicherung und Differenzierung palpabler Raumforderungen. Erste diesbezügliche Untersuchungen gehen auf McDonald und Leopold zurück, die 1972 popliteale Zysten sonographisch nachweisen konnten [19]. Seit der Einführung hochauflösender Realtime-Geräte mit Applikatorfrequenzen, die heute bis 15 MHz reichen, gibt es eine Reihe von Untersuchungen über die sonographische Darstellbarkeit der verschiedenen knorpeligen und ligamentären Strukturen des Kniegelenkes, die im folgenden eine kritische Würdigung erfahren sollen.

13.2 Untersuchungstechnik und normale sonographische Anatomie

Der sonographische Untersuchungsablauf ist am Kniegelenk semistandardisiert, d.h. der Aufbau des dynamischen Untersuchungsvorganges und die Dokumentation richten sich nach der Indikationsstellung. Demzufolge werden von einzelnen Autoren auch sehr unterschiedliche Untersuchungsprogramme gefordert. Grundsätzlich erfolgt die Untersuchung am liegenden Patienten (in Bauch- und Rückenlage) bei gestrecktem Knie, wobei der Anpreßdruck des Transducers (Schallkopfes) nicht zu fest sein soll. Gegebenenfalls wird das Knie ergänzend in unterschiedlichen Flexionsgraden untersucht, z.B. zur Abschätzung des Füllungsgrades einer poplitealen Zyste oder um die Quadrizeps- bzw. Patellarsehne in verschiedenen Spannungszuständen zu dokumentieren. Bei Vorliegen sog. Baker-Zysten ist die exakte Abklärung von Begleitveränderungen oder Komplikationen (Nachweis einer tiefen Beinvenenthrombose) notwendig (Tabelle 13.1). Die Verwendung einer Kunststoffgel-Vorlaufstrecke kann hilfreich sein zur besseren Ankoppelung des Transducers auf der Körperoberfläche.

Als gerätetechnische Ausstattung ist zur Darstellung der oft sehr dünnen ligamentären oder synovialen Strukturen die beste jeweils kommerziell verfügbare Konfiguration zu fordern: Die Transducerfrequenz soll 5–13 MHz betragen,

Tabelle 13.1. Sonographisches Untersuchungsprotokoll bei Verdacht auf popliteale Raumforderung. Die Untersuchung erfolgt in Bauchlage des Patienten unter Extension sowie mittlerer Flexion des Kniegelenkes. Als Mindesterfordernis ist eine Dokumentation der morphologischen Strukturen in 2 Ebenen (axial und sagittal) zu fordern

US-Untersuchungselement	Kommentar
1. Dynamische B-Bild-Untersuchung	
– Fossa poplitea, auch der kollateralen Seite	Häufig bilaterales Auftreten von sog. Baker-Zysten
– Proximales Wadendrittel	Nachweis etwaiger Zystenausdehnung nach distal
– Recessus suprapatellaris	Ergußdokumentation
2. Farbdoppler-US-Untersuchung der Fossa poplitea und Wade	Evaluation der venösen Gefäße bzw. Thrombose

womit in vivo eine maximale axiale Ortsauflösung von 0, 5–0, 1 mm erzielbar ist [18]. Allgemein ist ein Linearschallkopf mit kleiner Auflagefläche zu bevorzugen, für die Meniskussonographie wird von einzelnen Autoren ein Sektorschallkopf empfohlen. Zur Auswertung der Signale ist eine potente Signalverarbeitungselektronik ("Computersonographie") mit vom Untersucher korrekt anzuwählenden Auswertungsparametern (z.B. optimierte Positionierung der Fokuszone, keine Grauwertreduktion) nötig. Eine Farbdopplerapplikation kann hilfreich sein zur Diagnose vaskulärer Veränderungen.

Die sonographische Anatomie des Kniegelenkes wird in ihrem Erscheinungsbild nicht nur von Rückstreueffekten an normalen Gewebestrukturen determiniert, sondern auch von vielfältigen Artefakten, deren Intensität mit der Höhe der Transducerfrequenz zunimmt. Um Artefakte von realen pathologischen Veränderungen abgrenzen zu können, sind ein dynamischer Untersuchungsgang sowie die Dokumentation von Abnormitäten in mindestens 2 Ebenen unbedingte Voraussetzung.

Sehnen und Bänder mit ihren gerichtet angeordneten Kollagenfaserbündeln unterliegen dem Gesetz der akustischen Faseranisotropie [4]: Da der Transducer sowohl als Sender als auch als Empfänger der Schallwellen fungiert, werden rückgestreute Schallwellen, wenn der Reflexionswinkel größer als etwa 15° ist, nicht mehr empfangen, so daß das Sehnengewebe am Bild signallos erscheint [3]. In den orhograd von der Schallwelle getroffenen Abschnitten sind die Kollagenfaserbündel einer Sehne echoarm, die sie umgebenden Peritendinea echoreich [14].

Lockeres Bindegewebe besteht aus unterschiedlichen Anteilen an Fettgewebe, kollagenen und elastischen Fasern, die in individuell variabler Komposition ein sehr heterogenes, meist echoreiches sonographisches Erscheinungsbild ergeben.

Der *hyaline Gelenkknorpel* ist echoarm bis echofrei, bei Kindern bis zu 1,5 cm breit. Die zentral gelegenen Teile des hyalinen Knorpels von Femur und Tibia sowie der gesamte patellare Gelenkknorpel sind der sonographischen Evaluation nicht bzw. teilweise nur bei maximaler Kniegelenkflexion zugänglich.

Der *Faserknorpel der Menisci* ist – bedingt durch die bogenförmig-gitternetzartige Anordnung seines Kollagenfasersystems – echoreich und gut darstellbar mit Ausnahme der tief im Gelenkkavum gelegenen Anteile, die oft durch Reverberations- und Rückstreuartefakte überlagert werden. Durch ihre auch normalerweise nicht immer homogene Echostruktur, durch Überlagerungseffekte superfizial gelegener Elemente (z.B. der Sehne des M. popliteus) erfordert die

Beurteilung der Menisci große Erfahrung, die nur unter Kenntnis funktionsmechanischer Aspekte im Rahmen einer dynamischen Real-time-Untersuchung sinnvoll sein können.

Bursen sind normalerweise nicht erkennbar, allenfalls mit potenten hochauflösenden Geräten unter genauer Kenntnis der anatomischen Situation, und zwar als schmale echofreie Spaltbildungen, die nicht breiter als 2 mm sein sollen [12].

Bei der *Kniegelenkkapsel* verhält sich der fibröse Anteil mit seinen Verstärkungsbändern wie alle anderen Sehnen und Bandstrukturen in Abhängigkeit vom Winkel der einfallenden Schallwellen vorwiegend echoarm. Die Synovia ist normalerweise vom darunterliegenden echoreichen lockeren Bindegewebe nicht differenzierbar.

Knochengewebe verursacht im Erwachsenenalter durch den hohen Impedanzunterschied zu den Weichteilen eine totale Reflexion der Schallwellen, so daß einerseits die Oberfläche durch einen kräftigen Echoreflex gekennzeichnet ist, andererseits Reverberations- und Rückstreuartefakte unterschiedlichen Ausprägungsgrades auftreten können. Zwischen Femur- und Tibikondylen können diese Artefakte zusammen mit Signal-Rausch-Phänomenen die Diagnostik von Weichteilstrukturen erheblich einschränken.

13.3 Pathologische Befunde

13.3.1 Raumforderungen

Palpable Raumforderungen treten im Kniegelenkbereich besonders popliteal auf und sind wegen der oft vielfältigen Ursachen klinisch nicht immer klar differenzierbar.

Die häufigste Ursache einer poplitealen Schwellung ist die sog. Baker-Zyste (Abb. 13.1). Per definitionem handelt es sich um eine pathologische Flüssigkeitsakkumulation der Bursa M. gastrocnemii medialis und/oder der Bursa M. semimembranosi. Da beide Bursen ein anteriores und ein posteriores Horn unterschiedlicher Größe aufweisen und auch unter normalen Verhältnissen miteinander kommunizieren können bzw. auch nicht [17], ist das sonomorphologische Erscheinungsbild einer großen Variabilität unterworfen (Abb. 13.2). Dazu kommt, daß der Flüssigkeitsgehalt der Bursa auch vom Anpreßdruck des Schallkopfes abhängt (d.h. wieviel Flüssigkeit durch die Druckerhöhung in die Kniegelenkhöhle zurückgepreßt wird) und – besonders bei der chronischen Polyarthritis – durch Synechien traubenförmige Tochter- bzw. Nachbarzysten entstehen können, so daß im Einzelfall eine außerordentliche Polymorphie dieser an sich benignen Zystenbildung vorliegen kann (Abb. 13.3). Trotzdem gelingt die sonographische Dia-

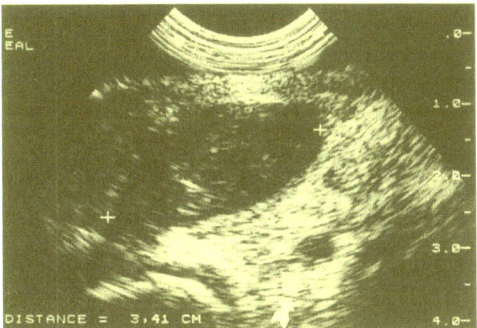

Abb. 13.1. Transversalschnitt durch den medialen Teil der Fossa poplitea eines 60jährigen Patienten mit chronischer Polyarthritis. Es findet sich eine 3,5 cm große echoarme, scharf begrenzte Raumforderung (*zwei Marker*), die nach ventromedial spitz zuläuft und somit ihrer Form nach charakteristisch für eine sog. Baker-Zyste ist. Die echoarme Struktur ist durch reichlich Debris bzw. Schwebestoffe innerhalb des Zystenlumens bedingt, wie die anschließende US-gezielte Punktion ergab. Das schmale echoarme Band über der Fossa intercondylaris (*Pfeil*) entspricht der fibrösen Kniegelenkkapsel

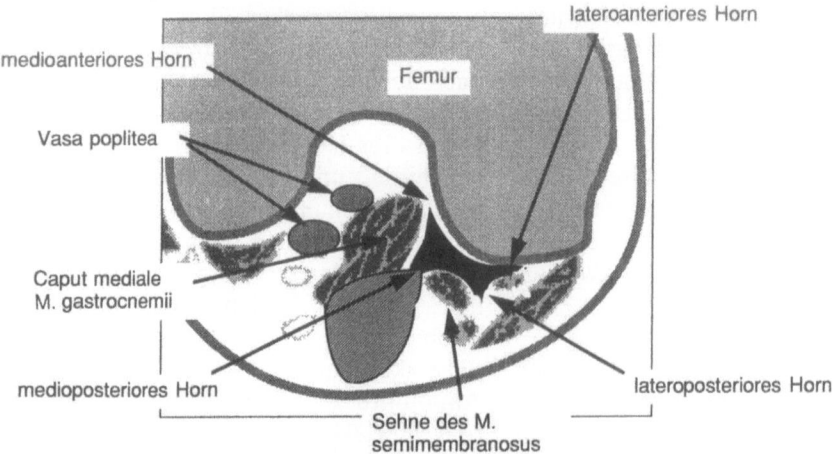

Abb. 13.2. Schematische Darstellung der anatomischen Verhältnisse der Bursen im medialen Teil der Fossa poplitea. Sowohl die Bursa M. gastrocnemii medialis als auch die Bursa M. semimembranosi bilden jeweils ein anteriores und ein posteriores Horn unterschiedlicher Größe

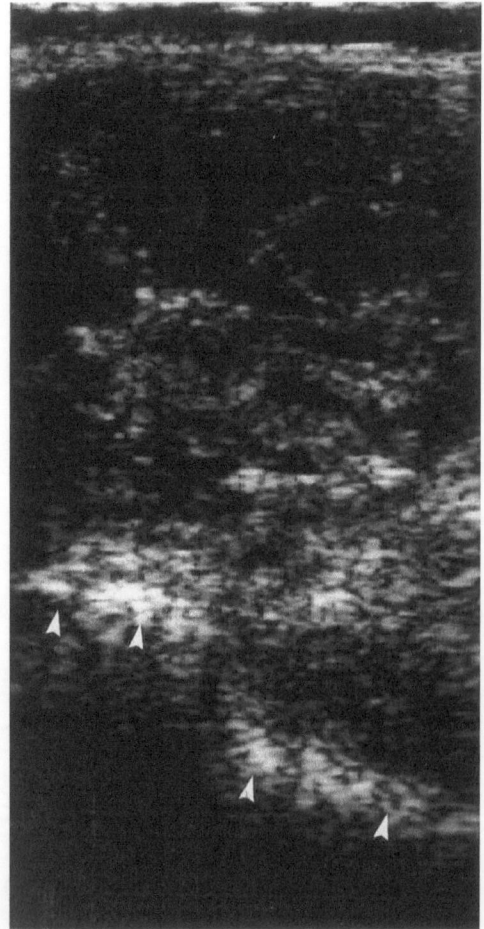

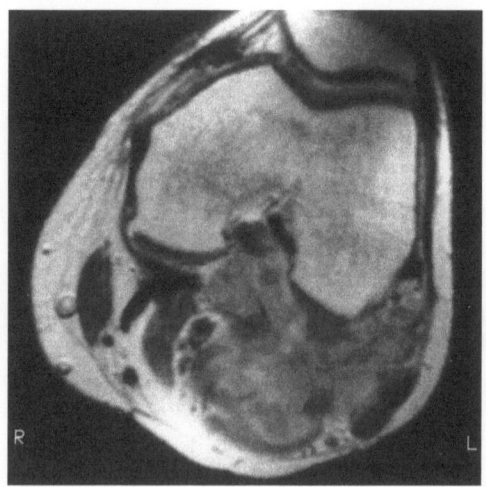

Abb. 13.3a,b. Palpabler Tumor in der Fossa poplitea. **a** Sonographisch zeigt sich auf dem vorliegenden Sagittalschnitt durch die Fossa poplitea eine große inhomogene, vorwiegend echoarme, teils von zystischen Gebilden durchsetzte Raumforderung, die in der Tiefe bis an Femur und Tibia (*Pfeile*) heranreicht. **b** MR-tomographisch zeigt sich eine inhomogene, die Fossa poplitea weitgehend ausfüllende und den lateralen Femurkondylus manschettenförmig umgreifende Raumforderung, die histologisch einem Chondrosarkom entsprach

gnose mit hoher Zuverlässigkeit, wobei für pädiatrische Fragestellungen eine untere Nachweisgrenze von 1 cm Durchmesser beschrieben worden ist [24].

Das US-Erscheinungsbild sog. Baker-Zysten läßt sich in vier Grundtypen unterteilen: Bei der klassischen und häufigsten Form ist die Flüssigkeitsakkumulation im medioposterioren Horn der Zyste zu finden, wobei der flüssigkeitsgefüllte Hohlraum nach ventral spitz zuläuft, so daß das Bild eines Vogelschnabels entsteht (s. Abb. 13.1). Weniger häufig ist eine gleichmäßige Verteilung der Flüssigkeit in der Bursa zu beobachten, wo sich alle vier Cornua gleichmäßig füllen (Andreaskreuzform); meist ist dies bei Kindern oder bei längerem Bestehen einer solchen Zyste zu beobachen. Eine dritte Erscheinungsform, das traubenförmige Bild, ist bei von multiplen Synechien durchzogenen Zysten zu beobachten, meist im Verlauf einer chronischen Polyarthritis. Selten, fast ausschließlich nach erfolgreicher Punktion, kann eine schlitzförmige Zyste zu beobachten sein, die sich in Form einer schmalen semizirkulären Flüssigkeitslamelle um das Caput mediale des M. gastrocnemius anlagert.

Die Differentialdiagnose der poplitealen Zyste beinhaltet in erster Linie die tiefe Beinvenenthrombose, in weiterer Folge andere raumfordernde Prozesse der Fossa poplitea (Tabelle 13.2) [13,23]. Dabei ist zu beachten, daß sowohl benigne Raumforderungen wie eine zystisch erweiterte Bursa als auch maligne Tumoren ihren Ausbreitungsweg nach dem geringsten Widerstand richten, d.h. vorwiegend innerhalb des lockeren Bindegewebes in der Umgebung der Gefäße und Nerven. Die dadurch vielfach ähnliche topo-

Tabelle 13.2. Differentialdiagnose poplitealer Raumforderungen mit Synopsis der klassischen bzw. am häufigsten vorkommenden sonographischen Befundkonstellationen

Entität	Lokalisation	Form	Echotextur	Sonstige Charakteristik
1. Zystische und solide Raumforderungen:				
sog. Baker-Zyste	medial, ev. distal	semizirkulär	echofrei/-arm	
Meniskusganglion	lateral	rund, ovalär	echofrei/-arm	oft Kontakt zum lat. Meniskus
Lipom	nicht spezifisch	bikonkav	echoreich, echoarm	wenn faserreich "gefiedert"
Sarkom	nicht spezifisch	Pseudo-kapsel	echoarm oder infiltrierend	
Neurinom	Bezug zum Nerv	spindelig perlschnurartig	echoarm	
2. Vaskuläre Veränderungen:				
Popliteaaneurysma	A. poplitea	sakkulär	echofrei	evtl. von einem Thrombus ausgekleidet
Varixknoten	superfiziale oder profunde Venen	spindelförmig	echoarm/-frei	**CAVE:** sein US-Bild kann alle Tumoren imitieren
3. Traumatische Veränderungen:				
Hämatom	nicht spezifisch	ovalär	echofrei/-arm	"ausgefranste" Berandung
Postop. Serom	nicht spezifisch	ovalär	echofrei	DD: Abszeß: Punktion

graphische Lage kann die klinisch-palpatorische Diagnostik erschweren, ist aber auch bei der bildgebenden Diagnostik zu berücksichtigen. Bei striktem Einhalten eines systematischen Analyseganges (s. Tabelle 13.1) kann allerdings in der Mehrzahl der Fälle die richtige Diagnose mittels Nativröntgen und Sonographie gestellt werden; zur exakteren Therapieplanung bzw. zur Diagnosesicherung ist dann – vor allem bei malignomverdächigen Neoplasien – eine weiterführende MRT durchzuführen. Die Arthrographie des Kniegelenkes zum Nachweis einer poplitealen Zyste ist, von Einzelfällen abgesehen, als ein bildgebendes Verfahren anzusehen, das der Vergangenheit angehört [7].

Bei soliden Raumforderungen hat sich für die weiterführende Diagnostik die MRT als Methode der Wahl erwiesen [16]. Neben guten Möglichkeiten einer Gewebecharakterisierung gelingt vor allem die Bestimmung der Ausdehnung des Tumors, während die Sonographie demgegenüber deutlich unterlegen ist; allerdings stellt sie als rasch zur Verfügung stehendes Verfahren eine nicht zu unterschätzende Hilfestellung dar bei der Diagnosesicherung eines klinisch unklaren Palpationsbefundes, der auch nativradiologisch (Weichteilaufnahmetechnik oder digitalradiographische Post-processing-Techniken) mit nur geringer Spezifität erkennbar ist (s. Abb. 13.3). So können insbesondere unter Zuhilfenahme der Dopplersonographie vaskuläre von zystischen und soliden Raumforderungen differenziert werden [16].

Entscheidend ist allerdings die Frage der sonographischen Differenzierbarkeit zwischen benignen und malignen Tumoren. Diesbezüglich ist eine Reihe von sonographischen Kriterien bekannt [20], deren detaillierte Diskussion den hier vorgegebenen Rahmen sprengen würde. Als Grundregel gilt: Jede echoarme Raumforderung ist als malignomsuspekt einzustufen [22,25]. Ausnahmen, d.h. echoarme Läsionen benignen Charakters, sind:

1. Fibrome (bzw. kollagenfaserreiche Lipofibrome) und Neurofibrome,
2. Hämatome (zu beachten sind jedoch gefäßreiche Tumoren, die geblutet haben und sich dann mit Hämatomkriterien präsentieren),
3. entzündliche Pseudotumoren unterschiedlicher Genese (inklusive Lymphadenitiden).

Wenn eine Raumforderung echoreich ist und typischerweise eine gefiederte Struktur aufweist, handelt es sich mit großer Sicherheit um ein Lipom. Echoreiche Lipome oder Lipofibrome sind vielfach palpatorisch faßbar, können aber dem sonographischen Nachweis entgehen; auch diese Konstellation spricht für ein benignes Geschehen. Eine absolut sichere Einschätzung der Dignität von Weichteilraumforderungen ist nach derzeitigem Wissensstand allerdings nicht immer möglich, so daß jeder suspekte raumfordernde Prozeß einer bioptischen Abklärung zuzuführen ist.

13.3.2 Synoviale Strukturen und Arthritis

Sonographisches Leitsymptom der Arthritis ist die Ergußbildung, deren Nachweis mit oft höherer Sensitivität geführt werden kann als durch die klinisch-physikalische Untersuchung, besonders wenn ein dicker Weichteilmantel den palpatorischen Zugang erschwert. Im Normalfall sollte der artikuläre Flüssigkeitsfilm nicht breiter als 3 mm sein [11].

Gelenkergüsse sind ein sensitiver Parameter von Gelenkerkrankungen im aktiven Stadium (Abb. 13.4). Unter dynamischen Untersuchungsbedingungen (dosierte Kompression mit dem Transducer) können sie sonographisch mit höherer Sensitivität nachgewiesen werden als mit blinder Aspiration, die nicht selten wegen nadeladhärenter Villi, präzipitierten Fibrinfäden und/oder Blutkoageln frustran verläuft [12]. Vor allem experimentelle Untersuchungen dokumentieren eine untere Nachweisgrenze von Ergußflüssigkeit, in Abhängigkeit von der anatomischen Lokalisation, von 1–15 ml [15]. Trotz des Versuches, standardisierte Untersuchungsprotokolle zu etablieren [10,11]. gelingt die exakte sonographische Bestimmung der Ergußmenge in der klinischen Routine wegen der oft zahlreichen Recessus und Sinus unseres Erachtens nur semiquantitativ. Besonders an den großen Gelenken hilft die sonographische Evaluation, eine palpable Schwellung als ergußbedingt oder als synoviale Verdickung zu differenzieren und die Veränderungen einzelnen Gelenkkompartimenten zuzuordnen [10].

Vor diagnostischen oder therapeutischen Gelenkpunktionen kann sonographisch die erfolgversprechendste Punktionsstelle unter Berücksichtigung interferierender Umgebungsstrukturen (Gefäße und Nerven) festgelegt werden und die zu erwartende Punktatmenge abgeschätzt werden, ohne daß sich dadurch die Untersuchungszeit signifikant verlängern würde [21].

Neben der Ergußbildung gibt es noch eine Reihe weiterer sonographischer Veränderungen, die auf eine Arthritis hinweisen können, und die, wenn in ausgeprägter Weise vorhanden, eine gewisse Spezifikaion hinsichtlich der Ergußursache zulassen (Tabelle 13.3). So kann synoviales Pannusgewebe an einzelnen Stellen früher als erosive Knochendefekte nachgewiesen werden und den erhobenen Befund einer artikulären Weichteilschwellung spezifizieren (s. Abb. 13.1) [10,11,12]. Der entzündliche Pannus läßt sich aufgrund seines echoarmen Charakters meist gut vom umgebenden echo-

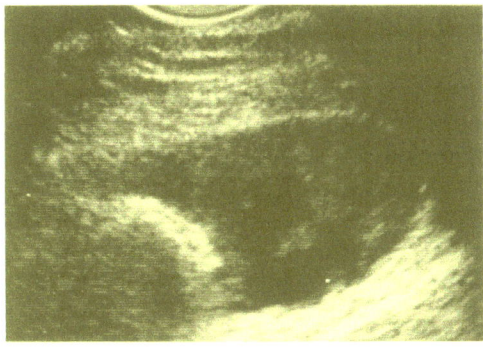

Abb. 13.4. Ventraler Transversalschnitt parapatellar über dem Kniegelenk. Es findet sich bei dieser 62jährigen Patienten mit chronischer Polyarthritis ein ausgeprägter Gelenkerguß mit zusätzlicher deutlicher Verdickung des Stratum synoviale und der Gelenkzotten

Tabelle 13.3. US-Kriterien von klinischer Relevanz zur Spezifikation von Gelenkergüssen. Die aufgelisteten Veränderungen haben Hinweischarakter, sind nur unter Kenntnis der klinischen und nativradiologischen Befunde zur Beurteilung heranzuziehen und in letzter Konsequenz durch eine (ggf. sonographisch gezielte) Punktion zu sichern

US-Kriterium	Hinweis auf
Generalisierte Synoviaverdickung	chronische Polyarthritis,
Pannusbildung anderer Ursache	Psoriasis etc.
Umschriebene (kugelige) Synoviaverdickung	Amyloidose (Dialysearthropathie)
Synechien	chronische Polyarthritis
Echodichte Reflexe mit Schallschatten	Kalzifikation, Osteochondrom
Echoarme Binnenreflexe der Ergußflüssigkeit	Infektion (Sludge), chronische Polyarthritis, andere chronische Gelenkaffektionen, Hämarthros (selten)
Echoarme Raumforderung mit invasion in die Umgebung	Neoplasie

dichteren Fettgewebe und der echofreien Gelenkflüssigkeit abgrenzen [2], wenngleich durch Ödembildungen im Fettgewebe bzw. erhöhte Reflexogenität der Gelenkflüssigkeit infolge Sludge und Synechien die Grenzen oft fließend sind.

13.3.3 Sehnen und Ligamente

Der Kniestreckapparat ist der Ultraschalluntersuchung gut zugänglich, die Quadrizepssehne und das Lig. patellae erfüllen alle US-Kriterien von Sehnen bzw. Bändern. Klinisch relevante Indikationen zur Sonographie sind neben traumatisch bedingten Rupturen bzw. Hämatombildungen das Patellaspitzensyndrom und die Diagnosesicherung einer prä- bzw. infrapatellaren Bursitis. Beschrieben wurden auch US-Kriterien des Morbus Osgood-Schlatter, allerdings ist der Informationsgewinn zusätzlich zur klinischen und nativradiologischen Diagnose bescheiden.

An den Kollateralbändern lassen sich posttraumatische Faserschädigungen als echoarme bzw. inhomogene Bandverdickungen nachweisen, bei gezielter Suche lange bevor röntgenologisch ein Stieda-Pellegrini-Kalkschatten sichtbar wird.

Die Kreuzbänder lassen sich, entsprechende anatomische Kenntnisse des Untersuchers vorausgesetzt, gut aufsuchen; die exakte Abgrenzung der normalen Bänder vom Umgebungsgewebe ist wegen der oft nur geringen Impedanzunterschiede schwierig [8]. Demzufolge sind direkte Rupturzeichen bei den Kreuzbändern nur mit Einschränkung zu erheben. Bei frischen Rissen kann ein Hämatom richtungweisendes US-Symptom sein.

13.3.4 Menisci

Die Meniskussonographie wird in der einschlägigen Literatur, was die Nachweisbarkeit von Rupturen betrifft, sehr kontrovers diskutiert [5,6]. Schon der normale Meniskus weist oft eine inhomogene Struktur auf und kann von vielfältigen Artefakten überlagert werden (Abb. 13.5), so daß von allen Autoren übereinstimmend eine hohe Erfahrung des Untersuchers vorausgesetzt wird. Als Leitsymptom einer Ruptur wird von Grifka und Richter das Doppelstrichecho (zwei helle strichförmige Reflexe an den Rupturrändern) angegeben, das mit 95% iger Sicherheit auf einen Riß hinweisen soll [9]. Allerdings ist dieses Zeichen nur verwertbar, wenn der Riß orthograd zu den einfallenden Schallwellen verläuft und wenn die Rißzone überlagerungsfrei einsehbar ist. Diese Bedingungen treffen vor allem für komplette Längsrisse zu, während andere Rupturformen, besonders solche entlang des Meniskusinnenrandes oder auch kleinere Risse, aufgrund unzureichender Ortsauflösung und vielfältiger Rückstreu- und Beugeartefakte dem US-Nachweis häufig entgehen [11]. Zudem ist festzuhalten, daß

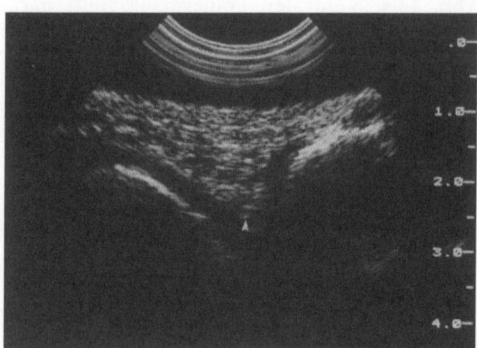

Abb. 13.5. Normaler Außenmeniskus am Übergang vom mittleren Drittel zum Hinterhorn, dargestellt an einem Sagittalschnitt durch ein anatomischen Präparat. Auch die normale Meniskusstruktur ist etwas inhomogen. Obwohl hier ein zartes Doppelstrichecho im Meniskuszentrum (*Pfeil*) zu erkennen ist, konnte bei der anschließenden Sektion des Kniegelenkes keine Ruptur festgestellt werden. Besonders die profunden Anteile des Meniskusgewebes entziehen sich der sonographischen Analyse praktisch völlig

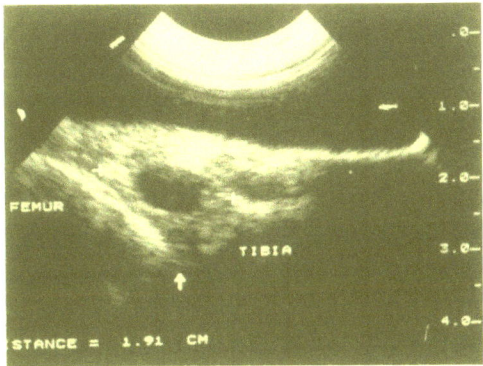

Abb. 13.6. Meniskusganglion, das in Form eines 1 cm großen kugeligen zystischen Gebildes, superfizial dem Meniskus (*Pfeil*) aufsitzend, auf einem Sagittalschnitt erkennbar ist

besonders im höheren Lebensalter der Meniskus oft beträchtlichen degenerativen Veränderungen unterworfen ist ("degenerative Ruptur") und zusätzlich arthrotische Verformungen der Gelenkkörper sowie eine Gelenkspaltverschmälerung die Beurteilbarkeit stark einschränken können.

Meniskusganglien (Abb.13.6) werden in der Literatur als echofreie, die klassischen Zystenkriterien erfüllende Gebilde beschrieben [11]. Dies ist jedoch nicht immer der Fall, zumal, wenn der Zysteninhalt durch Debris bzw. Schwebestoffe ausgefüllt ist. Nicht selten sind Meniskusganglien gestielt, was für die korrekte US-Diagnose eine exakte topographische Zuordnung erforderlich macht.

13.3.5 Osteochondrale Erkrankungen

Die sonographische Analyse des Gelenkknorpels, in die anfänglich hohe Erwartungen gesetzt wurde [11,21], hat sich in der klinischen Routinediagnostik nicht durchsetzen können. Zwar läßt sich der echoarme hyaline Knorpel gut abgrenzen vom Faserknorpel der Disci bzw. Menisci, die wegen der ineinander verwobenen Kollagenfasern echoreich erscheinen. Allerdings befinden sich die gewichtstragenden und damit gegenüber Schädigungen besonders anfälligen Teile des hyalinen Knorpels vor allem in den zentralen Abschnitten eines Gelenkes, weshalb sie auch unter dynamischen Untersuchungsbedingungen sonographisch nicht optimal erreichbar sind. Einige Autoren beschreiben eine inhomogene Knorpelstruktur, irreguläre Verschmälerungen und in akuten Krankheitsstadien ein Knorpelödem als unspezifische US-Symptome des Knorpelschadens [1,21].

13.4 Klinische Wertigkeit

Die Bedeutung der Sonographie des Kniegelenkes hat mit zunehmender Verfügbarkeit der MRT abgenommen. Vor allem die Gelenkbinnenstrukturen stellen nur in Ausnahmefällen eine Indikation zur Sonographie dar. Sehr wohl hat die Methode jedoch ihren Stellenwert zur gezielten Diagnosesicherung eines klinisch unklaren Palpationsbefundes wie der Abklärung poplitealer Schwellungen oder eines fraglichen Gelenkergusses. Nicht nur aus gesundheitsökonomischen Erwägungen sollten derartige Fragestellungen auf einer ersten Sufe der bildgebenden Diagnostik mittels Nativröntgen und gezielter Sonographie abgeklärt werden, bevor dann die zweite Stufe mit aufwendigeren Methoden (MRT, Arthroskopie) beschritten wird. Besonders wegen der dynamischen Untersuchungskomponente bestehen bei der Sonographie wie kaum bei einem anderen bildgebenden Verfahren breite Überlappungen zwischen klinischer und bildgebender Evaluation. Die daraus resultierende Chance einer optimierten Diagnostik, deren Entstehung während der letzten Jahrzehnte wesentliche Wurzeln im deutschsprachigen Raum erkennen läßt, stellt eine große Herausforderung dar für Kliniker wie Radiologen.

Literatur

1. Brussaard C, Naudts P, De Schepper AAD (1991) Ultrasonographic diagnosis of chondromalacia of the femoropatellar joint. J Belge Radiol 74: 303–306
2. Cooperberg PL, Tsang L, Truelove L, Knickerbocker WJ (1978) Gray scale ultrasound in the evaluation of rheumatoid arthritis of the knee. Radiology 126: 759–763
3. Crass JR, van de Vegte GL, Harkavy LA (1988) Tendon echogenicity: ex vivo study. Radiology 167: 499–502
4. Dussik KT, Fritch DJ, Kyriazidou M, Sear RS (1958) Measurements of articular tissues with ultrasound. Am J Phys Med 37: 160–165
5. Fenkl R, Barth P (1991) Techniken zur sonographischen Darstellung von Meniskusläsionen. Experimenelle Grundlagen. Unfallchirurg 94: 63–68
6. Gerngross H, Sohn CAD (1992) Ultrasound scanning for the diagnosis of meniscal lesions of the knee joint. Arthroscopy 8: 105–110
7. Gompels BM, Darlington LG (1979) Grey scale ultrasonography and arthrography in evaluation of popliteal cysts. Clin Radiol 30: 539–544
8. Graf R, Schuler P (1988) Sonograpie am Stütz- und Bewegungsapparat bei Erwachsenen und Kindern. VCH, Weinheim, S 217–261
9. Grifka J, Richter J (1992) Meniskussonographie. Lehrbuch und Atlas. Enke, Stuttgart, S 90–105
10. Harland U, Sattler H (1991) Ultraschallfibel Orthopädie Traumatologie Rheumatologie. Springer, Berlin Heidelberg New York Tokyo, S 127–156
11. Holsbeeck M van, Introcas JH (1991) Musculoskeletal Ultrasound. Mosby, St Louis, pp 143–176
12. Holsbeeck M van, Holsbeeck K van, Gevers G et al. (1988) Staging and follow-up of rheumatoid arthritis of the knee. Comparison of sonography, thermography, and clinical assessment. J Ultrasound Med 7: 561–566
13. Kainberger F, Seidl G, Engel A, Windhager R, Hübsch P, Barton P (1987) Hochauflösende Real-time-Sonographie des Kniegelenkes. In: Schneider GH, Vogler E (Hrsg) Digitale bildgebende Verfahren, interventionelle Radiologie, integrierte digitale Radiologie. 5. Grazer Radiologisches Symposion, S 555–561
14. Kainberger F, Hübsch P, Barton P, Lischka MF, Frühwald F, Windhager R (1988) Normale sonographische Anatomie des Bindegewebes. Ultraschall Klin Prax 3: 9–12
15. Kainberger F, Fischlein T, Frühwald F, Schwaighofer B, Seidl G, Lischka MF (1988) Quantiative Evaluierung von Kniegelenksergüssen mit hochauflösender Real-time-Sonographie. Ultraschall Med 9: 45–47
16. Kransdorf MJ, Jelinek JS, Moser RP (1993) Imaging of soft tissue tumors. Radiol Clin North Am 31: 359–371
17. Lee KR, Cox GG, Neff JR, Arnett GR, Murphey MD (1987) Cystic masses fo the knee: arthrographic and CT evaluation. AJR 148: 329–334
18. Martinoli C, Derchi LE, Pastorino C, Bertolotto M, Silvestri E (1993) Analysis of echotexture with US. Radiology 186: 839–843
19. McDonald DG, Leopold GR (1972) Ultrasound B-scanning in the differentiation of Baker's cyst and thrombophlebitis. Br J Radiol 45: 729–733
20. Mende U, Ewerbeck V, Krempien B et al. (1992) Die Sonographie in der therapieorientierten Diagnostik und Nachsorge von primären Knochen- und Weichteiltumoren. Bildgebung 59: 4–14
21. Richardson ML, Selby B, Montanta MA, Mack LA (1988) Ultrasonography of the knee. Radiol Clin North Am 26: 63–75
22. Rubenstein WA, Gray G, Auh YH et al. (1986) CT of fibrous tissues and tumors with sonographic correlation. AJR 131: 431–437
23. Scott WW, Scott PP, Sanders RC (1977) B-scan ultrasound in the diagnosis of popliteal aneurysms. Surgery 81: 436–440
24. Szer IS, Klein-Gitelman M, DeNardo BA, McCauley RKG (1992) Ultrasonography in the sudy of prevalence and clinical evolution of popliteal cysts in children with knee effusion. J Rheumatol 19: 458–462
25. Vincent LM (1988) Ultrasound of soft tissue abnormalities of the extremities. Radiol Clin North Am 26: 131–144

14 Computertomographie

K. Lehner

14.1	Einleitung	169
14.2	Computertomographische Untersuchungstechnik	169
14.3	Kreuzbänder	170
14.4	Patellofemorales Gelenk	171
14.4.1	Patellare Instabilität	171
14.4.2	Chondromalacia patellae	176
14.5	Menisci	176
14.6	Osteochondrale Erkrankungen	178
14.6.1	Osteochondrale Fraktur	178
14.6.2	Frakturen	178
14.7	Synoviale Strukturen des Kniegelenkes und Arthritis	180
14.8	Tumoren und tumorähnliche Raumforderungen	181
14.9	Zusammenfassung	181
	Übersicht: Wertigkeit der diagnostischen Verfahren	182
	Literatur	183

14.1 Einleitung

Die CT-Technologie, evtl. kombiniert mit der Arthrographie, hat die vorhandenen Möglichkeiten der konventionellen Diagnostik am Kniegelenk im letzten Jahrzehnt erweitert und teilweise ohne invasives Vorgehen erstmals die Beurteilung bestimmter Gelenkstrukturen ermöglicht. Die wichtigsten Anwendungen für die CT-Diagnostik sind überwiegend traumatisch entstandene ossäre Läsionen, Meniskus- und Kreuzbandschäden, synoviale und andere zystenähnliche Prozesse um das Kniegelenk, Läsionen des Gelenkknorpels sowie die Beurteilung der Periostreaktion und Tumormatrix bei Knochentumoren. In der Mehrzahl sind dies allerdings Indikationen für die MRT geworden, da diese im Vergleich zur CT höhere Kontraste für die Weichteilstrukturen erzeugt. Eine spezielle Anwendung findet die CT zur Bestimmung von Rotationsabweichungen der unteren Extremität nach Trauma oder bei Entwicklungsvarianten mit Gangauffälligkeit oder habitueller Patellaluxation. Die wichtigsten der genannten Indikationen werden nachfolgend besprochen.

14.2 Computertomographische Untersuchungstechnik

Die Beschränkung der Untersuchungsebene auf die vorgegebene horizontale Schnittführung ist fast immer ausreichend, da aus dünnen Schichten von 1–2 mm mit CT-Geräten der 4. Generation weitere Ebenen und räumliche Abbildungen sehr guter Qualität rekonstruiert werden können. Die kontinuierliche Spiraltechnik ist dabei der diskontiniuierlichen Bilderstellung hinsichtlich der primären und rekonstruierten Bilder nur dann gleichwertig oder überlegen, wenn nicht die Meßdaten eines vollständigen Röhrenumlaufes (360°), sondern z.B. des halben Umlaufes (180°) interpoliert werden [9]. Für den Nachweis sehr diskreter Frakturen oder Fissuren kann der (Ultra-)High-resolution-Modus im Knochenfenster (4000/600) wertvoll sein.

Zur Vermeidung von Artefakten und Einsparung an Strahlendosis sollte, wenn nicht eine vergleichende Untersuchung beider Kniegelenke beabsichtigt ist, nur die kranke Extremität in der Gantry gelagert werden.

Für die Gewinnung befriedigender sekundärer Rekonstruktionen und 3-D-Berechnungen darf die Schichtdicke 3 mm nicht überschreiten. Bei der Meniskusdiagnostik sind sogar Schichtbreiten von 2 mm oder weniger erforderlich, die anhand des seitlichen Planungsbildes durch eine entsprechende Gantrykippung parallel zum Tibiaplateau eingestellt und im Meniskusbereich überlappend angefertigt werden.

Für die Knorpeldiagnostik werden in üblicher Punktionstechnik 10 ml eines nichtionischen Kontrastmittels intraartikulär in einer Konzentration von ca. 140 mg Jod/ml appliziert. Die Banddiagnostik wird mit der Nativ-CT durchgeführt; nur in Ausnahmefällen wird die Gelenkhöhle nach Aspiration von Gelenkflüssigkeit mit 40–60 ml Luft gefüllt.

14.3 Kreuzbänder

Die Luftarthrographie-CT ermöglichte erstmals eine effektive Beurteilung der Kreuzbänder. Reiser [21] propagierte diese Methode, bestimmte die häufigsten Verletzungstypen (Abb. 14.1a,b) und erreichte mit großen Fallzahlen eine Treffsicherheit von über 90%. Probleme können sich bei der frischen Verletzung mit der Lagerung des verletzten Kniegelenkes ergeben. Auch bei der frischen intraligamentären Ruptur mit erhaltenem Synovialschlauch kann es Schwierigkeiten bereiten, das diagnostische Merkmal des ligamentären Dichteverlustes gegen die kontrastierende Luft im Gelenkraum zu erfassen.

Mit verbesserter CT-Technik können jetzt die Kreuz- und Kollateralbänder des Kniegelenkes ohne intraartikuläre Kontrastierung beurteilt werden. Passariello [18] hat über eine sehr gute Treffsicherheit der

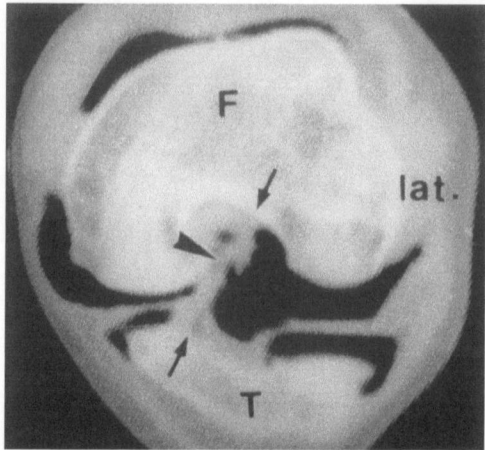

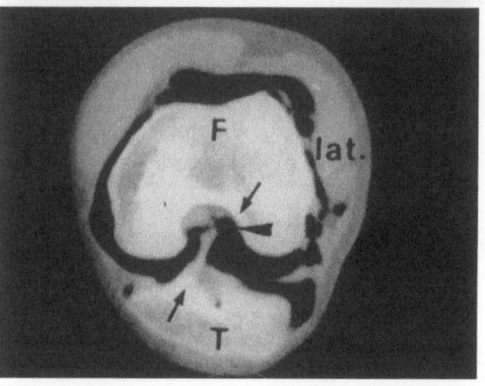

Abb. 14.1a,b. Luftarthrographie-CT bei 2 Patienten mit partieller bzw. kompletter Ruptur des vorderen Kreuzbandes. **a** Ursprung und Ansatz (*Pfeile*) des vorderen Kreuzbandes sind normal, in der Mitte des Bandverlaufes ist das Band jedoch eingerissen (*Pfeilspitze*). **b** Das vordere Kreuzband ist am femoralen Ursprung abgerissen (*Pfeilspitze*) und insgesamt hochgradig verdünnt

Nativ-CT von 93% bzw. 100% bei Verletzungen des vorderen bzw. hinteren Kreubandes berichtet. Anders als mit der CT-Luftarthrographie und ähnlich der MRT wird dabei nicht so sehr der eigentliche Bandriß – evtl. markiert durch eintretende Luft – dargestellt, sondern die Verbreiterung, Hypodensität und Inhomogenität des Bandes bzw dessen gänzliches Fehlen sind die Zeichen des Bandschadens (Abb. 14.2a–e und 14.3a–e). Wie im MRT können Teilrupturen oder Bandelonga-

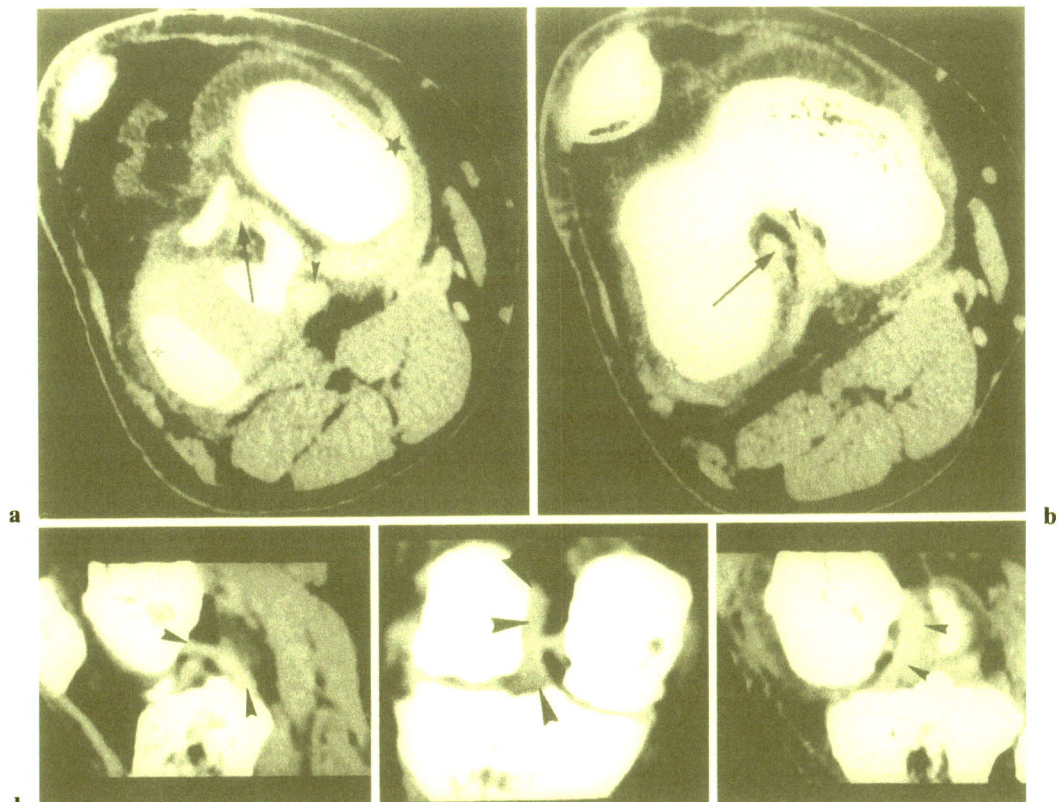

Abb. 14.2a–e. Patient mit Hämarthros durch osteochondrale Fraktur, jedoch ohne Bandverletzung. **a, b** Vorderes (*Pfeil*), hinteres (*Pfeilspitze*) Kreuzband, mediales (*Stern*) und laterales Kollateralband sind auf allen axialen Anschnitten gut abgrenzbar. **c–e** Sie können in einfach (**c, e**) oder zweifach (**d**) angulierter Rekonstruktion über den gesamten Verlauf (*Pfeilspitzen*) abgebildet werden. Vorderes Kreuzband in **c**; hinteres Kreuzband in **d, e**

tionen aus der normalen Verlaufsebene heraus diagnostische Schwierigkeiten bereiten, und die Unterscheidung zwischen einer frischen und einer länger zurückliegenden Kreuzbandverletzung ist mit der CT noch schwieriger. Über den Wert der CT für die Beurteilung von rekonstruierten Kreubändern liegen keine eingehenden Erfahrungen vor. Zwar fehlen vergleichende Arbeiten zur diagnostischen Aussagekraft der CT gegenüber der MRT, jedoch kann die MRT wegen der höheren Kontrastauflösung und freien Schichtwahl in der Banddiagnostik als der CT überlegen angesehen werden.

14.4 Patellofemorales Gelenk

14.4.1 Patellare Instabilität

Die Chondropathia patellae ist ein femoropatellares Schmerzsyndrom, das durch eine Störung der femoropatellaren Mechanik ausgelöst wird [16] und bei dem Knorpelschäden (Chondromalazie) eher Folge als Ursache des Leidens sind. Eine derartige Störung wird sowohl bei Überlastung durch chronisch einwirkende Mikrotraumen oder ein akutes Makrotrauma (z.B. Luxation) hervorgerufen wie auch durch ein Ungleichgewicht jener

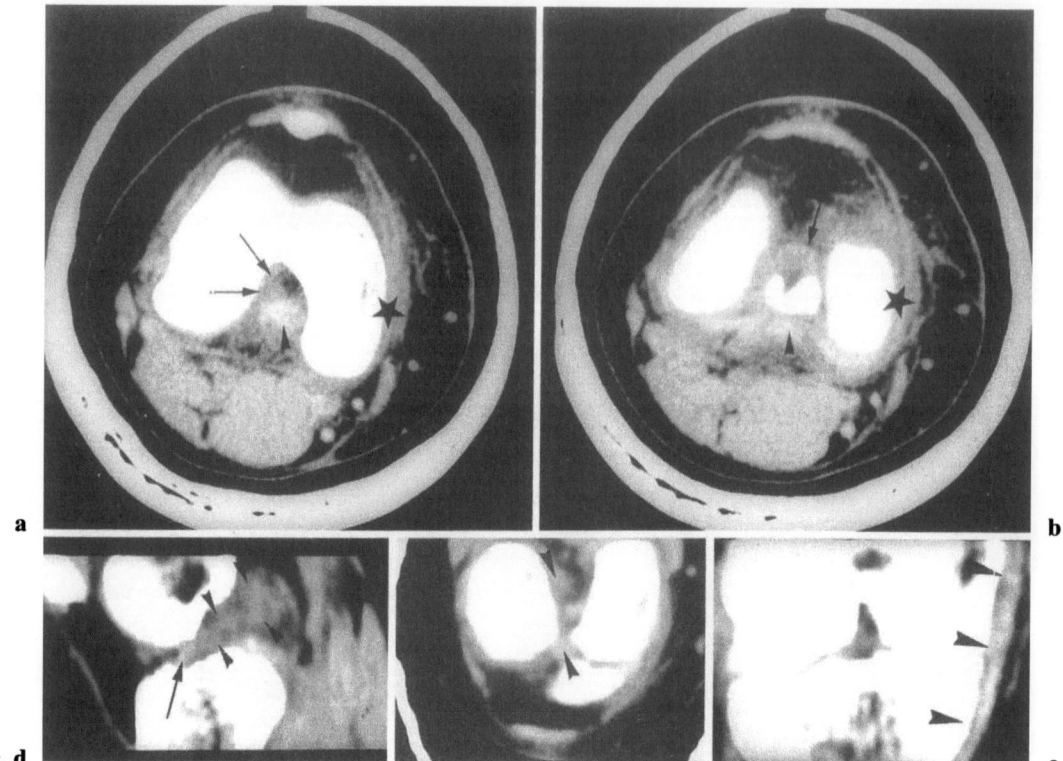

Abb. 14.3a–e. Patientin mit frischer Ruptur des vorderen Kreuzbandes und Innenbandschaden. **a, b** In den axialen CT zeigt das vordere Kreuzband nur nahe dem Ansatz eine annähernd normale Dichte (**b**: *Pfeil*); im proximalen Verlauf ist es verquollen und hypodens (**a**: *Pfeile*). Auch das innere Kollateralband ist verbreitert und hypodens (*Stern*). Das hintere Kreuzband (*Pfeilspitze*) und das äußere Kollateralband zeigen eine normale Morphologie. **c–e** Der Befund einer Ruptur des vorderen Kreuzbandes mit erhaltenem tibialem Ansatzstummel (**c**: *Pfeil*) und des Innenbandschadens (**e**: *Pfeilspitzen*) ist auch in den koronalen (**d, e**) und sagittalen (**c**) Rekonstruktionen nachzuweisen

anatomisch präformierten und funktionellen Faktoren, die das stabile Gleiten der Kniescheibe in der Trochlea gewährleisten sollen.

Zu den funktionellen Faktoren gehören die ligamentäre Insuffizienz z.B. der Retinacula patellae infolge einer konstitutionellen Laxität oder auch eine posttraumatische Kreuzbandinstabilität. Die Quadrizepsdysplasie oder eine Kontraktur des M. rectus femoris mit Balancestörung von M. vastus medialis und lateralis sind weitere funktionelle Faktoren. Die Bildgebung bietet – mit Ausnahme der Kreuzbanddiagnostik – gegenüber der klinischen Beurteilung dieser Faktoren keinen Vorteil.

Zu den anatomisch präformierten Faktoren, die eine patelläre Instabilität begünstigen, gehören:

- Dysplasie, Lateralisation, Kippung, Hoch- und Tiefstand der Patella;
- Dysplasie der Trochlea;
- Genu valgum/varum;
- abnorme Torsionen von Femur und Tibia sowie
- ein vergrößerter Q-Winkel.

Der Q-Winkel – gebildet aus der Verbindungslinie von der Spina iliaca anterior superior zum Patellazentrum und der Linie von der Patellamitte zur Tuberositas tibiae – wird klinisch bestimmt. Die genannten übrigen Parameter können zum Teil mit Hilfe spezieller Röntgenaufnahmen gemessen werden. Die Torsionswerte der unteren Extremität können hingegen am genauesten mit der CT [5] – auchder MRT – bestimmt werden. Auch für die Patelladysplasie, -lateralisation und -kippung sowie für die Meßwerte an der Trochlea erbringt die CT eindeutige Meßwerte, während auf der Tangentialaufnahme der Patella diese Parameter abhängig von der Beugestellung des Kniegelenkes und von der Einstellungsmethode der "tangentialen" Projektion variieren. Für das Problem der patellaren Instabilität sind vor allem Aufnahmen in Beugung von 30° und weniger wichtig, die am günstigsten nach Merchant oder Fürmaier angefertigt werden können (Abb. 14.4a).

Bei Patienten mit Chondropathia patellae wird auf Tangentialaufnahmen des patellofemoralen Gelenkes oder entsprechenden Computertomogrammen zu 80% eine "dysplastische" Patellaform vom Typ III und höher nach Wiberg [25] und zu

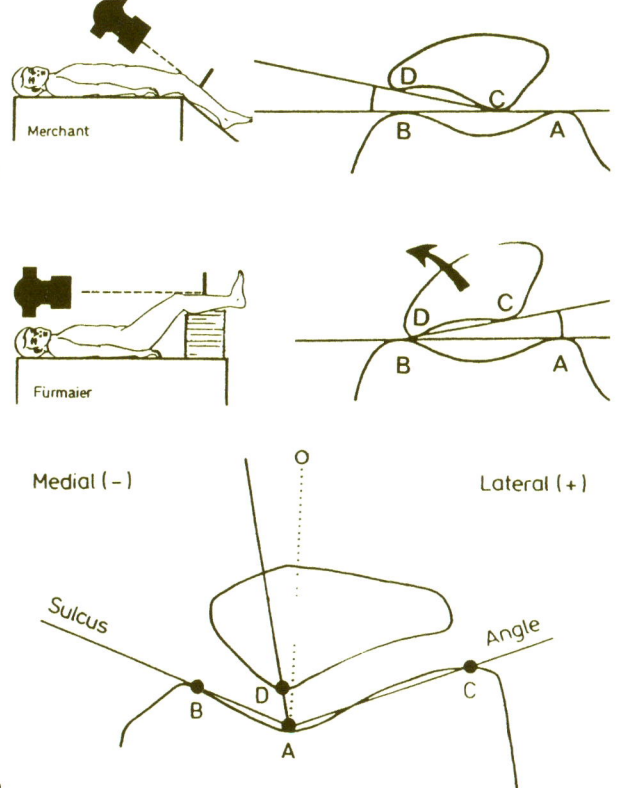

Abb. 14.4. a Die Einstellungen nach Merchant oder Fürmaier ermöglichen Tangentialaufnahmen des Femoropatellargelenkes bei Flexion des Kniegelenkes von 30° und weniger. Der Röntgenstrahl ist vom Körper/Kopf des Patienten abgewandt. **b** Sulkuswinkel: Wird gebildet aus den höchsten Punkten der Femurkondylen (*B,C*) und dem tiefsten Punkt der Trochlea (*A*). Als Kondylentiefenindex nach Ficat kann man den Quotienten aus der Strecke *B–C* und der Tiefe der Trochlea (Lot von B–C auf den tiefsten Punkt der Trochlea) angeben. Der Kongruenzwinkel zwischen der Winkelhalbierenden *AO* des Sulkuswinkels und der Strecke *DA* ist positiv, wenn er nach medial hin geöffnet ist. Eine klare Lateralisation der Patella mit negativem, nach außen geöffnetem Winkel in Extension kann durch Kniebeugung evtl. aufgehoben werden. **c** Der patellofemorale Winkel nach Laurin ist normalerweise nach lateral geöffnet. Eine pathologische Kippung der Patella liegt vor, wenn dieser Winkel nach medial geöffnet ist

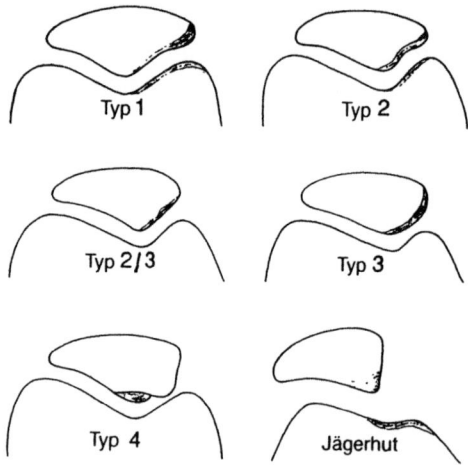

Abb. 14.5. Typen nach Wiberg

mehr als 90% eine "dysplastische" Trochlea femoris gefunden [7] (Abb. 14.5). Brauchbare Meßparameter für die Dysplasie der femoralen Gleitbahn sind ein Sulkuswinkel (Abb. 14.4b) von kleiner als 129° bzw. größer als 150° und ein Kondylentiefenindex nach Ficat von größer als 7,0 oder kleiner als 3,8 [7]. Auf der Tangentialaufnahme der femoropatellaren Gleitbahn ist auch zu erkennen, ob die Patella gegenüber der Trochlea lateralisiert und/oder gekippt ist. Zur Quantifizierung dieser Instabilitätsmerkmale dient die Messung des Kongruenzwinkels nach Ficat (Abb. 14.4b) und des lateralen patellofemoralen Winkels nach Laurin (Abb. 14.4c).

Vielfach stellt sich das Heraustreten/-kippen der Patella aus der Gleitbahn erst bei gestrecktem Kniegelenk oder Kontraktion des M. quadriceps ein. Eine Tangentialaufnahme kann in Extension allerdings im Gegensatz zur CT nicht eingestellt werden; hingegen sind die CT-Schichten z.B. durch die Patellamitte bei unterschiedlichen Beugestellungen und Funktionszuständen untereinander vergleichbar und bei identischer Kniebeugung korrelieren sie auch gut mit den Meßwerten der Patellatangentialaufnahme [18,22,23]. Die CT-Meßwerte für den Kongruenzwinkel, den Kondylentiefenindex sowie den Grad der Patella- und Trochleadysplasie zeigen im Vergleich zu den konventionell – auch bei identischer Flexion – gemessenen Werten eher stärkere Dysplasiegrade [2,8,23,15,21]; dies liegt daran, daß aufgrund der Überlagerung mehrerer Konturen die Bestimmung des Dysplasiegrades aus dem Röntgenbild vielfach nicht eindeutig und subjektiv ist. Die oben beschriebene Korrelation zwischen Vorliegen einer Chondropathia patellae und diesen konventionell gemessenen Parametern [7] kann daher nicht kritiklos auf die CT-gemessenen Parameter übertragen werden; dazu wären nochmals Untersuchungen an großen Patientenkollektiven mit patellarer Instabilität und Chondropathie erforderlich.

Auch abnorme Beinachsen und Torsionen von Femur, Tibia und Fuß sind Faktoren, die auf die femoropatellare Gleitbahn destabilisierend wirken können [6]. Während die Fehlbelastung im Knie oder über das gesamte Bein mit entsprechenden a.-p.-Aufnahmen ermittelt wird, ist für die Messung der Rotationen die CT erforderlich [5,10]. Dazu wird je eine axiale CT durch die Femurkopfmitte (Abb. 14.6a), den Schenkelhals (Abb. 14.6b), die Femurkondylen (Abb. 14.6c), das distale Tibiofibulargelenk (Abb. 14.6d) und die Fußwurzel (Abb. 14.6e) angefertigt: die entsprechenden Winkelwerte für die Femurantetorsion (FAT), die Tibiaaußentorsion (TET) und die Fußdetorsion (PDT) ergeben sich dann nach Abb. 14.6f. Obwohl in den vorliegenden Untersuchungen [5,8,10] der Zusammenhang zwischen Chondropathie/Instabilität der Patella und abnormen Rotationswerten wegen der großen Schwankungsbreite der Normalwerte statistisch nicht signifikant ist, liegt z.B. der Mittelwert für die Außenrotation der Tibia im Patientenkollektiv deutlich über dem Mittelwert der Kontrollgruppe (z.B. 40°

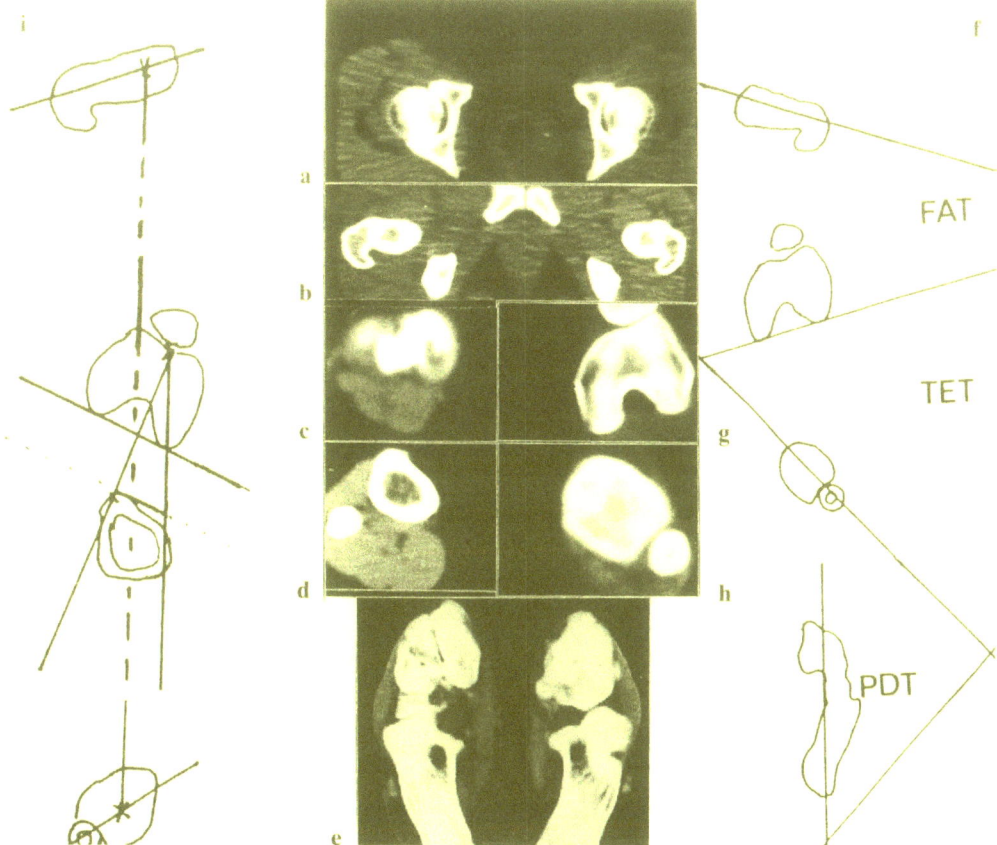

Abb. 14.6a–e. Für die Messung der Torsion von Femur (*FAT*), Tibia (*TET*) und Fuß (*PDT*) sind axiale Schichten durch Femurkopfmitte (**a**), Schenkelhals (**b**), Femurkondylen (**c**), distales Tibiofibulargelenk (**d**) und Fußwurzel (**e**) erforderlich. **f** Die Tangente an die dorsale Kontur der Femurkondylen gibt die Neutrallage (0°) an. Im Normalkollektiv werden gemessen: Femurantetorsion (FAT) mit 14° +/− 7° [10], Tibiaaußentorsion (TET) mit 34° +/− 8° [10] und Fußdetorsion (PDT) mit 15° +/− 8° [8]. **g, h** Für die Messung der Lateralisation der Tuberositas tibiae sind zwei weitere Schichten durch die Kniegelenkmitte (**g**) und die Tuberositas tibiae (**h**) nötig. **i** Anhand der Parallelen zum Belastungslot des Beines (Femurkopfmitte – oberes Sprunggelenk) und zur Tangente an die Femurkondylen muß die rein horizontal gemessene Abweichung der Tuberositas tibiae gegenüber der Kniegelenkmitte korrigiert werden [8]

gegenüber 32°) [8]. Abgesehen von der Retrotorsion des Schenkelhalses, die nach Rippstein nicht gemessen werden kann, ist die CT-Bestimmung der Beintorsionen bei solchen Patienten mit patellofemoraler Instabilität wichtig, für die aufgrund des Gangbildes und der Zusammenschau aller genannten Faktoren eine Derotationsosteotomie in Frage kommt.

Die Tuberositas tibiae ist bei Patienten mit patellofemoraler Instabilität im Vergleich zur Kontrollgruppe statistisch signifikant weiter lateral lokalisiert (24 mm gegenüber 17 mm) [8]. Für die exakte Messung der Lateralisation der Tuberositas tibiae gegenüber der Kniegelenkmitte sind 2 weitere axiale Schichten – durch den tiefsten Punkt der Trochlea femoris oder die Kreuzbandhöcker für die Definition der Kniegelenkmitte (Abb. 14.6g) und die Tuberositas tibiae (Abb. 14.6h) – erforderlich; da dieser Wert immer dann verfälscht wird, wenn das Belastungslot des Beines (Mitte Femurkopf zu Mitte oberes Sprunggelenk) von der CT-Tischachse und die Tangente an die Femurkondylen von der Horizontalen abweicht, müssen diese (nach Abb. 14.6i) bei der Bestimmung der Lateralisation der Tuberositas tibiae berücksichtigt werden [8]. Dies setzt eine Übertragung der Meßpunkte entsprechend dem Tischvorschub und der xy-Pixelmatrix auf Millimeterpapier voraus (s. Abb. 14.6i); in Einzelfällen von vorgesehener Derotationsosteotomie oder Versetzung der Tuberositas tibiae lohnt dieser Zeitaufwand von ca. einer Stunde

14.4.2 Chondromalacia patellae

Der Gelenkknorpel der Patella mit eventuellen Unregelmäßigkeiten ist häufig bereits im Nativ-CT gegen das präfemorale Fett oder die Gelenkflüssigkeit abgrenzbar. Jedoch ist für eine systematische Suche nach Knorpelschäden eine intraartikuläre Kontrastierung erforderlich. Nach experimentellen Untersuchungen von Reiser [20] kommen dabei die Befunde der Monokontrast-CT-Arthrographie hinsichtlich der Breite der Knorpelschicht und der Größe umschriebene Defekte der Wirklichkeit vergleichsweise näher als im Doppelkontrastverfahren [2,20]. Entsprechend arthroskopischer Einteilung kann zwischen den bis auf die subchondrale Kortikalis reichenden Defekten, der mehr oberflächlich gelegenen Chondromalazie mit Kontrastmittel-Imbibition (s. Abb. 14.7a–d) und der Frühphase der Knorpeldegeneration im Sinne einer Verquellung bzw. Ödematisierung des Knorpels unterschieden werden [20]. Während die Stadien II und III nach Fründ mit Arthro-CT und MRT gleichermaßen sensitiv nachgewiesen werden, ist die Erkennung des frühen Knorpelödemes mit beiden Methoden problematisch. CT-arthrographisch wird das Vorliegen dieses Befundes

angenommen, wenn eine umschriebene Dichteminderung in der Knorpelschicht mit weniger als 30 HE gemessen wird. Fehlbestimmung z.B. infolge von Aufhärtungsartefakten durch den nahegelegenen Knochen bzw. Kontrastmittel sind dabei jedoch leicht möglich.

Bei der CT-Arthrographie kann das Kniegelenk nicht immer so positioniert werden, daß jede interessierende Gelenkfläche – wie für die Knorpelbeurteilung erforderlich – senkrecht vom axialen Strahlengang getroffen würde. Die Knorpeldiagnostik war bisher dadurch weitgehend auf den femoropatellaren Gleitweg beschränkt. Mit verbesserter CT-Technologie können aber auch die sekundär senkrecht zum interessierenden Knorpelbezirk angefertigten Rekonstruktionen zur Beurteilung der Knorpelschicht herangezogen werden (Abb. 14.7a–d).

Im Gegensatz zu den chondralen Veränderungen sind die knöchernen Verhältnisse beim dorsalen Defekt, der Patella partita und nach Fraktur der Kniescheibe mit CT ohne KM-Applikation gut beurteilbar [11]. Auch die Veränderungen des Lig. patellae nach Trauma, beim Patellaspitzensyndrom [10] oder beim Morbus Osgood-Schlatter sind im CT gut zu sehen. Mit der MRT ist allerdings ein vollständigeres Befundbild zu gewinnen (s. 14.4).

14.5 Menisci

Nach Passariello [17] und einer weiteren Veröffentlichung mit großen Untersuchungszahlen [13,14] wird die Beurteilung der Menisci mit Nativ-CT von 2 mm Schichtdicke und Überlappung vorgenommen. Dabei wird eine Treffsicherheit von 89–96% für den Innen- bzw. Außenmeniskus erreicht. Alle Arten von dehiszenten Meniskusrissen sind dabei gut darstellbar. Hingegen kann das Erkennen

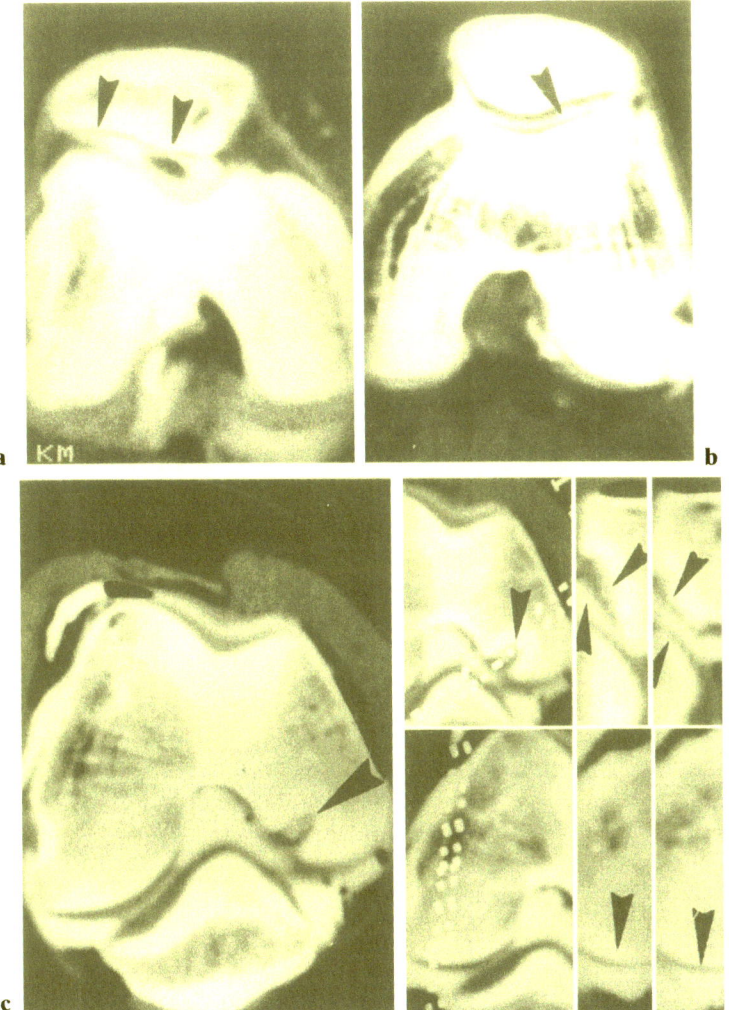

Abb. 14.7a,b. Bei diesen zwei Patienten mit Chondropathia patellae läßt die CT-Arthrographie eine fortgeschrittene Abnutzung des Gelenkknorpels der Kniescheibe mit bis auf den Knochen reichenden Defekten (**a**: *Pfeilspitzen*; Stadium III nach Fründ) bzw. eine Auffaserung/Spaltbildung im oberflächlichen Gelenkknorpel mit Imbibition von Kontrastmittel (**b**: *Pfeilspitze*; Stadium II nach Fründ) erkennen. **c** Bei dieser 25jährigen Patientin mit einer Osteochondrosis dissecans am medialen Femurkondylus zeigt die CT-Arthrographie, daß der Gelenkknorpel über dem Herd mit dem nekrotischen Dissekat (*Pfeilspitze*) intakt ist. **d** Mit sekundären 2-D-Rekonstruktionen kann die Schicht des Gelenkknorpels selbst über Bezirken der Gelenkfläche noch ausreichend beurteilt werden, die nicht primär senkrecht zum axialen Strahlengang eingestellt werden konnten

von kaum klaffenden Rissen, von inkompletten Durchtrennungen – vor allem nahe der Recessus – oder der Ablösung von der Gelenkkapsel schwierig sein. Auch die Beurteilung eines bereits mit Naht versorgten und neuerlich traumatisierten Meniskus oder von degenerativen Veränderungen des Meniskus setzt eingehende Erfahrung voraus.

Während die Treffsicherheit der CT und der MRT in der Beurteilung der Menisken in den letzten Jahren als gleichwertig angesetzt oder sogar die CT favorisiert wurde [17], ist jetzt die mit 3-D-Datenakquisition, mit Schichten von 1 mm bzw. weniger und mit multiplanarer Nachverarbeitung durchgeführte MRT in der Meniskusdiagnostik als überlegen anzusehen.

14.6 Osteochondrale Erkrankungen

14.6.1 Osteochondrale Fraktur

Die CT erlaubt mit überlagerungsfreien Schichten bekanntlich den Nachweis und die Lokalisation freier Gelenkkörper, beispielsweise bei der Arthrose oder synovialen Chondromatose. Gute sekundäre zwei- und dreidimensionale Rekonstruktionen können bei der osteochondralen Fraktur die Lokalisation der Ablösungsstelle des Fragmentes erleichtern (Abb. 14.8a–c).

14.6.2 Frakturen

Von Rafii [19] wurde bereits 1984 gezeigt, daß bei der Analyse der Tibiakopffraktur die CT der konventionellen Tomographie überlegen ist. Obwohl er nur die axialen Primärschichten für die Frakturanalyse heranzog, wurden mit der CT das Ausmaß der Impression, die Beteiligung des Tibiaplateaurandes, der Frakturverlauf in der Kompakta und die Fragmentgröße exakter dargestellt als mit der konventionellen Tomographie. Mit der Verbesserung der CT-Technik in den letzten

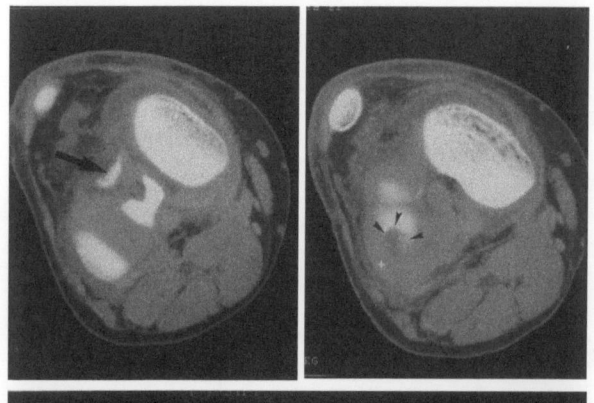

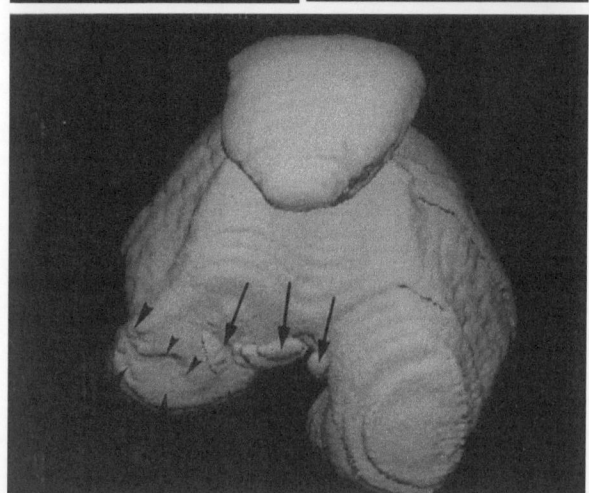

Abb. 14.8a–c. 17jähriger Patient mit frischer osteochondraler Fraktur und Hämarthros. **a, b** Die axialen CT zeigen – entsprechend dem Übersichtsbild – ostechondrale Fragmente vor den Tubercula intercondylaria (*Pfeil*). Ein Defekt am lateralen Femurkondylus (*Pfeilspitzen*) könnte der Ablösungsstelle der Fragmente entsprechen. **c** Mit der 3-D-Darstellung ist der Ursprung (*Pfeilspitzen*) der ostechondralen Fragmente (*Pfeile*) besser lokalisierbar

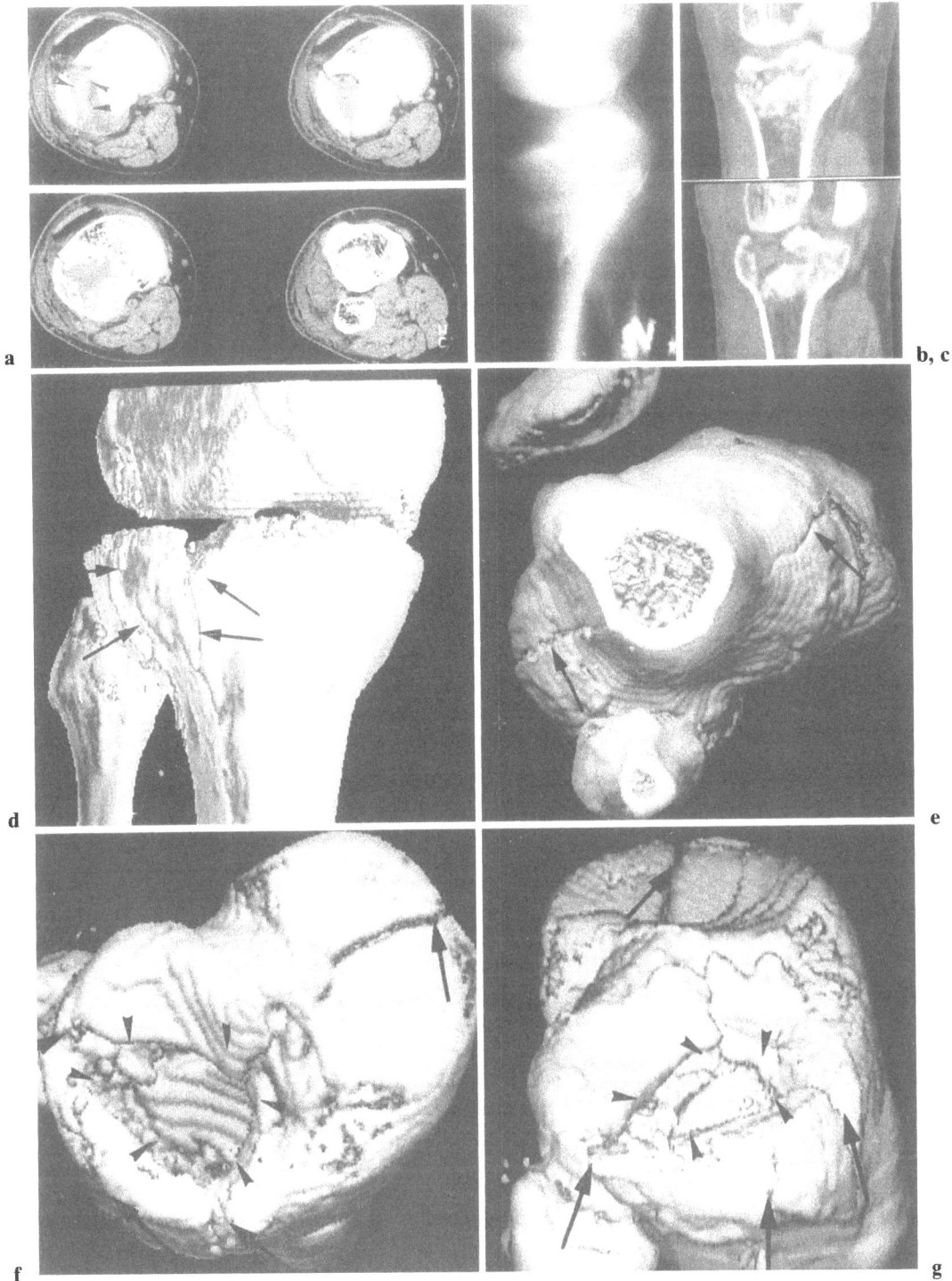

Abb. 14.9a–g. 48jähriger Patient mit Fraktur des lateralen Tibiakopfes. **a** Bereits axiale CT erlauben eine exakte Analyse des Frakturverlaufes mit Ausdehnung in die Kortikalis, Fragmentgröße und Ausmaß der Impression. Der Außenmeniskus ist in den Frakturtrichter disloziert (*Pfeilspitzen*). **b, c** Die Qualität der 2-D-Rekonstruktionen ist für die Frakturbeurteilung dem konventionellen Tomogramm gleichwertig. **d–g** Mit der 3-D-Rekonstruktion wird die Frakturierung des noch stehenden lateralen und des medialen Randes des Tibiaplateaus (*Pfeile*), die Größe der Fragmente und des Impressionstrichters (*Pfeilspitzen*) anschaulich dargestellt

Jahren sind nun auch die sekundären 2-D-Rekonstruktionen den konventionellen Tomogrammen für diese Belange gleichwertig (Abb. 14.9). Zusätzlich können mit 3-D-Rekonstruktionen die individuellen Komponenten einer Tibiakopffraktur noch anschaulicher demonstriert werden (Abb. 14.9a–g). Dies gilt gleichermaßen für die selteneren femoralen Kniegelenkfrakturen. Gleichzeitig werden bei der CT der Tibiakopffraktur die häufig begleitenden Meniskus- (s. Abb. 14.2; 14.3) und Bandverletzungen mit erfaßt. Deshalb ist die CT gegenüber der konventionellen Tomographie wie auch gegenüber der MRT die Methode der Wahl für die Analyse von Gelenkfrakturen und begleitenden Verletzungen der Gelenkbinnenstrukturen. Dagegen werden kaum dislozierte, diskrete Frakturen mit einem Frakturverlauf in der Schichtebene gelegentlich auch einer hochauflösenden CT entgehen, da das begleitende Marködem in der CT nicht sichtbar ist. Hier liegt der Vorteil der MRT, die auf diesem Wege auch "bone bruises" entdeckt.

Bei der Osteochondrosis dissecans ist mit der CT gut zu sehen, ob sich das Dissekat vollständig aus dem Mausbett gelöst hat (s. Abb. 14.7c) oder ob noch eine ossäre Verbindung als Voraussetzung für eine Revaskularisierung besteht. Bei der manchmal differentialdiagnostisch abzugrenzenden Osteonekrose der distalen Femurepiphyse (Morbus Ahlbäck) ist der in der CT erkennbare Nekrosebezirk auf den 2-D-Rekonstruktionen typischerweise in der Belastungszone lokalisiert.

14.7 Synoviale Strukturen des Kniegelenkes und Arthritis

Bei den zystischen Prozessen am Kniegelenk muß die typische Baker-Zyste, die der erweiterten Bursa der Mm. semimembranosus und gastrocnemius entspricht, von anderen distendierten Schleimbeuteln oder dem Meniskusganglion unterschieden werden (Abb. 14.10a,c). Dies und die weitere Differentialdignose gegenüber Poplitealaneurysma, Hämatom, Lipom oder synovialem Hämangiom ist vielfach mit der Sonographie gut möglich. Bleibende Unklarheiten können mit der CT oder MRT beseitigt werden. Unter intravenöser Kontrastmittelgable gewinnt

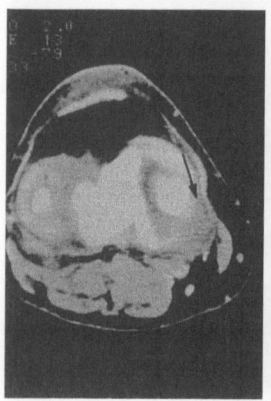
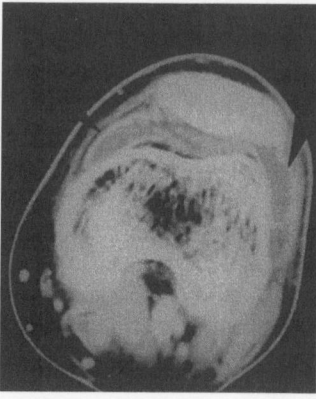
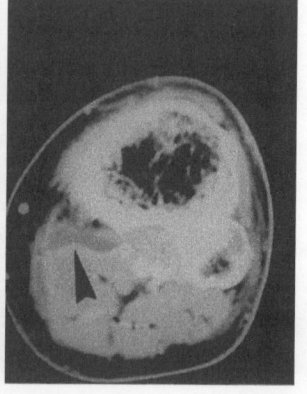

a, b   c

Abb. 14.10. a Degenerativ verändertes Hinterhorn des Innenmeniskus mit Meniskusganglion (*Pfeil*). **b, c** 38jähriger Patient mit Schmerzen im rechten Kniegelenk bei Arthrose. Aufgrund einer unspezifisch-entzündlichen Überlagerung findet sich ein Reizerguß mit Auffüllung einer Baker-Zyste. Die etwas verbreiterte Synovia nimmt deutlich i.-v.-appliziertes Kontrastmittel auf (*Pfeilspitzen*)

man mit der CT beim posttraumatischen Kompartmentsyndrom einen Eindruck über das Ausmaß einer eventuellen Gefäßkompression, jedoch ist die MRT insgesamt aussagekräftiger.

Auch die Verdickung der Synovia und ein Gelenkerguß als Zeichen einer Synovitis sind sonographisch gut nachweisbar. Mit der CT kann eine verstärkte Aufnahme von i.-v.-appliziertem Kontrastmittel in der Synovia als weiteres Entzündungszeichen z.B. bei der unspezifischentzündlich überlagerten Arthrose (s. Abb. 14.10b,c), bei rheumatischen Erkrankungen oder der Infektarthritis nachgewiesen werden. Jedoch ist das Übersichtsbild für die Differentialdiagnose wertvoller.

14.8 Tumoren und tumorähnliche Raumforderungen

Die CT trägt bei verschiedenen benignen/malignen, kniegelenknahen Tumoren zur Artdiagnose bei, z.B. aufgrund der typischen Lokalisation eines Chondroblastoms in der Patella oder einer charakteristischen Tumormatrix (Nidus beim Osteoidosteom, Verkalkungen beim Enchondrom/Chondrosarkom, Fettwerte beim intra-/extraossären Lipom, Sekretspiegel in der aneurysmatischen Knochenzyste). Auch der Destruktionstyp der Kortikalis kann manchmal mit der CT besser bestimmt werden als aus dem Röntgenbild oder in der MRT [3]. Jedoch ist für die Art- und Dignitätsbestimmung einer Neoplasie das konventionelle Röntgenbild meist ausschlaggebend. Für die Bestimmung der intra- und extraossären Tumorausdehnung ist hingegen die MRT der CT überlegen [1,4,24].

Wenn in Ermangelung einer MRT für die Planung der Kompartmentresektion eines kniegelenknahen Tumors auf die CT zurückgegriffen werden muß, sollte diese zur Ausmessung der intraossären Tumorausdehnung und damit Resektionsgrenze den Kniegelenkspalt mit erfassen und evtl. zum Ausschluß einer Skip-Läsion die gesamte Markhöhle des betroffenen Knochens umfassen. Bei i.-v.-Kontrastmittel-Gabe, ausreichendem Zooming und dünnen Schichten können die intraossäre Tumorausdehnung und die Tumorbegrenzung zur Muskulatur, den Gefäßen, Nerven und zur Gelenkhöhle leidlich gut definiert werden.

14.9 Zusammenfassung

Die Darstellung und Beurteilung der Binnenstrukturen des Kniegelenkes wie Bänder, Menisci und des Gelenkknorpels ist zwar eine der häufigsten Anwendungen der MRT im Muskel-Skelett-System geworden. Der Fortschritt der CT-Technik in den letzten Jahren hat aber auch die diagnostischen Möglichkeiten der CT am Kniegelenk erheblich verbessert, so daß – mit Ausnahme des Gelenkknorpels – alle diese Strukturen ohne arthrographische Kontrastierung und mit großer Treffsicherheit untersucht werden können. Sofern die Methode der MRT nicht zur Verfügung steht, ist die CT daher am Kniegelenk für die dargestellten Indikationen die Methode mit der verläßlichsten Aussage.

Synoviale und/oder zystische Veränderungen am Kniegelenk können allerdings mit der Sonographie unter geringstem Aufwand und bei geringer Patientenbelastung und dennoch sehr guter Treffsicherheit beurteilt werden. Verbleibende Unsicherheiten werden mit der CT meist eindeutig geklärt. Die CT ist auch für Messungen der Knochentorsionen am besten geeignet. Speziell für die Analyse der Tibiakopffrakturen ist die CT mittlerweile der konventionellen Tomographie überlegen. Auch gegenüber einer verfügbaren MRT ist hier die CT mit ihren Möglichkeiten der sekundären 2-D- und 3-

D-Rekonstruktion die Methode der Wahl. Dabei können in der gleichen Untersuchung die häufigen Begleitverletzungen der Menisci und Bänder miterfaßt werden. Bei den okkulten Frakturen ist die MRT fast immer sensitiver als die CT; letztere gibt allerdings besseren Aufschluß über die Frakturmorphologie. CT und MRT ergeben zusätzlich zur Röntgenaufnahme für die Art- und Dignitätsbestimmung gelegentlich zusätzliche Informationen. Für das lokale Staging ist die MRT allerdings am verläßlichsten.

Übersicht: Wertigkeit der diagnostischen Verfahren

	MRT	CT		Sonographie	Röntgen
Kreuzbandläsion		nativ	Luftarthro-CT		
Sensitivität	+++	++	++	+/−	−
Spezifität	+++	+	++	+/−	−
Treffsicherheit	+++	++	++	+/−	−
Aufwand	++	++	+	+	+++
Belastung	++	+	−	+	+++
Torsionsmessung		−		++	
Treffsicherheit	+++	+++		nur partiell mögl.	nur partiell mögl.
Aufwand	+	+++		−	++
Belastung	++	+++		−	++
Meniskusläsion					
Sensitivität	+++	++		+	Arthrogr. ++
Spezifität	+++	++		+	+++
Treffsicherheit	+++	++		+	++
Aufwand	++	++		+	+
Belastung	++	++		+	+
Okkulte Fraktur					
− Ohne Dislokation					
Sensitivität	+++	++		−	+
Spezifität	+	+++		−	+++
− Osteochondral					
Sensitivität	+++	+++		−	+
Spezifität	++	+++		−	+++
− "bone bruises"					
Sensitivität	+++	−		−	−
Spezifität	++	−		−	−
Tibiakopffraktur					
Therapierelev. Morphologie	++	+++		−	++
Aufwand	++	+++		−	Tomogr. ++
Belastung	++	+++		−	++
Synoviale/Meniskuszyste					
Treffsicherheit	+++	++		+++	Arthrogr. +++
Aufwand	++	+++		+++	+
Belastung	++	+++		+++	+

	MRT	CT	Sonographie	Röntgen
Synovitis				
Treffsicherheit	+++	+	+++	+/−
Aufwand	++	+++	+++	+++
Belastung	++	+++	+++	+++
Knochentumor				
–Diagnose				
Sensitivität	+++	++	−	++
Spezifität	+	++	−	+++
Treffsicherheit	+	+	−	++
–Lokales Staging	+++	++	+	+
Aufwand	++	+++	+++	++
Belastung	++	+++	++	+++

Literatur

1. Aisen AM, Martel W, Braunstein EM, McMillin KI, Phillips WA, Kling FF (1986) MRI and CT evaluation of primary bone and soft tissue tumors. AJR 146: 749–756
2. Boven F, Bellemans M, Geurts J, de Boeck H, Potvliege R (1982) The value of computed tomography scanning in chondromalacia patellae. Skeletal Radiol 8: 183–185
3. Brown KT, Kattapuram SV, Rosenthal DI (1986) Computed tomography analysis of bone tumors: patterns of cortical destruction and soft tissue extension. Skeletal Radiol 15: 448–451
4. Gillespy T, Manfrini M, Ruggiery P, Spanier SS, Petterson H, Springfield D (1988) Staging of intraosseous extent of osteosarcoma. Radiology 167: 765–767
5. Grammont P (1985) Einfluß der Patella auf das Gleichgewicht des Kniegelenkes. Orthopäde 14: 193–202
6. Henche HR (1985) Flächenpressung im Femoropatellargelenk. Orthopäde 14: 239–246
7. Hepp WR (1983) Radiologie des Femoro-Patellargelenkes. In: Otte P, Schlegel KF (Hrsg) Bücherei des Orthopäden, Bd 37. Enke, Stuttgart
8. Herrmann MH (1991) Computertomographische Messungen der Torsionen der unteren Extremität und des femoropatellaren Gleitwegs bei Patienten mit Chondropathia patellae und Patellainstabilität. Diss TU München
9. Kalender W, Polacin A, Marchal G, Baert AL (1991) Current status and new perspectives in spiral CT. In: Fuchs W (Hrsg) Advances in CT. Springer, Berlin Heidelberg New York Tokyo, S 87–93
10. Lehner K, Reiser M, Biehl Th (1985) Normalbefunde und pathologische Veränderungen des Lig. patellae in der CT. Digit Bilddiagn 5: 85–88
11. Lehner K, Reiser M, Hawe W, Smasal V (1986) Die Defekte der Patellarückfläche im CT-Arthrogramm. Fortschr Röntgenstr 144, 1: 95–99
12. Lerat JL, Moyen B, Grammont P (1985) Morphotypen der unteren Extremität. Orthopäde 14: 220–228
13. Manco LG, Kavanaugh JH, Fay JJ, Bilfield BS (1986) Meniscus tears of the knee: prospective evaluation with CT. Radiology 159: 147–151
14. Manco LG, Lozman J, Coleman ND, Kavanaugh JH, Bilfield BS, Dougherty J (1987) Noninvasive evaluation of the knee meniscal tears: preliminary comparison of MRI and CT. Radiology 163: 727–730
15. Martinez S, Korobkin M, Fondren FB, Hedlung LW, Goldner JL (1982) CT cf the normal patellofemoral joint. Invest Radiol 18: 249–253
16. Munzinger U, Dubs L, Buchmann R (1985) Das femoropatellare Schmerzsyndrom. Orthopäde 14: 247–260
17. Passariello R, Trecco F, de Paulis F, Masciocci C, Bonanni G, Zobel BB (1985) Meniscal lesions of the knee joint: CT diagnosis. Radiology 157: 29–34

18. Passariello R, Trecco F, de Paulis F, Masciocci C, Bonanni G, Zobel BB (1986) CT demonstration of capsuloligamentous lesions of the knee joint. J Comput Assist Tomogr 10, 3: 450–456
19. Rafii M, Hossein F, Golimbu C, Bonamo J (1984) Computed tomograqphy of tibial plateau fractures. AJR 142: 1181–1186
20. Reiser M, Karpf PM, Bernett P (1982) Diagnosis of chondromalacia patellae using CT arthrography. Europ J Radiol 2: 181–186
21. Reiser M, Rupp N, Karpf PM, Feuerbach S, Paar O (1982) Erfahrungen mit der CT-Arthrogaphie der Kreuzbänder des Kniegelenkes. Fortschr Röntgenstr 137, 4: 372–379
22. Reiser M, Rupp N, Zacher H, Paar O, Aigner R (1985) Der retropatellare Knorpelschaden im CT-Arthrogramm. RöPra 38, 11: 390–395
23. Stanford W, Phelan J, Kathol MH et al. (1988) Patellofemoral joint motion: Evaluation by ultrafast CT. Skeletal Radiol 17: 487–492
24. Tehrandzadeh J, Mnaymneh W, Ghavam C, Morillo G, Murphy BJ (1989) Comparison of CT and MRI in muskuloskeletal neoplasms. JCAT 13, 3: 466–472
25. Wiberg G (1941) Roentgenographic and anatomic studies on the femoropatellar joint. Acta Orthop Scand 12: 319–323

15 Nuklearmedizinische Diagnostik und Therapie

B. OVERBECK und A.L. HOTZE

15.1	Einleitung 185
15.2	Nuklearmedizinische Diagnostik 185
15.2.1	Untersuchungstechnik 185
15.2.2	Beurteilungskriterien 188
15.3	Szintigraphische Befunde 189
15.3.1	Traumatische und posttraumatische Kniegelenkerkrankungen 189
15.3.2	Entzündliche und degenerative Kniegelenkerkrankungen 192
15.3.3	Tumor und tumorähnliche Raumforderungen 196
15.3.4	Varia 197
15.3.5	Zusammenfassung 201
15.4	Nuklearmedizinische Therapie ... 201
15.4.1	Radiosynoviorthese 201
15.4.2	Schmerztherapie bei Knochenmetastasen 203
15.4.3	Zusammenfassung 203
	Übersicht I: Indikationen und diagnostische Wertigkeit der Szintigraphie bei verschiedenen Kniegelenkerkrankungen 204
	Übersicht II: Nuklearmedizinische Möglichkeiten der Kniegelenktherapie 205
	Literatur 205

15.1 Einleitung

Die Nuklearmedizin spielt heute eine wichtige Rolle in der Diagnostik und Therapie des muskuloskelettalen Systems. Eine der häufigsten Untersuchungen in der täglichen Praxis aller nuklearmedizinischen Abteilungen ist die Skelettszintigraphie, ein hochsensitives Verfahren zum Nachweis gesteigerter Knochenumbauprozesse. Bereits geringe Veränderungen des Knochenstoffwechsels können zu einer deutlich erkennbaren Steigerung der Nuklidspeicherung führen. Durch die Verbesserung nuklearmedizinischer Untersuchungsgeräte, insbesondere hochauflösende Kollimatoren und die Single-Photon-Emissions-CT, ist es möglich, einzelne Skelettabschnitte und Gelenke genauer zu untersuchen. Zudem sind neue Radiopharmaka entwickelt worden, die zusätzlich in der Entzündungsszintigraphie eingesetzt werden können. Neben den diagnostischen Möglichkeiten wird jetzt oft auch eine Therapie mit Radiopharmaka angeboten. Im Rahmen dieser Entwicklung werden Radionuklidtherapien mit großem Erfolg durchgeführt. Hier sind im Zusammenhang mit dem Knie die Radiosynoviorthese bei Arthritiden und die palliative Schmerztherapie bei Knochenmetastasen zu nennen.

15.2 Nuklearmedizinische Diagnostik

15.2.1 Untersuchungstechnik

Skelettszintigraphie

Die Skelettszintigraphie ist eine einfache Methode, die mit einer großen Treffsicherheit diagnostische Informationen über pathologische Prozesse im Knie liefern kann. Eine spezielle Vorbereitung des Patienten ist bei der Knochenszintigraphie nicht notwendig. Das Radiopharmakon wird (nach vorheriger Schilddrüsenblockade mit Perchlorat) intravenös appliziert. Die heute zur Skelettszintigraphie verwendeten Diphosphonate werden als liophylisierte Präparate (z.B. Methylendiphosphonat, MDP) von verschiedenen Herstellern geliefert und sind nach Zugabe der benötigten Aktivitätsmenge ^{99m}Tc gebrauchsfertig und injektionsbereit. Die applizierte Aktivitätsmenge beträgt entweder zwischen 555 und 740 MBq unabhängig von Größe und Gewicht oder (gewichtsbezogen) zwischen 7,4 und 10 MBq/kg, bei Kindern zwischen 3,7 und 7,4 MBq/kg Körpergewicht. Die effektive Äquivalentdosis der Untersuchung liegt bei 4 mSv (2 mSv = mittlere, natürliche Strahlenexposition in Deutschland).

Bei lokalisierten Prozessen wird die Skelettszintigraphie meist in der sog. 3-Phasen-Technik durchgeführt (Abb. 15.1a–d), wobei bei bestimmten Erkrankungen einzelne Phasen pathognomonische szintigraphische Muster zeigen können [6,22].

Die *3-Phasen-Technik* besteht aus den folgenden Komponenten:

1. Perfusionsphase (bis 1 min p.i.);
2. Blutpoolphase (bis 10 min p.i.);
3. statische Spätszintigraphie (ab 2 h p.i.); (optional: 4. Phase mit extremen Spätaufnahmen bis 24 h p.i.).

In der *Perfusionsphase* (Phase 1) werden üblicherweise der arterielle Zu- und der venöse Abstrom der Untersuchungsregion in einer Sequenzaufnahme bis 60 s p.i. aufgezeichnet. Die anfallenden Szintillationsdaten werden dabei in einem digitalen Bildverarbeitungssystem gespeichert und können später qualitativ und quantitativ analysiert werden. Die Gammakamera wird über den Knien positioniert und zwischen Phase 1 und 2 nicht verändert.

Die *Blutpooldarstellung* (Phase 2) umfaßt üblicherweise den Zeitraum von ca. 2–10 min. p.i. und dokumentiert die beginnende arteriell-venöse Gleichverteilung des Tracers.

Die *statische Spätszintigraphie* (Phase 3) stellt die Mineralisationsphase dar. Die statischen Knieaufnahmen von ventral, dorsal und beidseits lateral können durch ein Ganzkörperszintigramm ergänzt werden. Der Patient kann zwischen Phase 2 und 3 die Abteilung verlassen. Er wird aufgefordert, in der 2. Stunde der Wartezeit viel zu trinken, um die nicht im Skelett gebundene und noch zirkulierende Aktivität über die Nieren auszuscheiden. So wird ein optimaler Knochen-Weichteil-Kontrast erzielt.

Die *Spätszintigraphie* (Phase 4) (20–24 h p.i.) kann bei vereinzelten Fällen mit Begleitreaktion der umgebenden Weichteile eine weitere Differenzierung ermöglichen. Nach dieser langen Zeit hat die Aktivität das Weichteilgewebe weitestgehend verlassen, und es sind normalerweise nur noch ossäre Strukturen sichtbar.

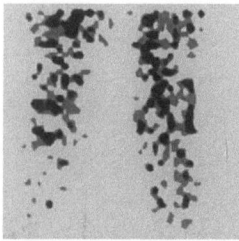 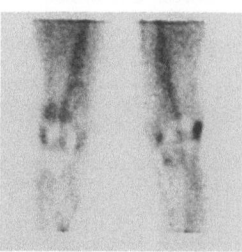 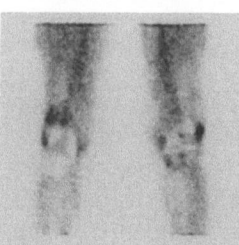 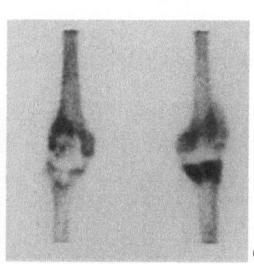

Abb. 15.1a–d. 3-Phasen-Knochenszintigramm der Knie mit beidseitigen Kniegelenkprothesen. **a** Perfusionsbild, **b** 2 min p.i., **c** 10 min p.i., **d** 2 h p.i.

Die technische Entwicklung der letzten Jahre hat sich im wesentlichen durch die Einführung der *Single-Photon-Emmissions-CT (SPECT)* ausgezeichnet. Diese Untersuchung ermöglicht die Rekonstruktion von szintigraphischen Schichtbildern in gewünschten Ebenen, standardweise transversal, koronal und sagittal. Sie ermöglicht – ähnlich der CT und der MRT – die überlagerungsfreie Darstellung von ossären und artikulären Strukturen sowie eine bessere Abgrenzung von Weichteil- zu Knochenprozessen und damit einen direkten Vergleich mit diesen radiologischen Schnittbildverfahren. Mit neueren Bildverarbeitungssystemen können mit akquirierten ECT-Datensätzen szintigraphische Befunde dreidimensionsal dargestellt werden (Abb. 15.2). Die plastische Darstellung des Prozesses im gesamten Gelenkverband unterstützt eine gute Demonstration des Befundes für die konsultierenden Kliniker und ermöglicht neben einer verbesserten diagnostischen Treffsicherheit eine gezieltere Planung therapeutischer Maßnahmen.

Entzündungsszintigraphie

Neben der Skelettszintigraphie stellt die Entzündungsszintigraphie eine weitere wichtige Untersuchungsmethode des Knies dar. Sie hat in den letzten Jahren einige Wandlungen erfahren. Hauptgrund dafür war die Suche nach besseren Tracern und Nukliden. Eines der ersten in der Entzündungsszintigraphie benutzen Radiopharmaka war das unspezifische ^{67}Ga-Citrat, das sich auch in chronischen Entzündungen anreichert. Ein anderer unspezifischer Entzündungsmarker ist das ^{99m}Tc-Nanokolloid, das primär zur Knochenmarkszintigraphie eingeführt wurde. Später wurden als spezifische Marker mit ^{111}In-Oxin und ^{99m}Tc-HMPAO in-vitro-markierte autologe Leukozyten verwendet. Ende der 80er Jahre wurden monoklonale (murine) mit ^{99m}TC markierte Antikörper entwickelt, die eine In-vivo-Markierung von Granulozyten ermöglichen. In den letzten Jahren wurde das mit ^{99m}Tc oder mit ^{111}In markierbare polyklonale humane Immunglobulin (HIG) entwickelt, das sich an Zellen der akuten und im Gegensatz zu den anderen spezifischen Entzündungsmarkern auch chronischen Zellinfiltration anreichert. Weitere Fortschritte in der Entzündungsszintigraphie sind von der Entwicklung markierter chemotaktischer Peptide zu erwarten.

Die Auswahl des Tracers bei der Entzündungsszintigraphie richtet sich hauptsächlich nach Praktikabilitätsge-

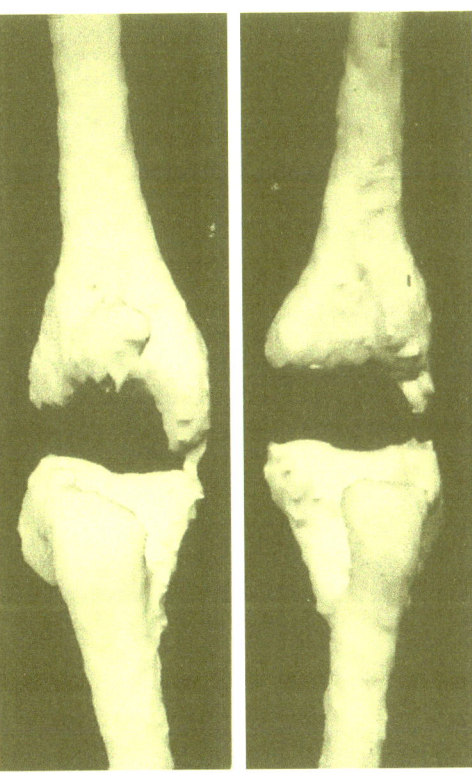

Abb. 15.2. Dreidimensionale Darstellung eines Knochenszintigrammes der Knie, Normalbefund

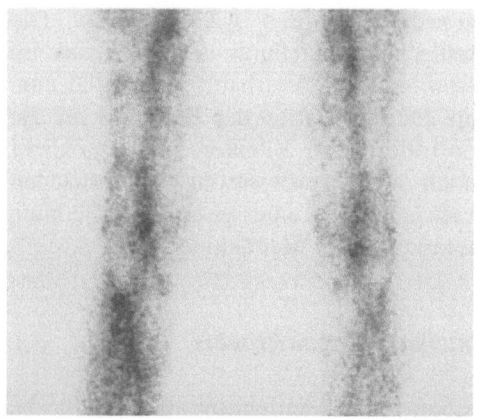
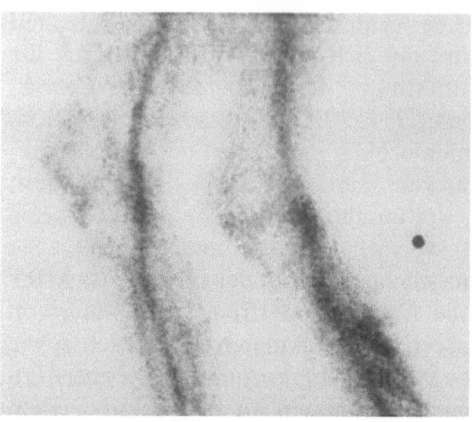

Abb. 15.3a,b. Normales Entzündungsszintigramm mit ^{99m}Tc-Anti-Granulozyten-Antikörper der Knie 4 h p.i. **a** ventral, **b** rechts lateral

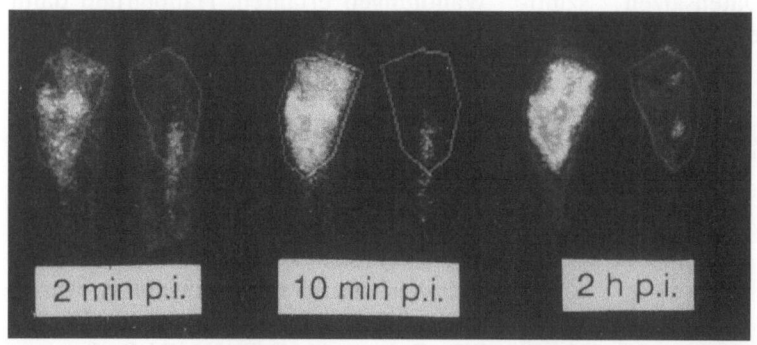

Abb. 15.4. 3-Phasen-Knochenszintigramm: Osteosarkom des rechten Knies mit ROI-Technik und Quantifizierung

sichtspunkten, da die Treffsicherheit der spezifischen Entzündungsmarker in etwa vergleichbar ist. Wegen der geringeren Strahlenexposition und der besseren Logistik sollte heute ein ^{99m}Tc-markierter Tracer verwendet werden. Zur Diagnostik entzündlicher Prozesse im Kniegelenk wird die Szintigraphie mit ^{99m}Tc-Anti-Granulozyten-Antikörpern, ^{99m}Tc-HMPAO- markierten Leukozyten oder ^{99m}Tc-HIG empfohlen [3,9]. Die injizierte Aktivitätsmenge beträgt bei diesen Untersuchungen 555–740 MBq. Die Strahlenexposition ist vergleichbar mit der bei der Knochenszintigraphie. Es werden Einzelaufnahmen des Knies von vier Seiten 4 h p.i. angefertigt (Abb. 15.3a,b). Spätaufnahmen sollten nach 24 h angefertigt werden.

15.2.2 Beurteilungskriterien

Wie auch bei der Auswahl der richtigen Untersuchungsmethode sollte zur exakten Beurteilung der Skelett-und der Entzündungsszintigraphie ein Überblick über die klinischen und radiologischen Befunde vorliegen. Die Beurteilung erfolgt zuerst visuell. Eine Mehrspeicherung sowie ein Speicherdefekt zu unterschiedlichen Untersuchungszeitpunkten sind als pathologisch zu bewerten. Mit Hilfe sog. ROI ("regions of interest") können Zeit-Aktivität-Kurven (aus der Perfusionsphase) und Seitenquotienten ("counts/pixel") erstellt werden (Abb. 15.4). Ein direkter Vergleich von Strukturen in derselben Ebene wird durch Aktivitätsprofilkurven erleichtert.

15.3 Szintigraphische Befunde

15.3.1 Traumatische und posttraumatische Kniegelenkerkrankungen

Frakturen

Eine gründliche Kniegelenkdiagnostik nach vorangegangenem Trauma ist wichtig für die Therapie und die Wiederherstellung der Kniegelenkfunktion. Die Methode der Wahl zum Frakturausschluß nach Trauma ist die Röntgenuntersuchung, aber es gibt Situationen, in denen die Skelettszintigraphie mit ihrer höheren Sensitivität mehr Informationen liefert. Bei anatomischen Varianten oder bei zusätzlich vorliegender Knochenstrukturveränderung können kleine Frakturspalten im Röntgenbild leicht übersehen werden. Eine Indikation für den Einsatz der Skelettszintigraphie ist auch immer dann gegeben, wenn eine Diskrepanz zwischen dem klinischen Befund und dem Ergebnis der Röntgenuntersuchung vorliegt. Nicht erkannte Frakturen können meist in der Frühphase mit der 4-Phasen-Skelettszintigraphie und anschließender SPECT-Untersuchung aufgedeckt werden. In der 1. Phase zeigt sich typischerweise eine reaktive Hyperämie im Weichteilmantel des Frakturbereiches. Diese Erhöhung des Blutflusses findet sich auch bei reinen Weichteilverletzungen. Ganz wichtig ist hier die Anfertigung einer Spätaufnahme 24 h p.i., da die Radioaktivität zu diesem Zeitpunkt aus dem Weichteilgewebe ausgewaschen sein sollte. Bei Frakturen findet sich dann eine gleich hohe Speicherintensität wie 2 h p.i., Typischerweise führt eine frische Fraktur innerhalb von 2–10 Tagen zur erhöhten Aktivitätsanreicherung. Je peripherer ein Herd gelegen ist, desto früher tritt der szintigraphisch erkennbare reaktive Knochenumbau ein. Die Traceranreicherung nimmt dann bis Wochen nach dem Ereignis kontinuierlich zu und fällt langsam wieder ab. 6–12 Monate nach dem Trauma ist meist keine erhöhte Knochenstoffwechselaktivität mehr nachweisbar. Eine Unterscheidung zwischen alter und frischer Fraktur, die gelegentlich aus versicherungstechnischen Gründen oder bei Kindesmißhandlung von Bedeutung sein kann, ist mit der im Verlauf wiederholten Knochenszintigraphie (mind. 2mal) möglich. Zur Unterscheidung zwischen frischer Fraktur und Metastase bzw. degenerativer Veränderung ist die Verlaufskontrolle unerläßlich. Die Knochenszintigraphie sollte dann ggf. mehrfach wiederholt werden, und die Aufnahmen sollten immer nach identischer Anreicherungszeit angefertigt werden. Ein Anstieg der Anreicherungsintensität spricht für eine frische Fraktur mit neuer Kallusbildung. Die Skelettszintigraphie hat in der Frakturdiagnostik eine Sensitivität von 95 % innerhalb von 24 h und von 100 % innerhalb von 72 h [23]. Ein signifikanter Einfluß des Patientenalters auf den szintigraphischen Frakturnachweis konnte nicht bestätigt werden. Die unterschiedliche Erscheinungszeit einer Fraktur im Szintigramm ist auf ihre Lokalisation zurückzuführen. Den größten diagnostischen Gewinn in der szintigraphischen Traumadiagnostik erhält man bei polytraumatisierten Patienten. Hier können oft mit Hilfe der Ganzkörperszintigraphie in Abhängigkeit vom Ausmaß der Verletzungen noch weitere knöcherne Verletzungen erkannt werden. Ganz wichtig und eigentlich unerläßlich ist die Skelettszintigraphie bei versicherungsrechtlichen Fragen. Der ursächliche und zeitliche Zusammenhang zwischen einem Trauma und einer klinisch oder auch radiologisch nachgewiesenen Verletzung läßt sich leicht mit einem unauffälligen Skelettszintigramm ausschließen. Allerdings müssen die richtigen Zeitabstände zwischen Trauma und Untersuchung eingehalten werden. Spätschäden lassen sich als traumatisch bedingt differenzieren, wenn das Knochenszintigramm posttraumatisch einen erhöhten Knochenstoffwechsel zeigte.

Heilung von Fraktur und Osteotomie unter Berücksichtigung von Osteosynthese- und Fremdmaterial

Wenige Tage nach einem Trauma kommt es durch die Bildung zahlreicher neuer Blutgefäße zu einer Durchblutungssteigerung im Frakturbereich. Zusätzlich bildet sich Faserknochen, der einen hohen Gehalt an amorphem Kalziumphosphat aufweist. Entsprechend dem zunehmenden Gehalt an Kalziumphosphat im neugebildeten Kallus ist eine Mehranreicherung von ^{99m}Tc-MDP im Knochenszintigramm zu erkennen. Diese Zunahme der Speicherintensität ist pathognomonisch für eine frische Fraktur. Die Nuklidanreicherung über dem Kallus kann quantifiziert werden und um den Faktor 6–15 gesteigert sein.

Die übliche Behandlungsmethode einer Fraktur ist die Ruhigstellung mit einem Gips. Physiologisch kommt es zu einer Inaktivitätsosteoporose, die mit einem gesteigerten Knochenstoffwechsel einhergeht. Szintigraphisch führt dies zu einer vermehrten Traceranreicherung besonders in den gelenknahen Knochenabschnitten. Die szintigraphische Aktivität korreliert nicht mit dem Gehalt an Kalziumphosphat, sondern mit der Knochenstoffwechselaktivität. Mit Hilfe der 3-Phasen-Skelettszintigraphie kann die Inaktivitätsosteoporose von einer trophischen Störung unterschieden werden. Die in diesem Falle physiologische Inaktivitätsosteoporose führt im Gegensatz zu einer trophischen Störung nicht zu einem vermehrten Aktivitätseinstrom in der Perfusionsphase.

Osteosynthetisch versorgte Frakturen weisen in der Regel postoperativ eine vermehrte Aktivitätsanreicherung auf Grund einer reaktiven Hyperämie auf. Im weiteren Verlauf ist allerdings bei osteosynthetisch versorgten Frakturen mit einem geringeren Traceruptake zu rechnen als bei konservativ behandelten Frakturen, da die Osteosynthese in der Regel mit einer geringeren Kallusbildung einhergeht. Zur Differentialdiagnostik entzündlicher Veränderungen sollte eine 4-Phasen-Szintigraphie und eine Entzündungsszintigraphie durchgeführt werden (S. oben).

Die Lokalisation und das Ausmaß des Traumas bestimmen unter anderem die Kallusbildung und damit Verhalten im Knochenszintigramm. Abhängig von der im Gelenkbereich netzartigen Blutversorgung des Knochens kommt es hier schneller zur Kallusbildung und damit zur Aktivitätszunahme. Im Gegensatz dazu wird der Schaftbereich nur von einer Zentralarterie versorgt, die bei einer Fraktur verletzt werden kann, so daß der Kallusaufbau verspätet einsetzt (oft erst Tage später).

Okkulte Frakturen

3-Phasen-Szintigraphie und SPECT sind sensitive Indikatoren für okkulte Frakturen.

Streßfraktur

Der "normale" Ermüdungsbruch tritt besonders nach abnormaler Muskelbeanspruchung oder Dauerbelastung in einem sonst gesunden Knochen z.B. bei Sportlern oder Soldaten auf. Deshalb sollte bei persistierenden Knochenschmerzen und unauffälligem Röntgenbefund bei diesen Patienten immer eine Knochenszintigraphie zum Ausschluß einer Fraktur durchgeführt werden. Der "pathologische" Ermüdungsbruch findet sich in bereits krankhaft veränderten Knochen (Osteoporose, fibröse Dysplasie, Morbus Paget etc.). Hier zeigt die Knochenszintigraphie meist ohnehin schon einen erhöhten Traceruptake, so daß eine Fraktur nur schwer zu verifizieren ist.

Patellafraktur

Bei unklarem radiologischem Befund kann eine 4-Phasen-Szintigraphie ggf. mit SPECT weiterhelfen. Ist die Knochenszintigraphie unauffällig, ist eine Fraktur ausgeschlossen.

Pseudarthrose

Die Frakturheilung kann durch diverse Komplikationen verzögert sein, und es kann zur Ausbildung von Pseudarthrosen kommen. Szintigraphisch kann man Frakturen mit deutlich reduziertem Knochenstoffwechsel, der zur Knochenatrophie führt und mit einer deutlich eingeschränkten Heilungsaktivität einhergeht, von solchen mit gesteigerter Stoffwechselaktivität unterscheiden. Die reaktiv gesteigerte Stoffwechselaktivität ist oft ein guter Indikator für das Heilungspotential der Fraktur. In Verlaufsstudien konnte gezeigt werden, daß Pseudarthrosen mit reduzierter Nuklidspeicherung häufiger orthopädische Intervention und Knochentransplantate benötigten, während solche mit reaktivgesteigerter Aktivitätsanreicherung gute Heilungsantwort auf elektrische Stimulation zeigten [1].

Arthrodese

Nach operativer Kniegelenkversteifung stellt sich eine Indikation zur 4-Phasen-Skelettszintigraphie und ggf. Entzündungsszintigraphie bei Verdacht auf entzündliche Affektion des Gelenkes. Ein postoperativ reaktiv gesteigerter Traceruptake in den Spätaufnahmen des Knochenszintigramms ist in den ersten Wochen als normal anzusehen.

Meniskusläsionen

Die Diagnostik von Meniskusverletzungen ist eine Domäne von MRT und Arthroskopie, die aber aufwendig und invasiv (Arthroskopie) sind. Das Knochenszintigramm kann – besonders auch bei Patienten mit chronischen Knieschmerzen – wesentliche Aussagen über vorliegende Meniskusläsionen und Bänderrisse mit ggf. knöcherner Beteiligung machen. Nach diffusem Kniegelenktrauma sollte immer eine 3-Phasen-Knochenszintigraphie durchgeführt werden. Bei Meniskusläsionen zeigt sich typischerweise folgendes Bild:

Phase 1: deutlich vermehrter arterieller Radionuklideinstrom;
Phase 2: gesteigerte Aktivitätsanreicherung;
Phase 3: gesteigerter Knochenstoffwechsel in den subchondralen Knochenanteilen;
SPECT: je nach Konfiguration der Ruptur, z.B. partielle oder komplette halbmondförmige Aktivitätsanreicherung (bei Korbhenkelrissen) in Höhe des Tibiaplatäus in den axialen Schnittbildern. Durch die Anfertigung einer SPECT erhöht sich die Sensitivität der Knochenszintigraphie für Meniskusläsionen von 58 auf 89%, die Spezifität beträgt dann 76% [5,20].

Verletzungen von Kreuz- und Kollateralbändern, Gelenkkapsel, Patellarsehne sowie Verletzungen der Extensoren

Die 3-Phasen-Skelettszintigraphie mit SPECT eignet sich besonders zur

Objektivierung klinischer Beschwerden bei fehlenden morphologischen Veränderungen in der MRT. Man findet neben einem gesteigerten Tracereinstrom evtl. auch eine Aktivitätsmehranreicherung an der verletzten Struktur in der ligamentoossealen Junktion. Marks et al. zeigten, daß mit Hilfe des 3-Phasen-Knochenszintigramms und der SPECT subchondrale Frakturen sowie Bandverletzungen mit einer höheren Sensitivität diagnostiziert werden konnten als mit Röntgen oder MRT [13]. Bei negativem Knochenszintigramm kann eine knöcherne Beteiligung ausgeschlossen werden.

15.3.2 Entzündliche und degenerative Kniegelenkerkrankungen

Osteomyelitis

Da die Osteomyelitis mit einem deutlich gesteigerten Knochenstoffwechsel einhergeht, ist sie in der Skelettszintigraphie in der Regel sehr gut darzustellen. Das Knochenszintigramm kann eine Osteomyelitis schon früher, sogar Wochen vor Erscheinen von pathologischen Veränderungen im Röntgenbild, anzeigen [7]. Die normale Skelettszintigraphie zeigt allerdings auch bei Knochenstoffwechselsteigerungen anderer Ätiologie eine vermehrte Aktivitätsanreicherung, so daß die 3-Phasen-Skelettszintigraphie und/oder die Entzündungssintigraphie zur weiteren Differentialdiagnostik unbedingt notwendig sind.

Die deutlich gesteigerte Aktivitätsanreicherung in allen 3 Phasen des Knochenszintigramms ist typisch für entzündliche Knochenaffektionen. Eine rechnerisch bestimmte Zeit-Aktivität-Kurve der Perfusionsphase und ein quantitativer statischer Seitenvergleich können sehr aufschlußreich sein. Bei starker Weichteilanreicherung ist die Anfertigung einer extremen Spätaufnahme erforderlich. Die Sensitivität der Knochenszintigraphie beträgt 100%, während die Spezifität aufgrund gelegentlich vorkommender falsch-positiver Befunde (z.B. bei frische Fraktur, Osteonekrose) etwas schlechter ist. Zur Therapiekontrolle können Wiederholungsszintigraphien mit quantitativer Auswertung durchgeführt werden. Mit dem normalen Knochenszintigramm kann beim Erwachsenen eine Osteomyelitis mit großer Sicherheit ausgeschlossen werden.

Bei gekapselten Entzündungen oder Abszessen ist es möglich, daß im Knochenszintigramm nur Teile des entzündeten Knochens oder nur die Randzone des Abszesses sichtbar werden. Ebenso kann es bei subakuten oder chronischen Entzündungen nur zu einer mäßigen Traceranreicherung kommen. In solchen Fällen ist die anschließende Durchführung der Entzündungsszintigraphie ratsam, bei der man eine vermehrte Traceranreicherung in der suspekten Region erwartet. Granulozytenantikörper, autologe Leukozyten und Nanokolloid zeigen eine hohe Sensitivität für akute Infektionen [11], ^{67}Ga ist sensitiver für chronische Entzündungen. Vorsicht ist bei der Beurteilung antibiotisch behandelter Osteomyelitiden geboten: Hier kann eine Aktivitätsanreicherung der Granulozytenantikörper oder markierten autologen Leukozyten fehlen.

Bei Neugeborenen sind Osteomyelitiden häufig im Metaphysen-Epiphysen-Bereich lokalisiert, der auf Grund der physiologisch stärkeren Aktivitätsanreicherung szintigraphisch schwerer zu beurteilen ist. Zudem sind die Läsionen oft nicht szintigraphisch "heiß", sondern "kalt". Die Nachweiswahrscheinlichkeit bei Neugeborenen liegt daher bei nur 50%.

Arthrose, Arthritis

Schmerzhafte Gelenkveränderungen sind – neben radiologischen Maßnahmen –

immer auch eine Indikation zur Skelettszintigraphie. Zur szintigraphischen Beurteilung werden die Arthritiden in entzündliche und nicht-entzündliche Arthritiden eingeteilt. Zu den entzündlichen Arthritiden gehören unter anderem die rheumatoide Arthritis, die psoriatrische Arthritis, der Morbus Reiter, der Morbus Bechterew, der systemische Lupus erythematodes und einfache Gelenkentzündungen. Zu den nicht-entzündlichen Arthritiden werden alle degenerativen Gelenkveränderungen sowie Osteoarthritiden, posttraumatische Arthritiden und Neuroarthropathien gezählt. Wegen einer gesteigerten synovialen Vaskularisierung und begleitender Knochenreaktionen reichern die Arthritiden knochengängige Radiopharmaka stark an. Zur Beurteilung des Entzündungsstadiums sollte immer eine 3-Phasen-Szintigraphie und ggf. eine Entzündungsszintigraphie (s. Abschnitt "Osteomyelitis") angefertigt werden.

Rheumatoide Arthritis

Die Knochenszintigraphie ist für die Diagnostik der rheumatoiden Arthritis sehr sensitiv und oft schon positiv, bevor sich radiologische Veränderungen nachweisen lassen. Je nach Krankheitsstadium und Aktivierungsgrad zeigt sich eine vermehrte Nuklidanreicherung in den betroffenen Gelenken. Zur Beurteilung aller weiteren Gelenke sollte immer auch eine Ganzkörperszintigraphie angefertigt werden. Ein typischer symmetrischer Befall der distalen Finger- und Fußgelenke stützt die Diagnose der rheumatoiden Arthritis und steigert die Spezifität der Methode. Da der klinische Verlauf der rheumatoiden Arthritis wechselnd ist, ist auch das szintigraphische Bild entsprechenden Schwankungen in der Tracerverteilung und -intensität unterworfen. Die Szintigraphie eignet sich von daher sehr gut zur Verlaufsbeobachtung und Therapiekontrolle der Erkrankung [16].

Psoriatrische Arthropathie

Die Knochenszintigraphie ist auch ein hervorragender Verlaufsparameter für die Psoriasisarthropathie, da sie für die Lokalisation und Aktivität der arthritischen Veränderungen sensitiver als jede andere Methode ist. Im statischen Spätszintigramm findet sich eine deutlich gesteigerte Aktivitätsanreicherung in den entzündlichen Gelenkveränderungen. Ein für die Psoriasis pathognomonischer szintigraphischer Befund ist der strahlförmige Befall der Fingergelenke. Daher sollten auch bei einer Gonarthritis Ganzkörperaufnahmen angefertigt werden.

Infektarthritis

Bei klinischem Verdacht auf eine Infektarthritis des Kniegelenkes sollte eine 4-Phasen-Knochenszintigraphie angefertigt werden. Ein erhöhter Traceruptake in Phase 1 und 2 ist besonders typisch für die eitrige Arthritis. Wegen der eingeschränkten Spezifität des Verfahrens sollte zur weiteren Abklärung eine Entzündungsszintigraphie angeschlossen werden. Im Gegensatz zur Skelettszintigraphie, bei der bereits eine Beteiligung des umliegenden Knochens vorliegen muß, kann die Entzündungsszintigraphie die Entzündung innerhalb des Gelenkes selbst nachweisen. Für ein akutes entzündliches (septisches) Geschehen innerhalb eines Gelenkes ist die Treffsicherheit der Entzündungsszintigraphie außerordentlich hoch. Schwieriger ist die Diagnostik bei chronisch entzündlichen Gelenkerkrankungen, da dort zunächst ein lymphozelluläres Infiltrat vorliegt. Allerdings korreliert die Anzahl der markierten Granulozyten in der Synovialflüssigkeit mit dem Schweregrad der Entzündung, so daß auch bei dieser Form ein Nachweis gelingt. Wie bei der postoperativen reaktiven entzündlichen Komponente weisen auch aktivierte Arthrosen eine vermehrte Nuklidspeicherung in der Entzündungsszintigraphie auf, die in der Regel allerdings wesentlich weniger intensiv als bei einer septischen Erkrankung ist. Hilfreich bei dieser Differentialdiagnose können quantitative Auswertungen im Seitenvergleich mit dem kontralateralen Gelenk sein, sofern dies nicht ebenfalls betroffen ist.

Degenerative Gelenkveränderungen

Das Kniegelenk ist sehr häufig von degenerativen Veränderungen betroffen.

In vielen Vergleichsstudien konnte gezeigt werden, daß die Knochenszintigraphie für die Darstellung degenerativer Veränderungen sehr sensitiv ist [5]. Ausmaß und Aktivität der Erkrankung können mit der Skelettszintigraphie oft sicherer diagnostiziert werden als mit anderen radiologischen Verfahren. Sogar bei vielen asymptomatischen Patienten zeigt die Skelettszintigraphie arthrotische Veränderungen.

Der fließende Übergang des Krankheitsbildes zur aktivierten Arthrose mit entzündlicher Komponente bewirkt somit auch eine Veränderung in der Perfusions- und Blutpoolphase. Spätstatische Mehranreicherungen im Gelenk und periartikulär bei unauffälliger Perfusion und Blutpool sprechen für ein rein degenerativ bedingtes Krankheitsbild; eine Entzündungsszintigraphie muß in diesem Fall nicht notwendigerweise angeschlossen werden (Abb. 15.5a,b). Besteht hingegen auf Grund des klinischen Verdachtes übereinstimmend mit einer sehr intensiven spätstatischen Anreicherung oder auf Grund einer vermehrten Perfusion/Blutpool der Verdacht auf eine arthritische Begleitkomponente, sollte zusätzlich eine Entzündungsszintigraphie durchgeführt werden. Sie kann in Kombination mit dem skelettszintigraphischen Befund eine richtige Diagnosestellung ermöglichen.

Prothetischer Gleitflächenersatz

Der Einsatz alloplastischer Kniegelenkprothesen bei arthrotisch veränderten Kniegelenken ist heute ein Standardverfahren. Trotz meist guter Wiederherstellung der Mobilität kann eine Reihe ernster Komplikationen auftreten. Am häufigsten kommen Prothesenlockerungen und -infektionen vor. Die Frühdiagnostik ist hier besonders wichtig. Die Prothesenlockerung kann mit dem Röntgenbild nicht eindeutig diagnostiziert werden. Die Knochenszintigraphie kann auch bei

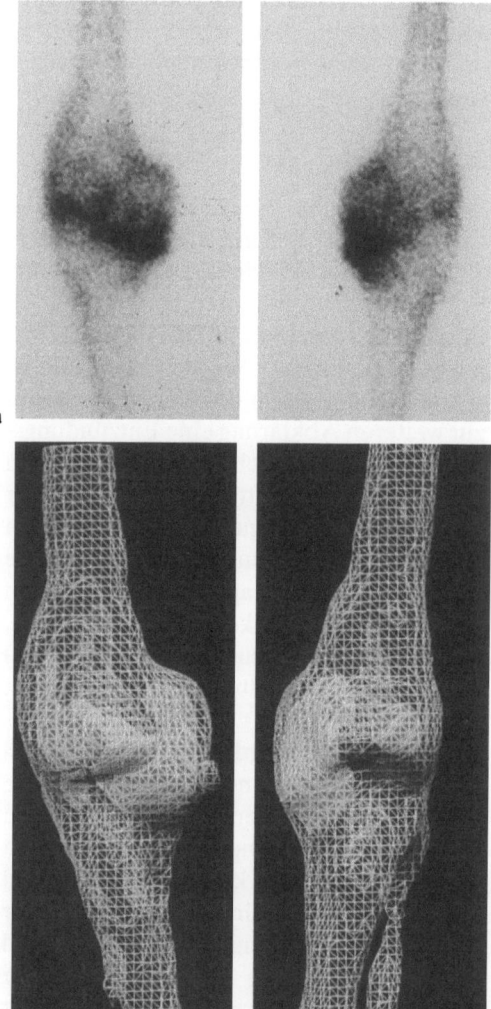

Abb. 15.5a,b. Knochenszintigramm. **a** mediale Kniegelenkarthrose beidseits, **b** 3-D-Darstellung

unauffälligen Kniegelenkprothesen noch nach Jahren eine gesteigerte Nuklidspeicherung im Junktionsbereich von Knochen und Prothesenmaterial zeigen – ganz im Gegensatz zur Hüftgelenkprothese, bei der der Knochenscan nach ein oder zwei Jahren unauffällig ist. Diese Diskrepanz läßt sich vermutlich durch die unterschiedliche mechanische Situation erklären. Durch normale Mikrobewegungen der Prothesenfixierung im Tibiaplateau kommt es zu einer erhöhten metabolischen Aktivität des unterliegenden Knochens, die für die gesteigerte Aktivitätsanreicherung verantwortlich ist (Abb. 15.6a,b). Einen signifikanten Unterschied im szintigraphischen Bild zementierter oder unzementierter Kniegelenkprothesen scheint es nicht zu geben [21]. Meistens findet sich eine deutlich vermehrte Aktivitätsanreicherung im medialen Kondylus, vermutlich weil das größere Gewicht auf dem medialen Kniegelenkanteil lastet. Bei sehr hoher Sensitivität der 4-Phasen-Skelettszintigraphie für eine Lockerung ist also mit einer hohen Zahl von falschpositiven Befunden zu rechnen. Bei negativem Befund ist allerdings eine Prothesenlockerung und -infektion ausgeschlossen.

Bei positivem Befund besonders in den ersten beiden Phasen der Knochenszintigraphie sollte zur Differenzierung zwischen Lockerung und Infektion unbedingt eine Entzündungsszintigraphie z.B. mit ^{99m}Tc-Anti-Granulozyten-Antikörpern, ^{99m}Tc-markierten Leukozyten oder ^{99m}Tc-Nanocoll angeschlossen werden. Bei einer deutlichen Nuklidspeicherung kann eine Protheseninfektion angenommen werden. Leichte entzündliche Begleitreaktionen postoperativ können abhängig vom Zeitintervall nach der Operation allerdings auch zu einer geringen Aktivitätsanreicherung in der Entzündungsszintigraphie führen. So können alle verfügbaren Tracer bis ca. 6 Wochen postoperativ eine leicht erhöhte Aktivitäts-

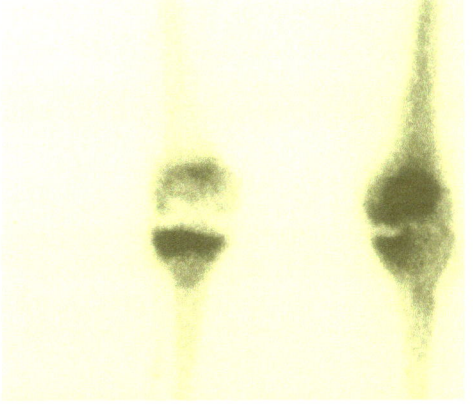

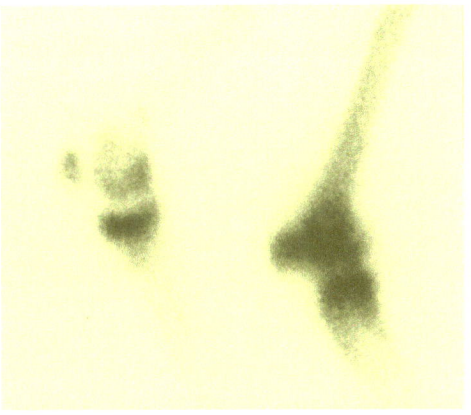

Abb. 15.6a,b. Knochenszintigramm: Unikondylärer Gleitflächenersatz des linken Knies; Totalendoprothese des rechten Knies mit gesteigertem Knochenstoffwechsel als Hinweis auf eine Prothesenlockerung. **a** ventral, **b** rechts lateral

anreicherung im Operationsbereich als Ausdruck eines reparativ entzündlichen Geschehens zeigen. Daher ist bei der klinisch oftmals wichtigen Unterscheidung zwischen einer postoperativen aseptischen "Entzündung" und einem septischen Prozeß auf das Verteilungsmuster des Tracers Rücksicht zu nehmen. Nach Untersuchungen von Becker [4] sprechen diffuse Mehranreicherungen mehr für aseptische, fokale hingegen für septische Entzündungen. In der Literatur beträgt die Sensitivität der Knochenszintigraphie ca. 100%, die Spezifität allerdings nur 18%, während die Sensitivität der Entzündungsszintigraphie 88% und die Spezifität 73% betrug. Die Spezifität lag damit weit über der von Arthrographie oder konventionellem Röntgen [12]. Durch die Kombination von 3- oder 4-Phasen-Skelettszintigraphie und Entzündungsszintigraphie wird eine befriedigend hohe Treffsicherheit [18] für die Unterscheidung von Prothesenlockerung und Prothesenentzündung erreicht. Als praktikable Lösung hat sich in unserer Klinik folgendes Vorgehen herausgebildet:

Ist die 3-Phasen-Skelettszintigraphie völlig unauffällig, wird keine weitere Diagnostik empfohlen. Bei unauffälliger Perfusions- und Blutpoolphase, aber pathologisch gesteigertem Knochenstoffwechsel wird ebenfalls meist keine Entzündungsszintigraphie angeschlossen. Letztere wird erst bei pathologischem Ausfall aller 3 Phasen zusätzlich durchgeführt. Bei konkordant positiven Ergebnissen von Skelett- und Entzündungsszintigraphie wird unter Beachtung der genannten Einschränkungen in der Regel die Diagnose "septische Entzündung" gestellt.

Traumatische Synovitis

Infolge von Kniegelenkverletzungen kann es zu einer Synovitis kommen. Auch hier sollte, wie bei der Infektarthritis beschrieben, zuerst eine 4-Phasen-Szintigraphie und bei positivem Befund anschließend eine Entzündungsszintigraphie durchgeführt werden. Mit beiden Methoden zeigt sich eine diffus vermehrte Aktivitätsanreicherung im Kniegelenk in den Konturen der Gelenkkapsel. Auch bei dieser Fragestellung ist die Szintigraphie als sensitiv einzustufen.

15.3.3 Tumor und tumorähnliche Raumforderungen

Eine der häufigsten Indikationen für die Skelettszintigraphie ist die Frage nach primären und sekundären Knochentumoren. Alle Tumoren, insbesondere das Bronchial-, das Prostata-, das Mamma-, das Schilddrüsen- und das hypernephroide Karzinom können in die Knochen metastasieren (Abb. 15.7). Röntgenologisch können Metastasen allerdings häufig erst in fortgeschrittenen Stadien verifiziert werden, während sie szintigraphisch meist bereits im Anfangsstadium sichtbar sind. In der Regel ist immer, d.h. auch bei lokalisierten Kniegelenktumoren, eine Ganzkörperszintigraphie erforderlich, da bei gleichbleibender Strahlenbelastung weitere Skelettumoren ausgeschlossen oder verifiziert werden können.

Szintigraphische Charakteristika muskuloskelettaler Tumoren

Knochentumoren und auch Knochenmetastasen gehen mit einem vermehrten Knochenumbau einher. Je nach Knochenstoffwechselaktivität finden sich unterschiedlich starke Traceranreicherungen. Die Szintigraphie ist in erster Linie hilfreich bei der Suche nach der genauen Lokalisation der Tumors und der Skelettmetastasen, da sie sich durch ihre außerordentlich hohe Sensitivität bei nur geringer Spezifität auszeichnet. Daraus

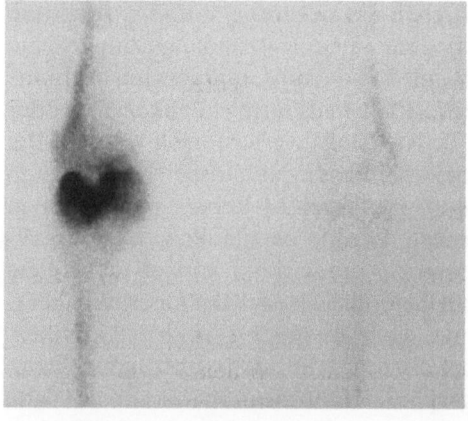

Abb. 15.7. Knochenszintigramm: isolierte ossäre Metastase eines Bronchialkarzinoms

ergibt sich, daß die Knochenszintigraphie in der nuklearmedizinischen Tumordiagnostik nur in Verbindung mit der Klinik und der Röntgendiagnostik erfolgen und interpretiert werden sollte. Differentialdiagnostisch müssen immer auch nichttumoröse Veränderungen wie traumatische, entzündliche oder degenerative Knochenaffektionen in Betracht gezogen werden [10].

Tumormatrix

Bei schnell wachsenden oder stark nekrotisierenden Tumoren (oder auch osteoklastischen Metastasen) kann es zu einer fehlenden Anreicherung des Tumors als "kalte Läsion" ggf. bei deutlicher Traceranreicherung der Tumorrandzone kommen. Der Traceruptake kann bei den verschiedenen Tumoren unterschiedlich hoch sein, wobei bei demselben Tumor eine Korrelation zwischen dem Krankheitsverlauf und der Aktivitätsaufnahme besteht. Mit Hilfe von Zeit-Aktivität-Kurven über dem Tumor kann die Nuklidspeicherung quantifiziert werden, was in der Therapiekontrolle (z.B. beim Osteosarkom) wertvoll ist. In der Verlaufskontrolle unter Chemotherapie sollte regelmäßig ein Mehrphasen-Knochenszintigramm erfolgen, um die Wirksamkeit der Behandlung zu kontrollieren und zu dokumentieren. Ein Rückgang der Traceranreicherung spricht für eine gute therapeutische Antwort.

Periostale Antwort

Periostveränderungen wie z.B. Periostauflagerungen und Spikulabildung können mit der Knochenszintigraphie nicht verifiziert werden. Veränderungen der Knochenkontur bei exophytisch wachsenden Tumoren stellen sich jedoch dar.

Weichteilbeteiligung

Weichteilbeteiligungen finden sich hauptsächlich bei malignen Tumoren. Hier kann es zu einer entzündlichen oder ödematösen Reaktion oder auch zu Verkalkungen kommen. Mit Hilfe einer 24-h-Aufnahme können Weichteilanreicherungen gut vom Knochen abgegrenzt werden. Gewebsverkalkungen, z.B. Myositis ossificans, lassen sich nach dieser langen Anreicherungszeit verifizieren.

Benigne und maligne Tumoren

Zur Artdiagnose von Knochentumoren ist generell festzustellen, daß maligne Tumoren meist zu einer deutlichen Hyperämie mit stark gesteigertem Knochenstoffwechsel führen, während benigne Tumoren eher eine fehlende bis mäßig gesteigerte Hyperämie mit geringerer Knochenstoffwechselsteigerung haben. Daraus ergibt sich, daß zur Differentialdiagnose immer eine 3-Phasen-Szintigraphie erfolgen sollte (Abb. 15.8). Eine eher seitengleiche oder nur mäßig gesteigerte Perfusionsphase bei vermehrter Aktivitätsanreicherung in der Mineralisationsphase spricht gegen einen malignen Tumor. Eine Ausnahme stellen allerdings sehr schnell wachsende Tumoren wie z.B. das Ewing-Sarkom dar, das mit einer nur mäßig gesteigerten Aktivitätsanreicherung in allen 3 Phasen einhergehen kann.

15.3.4 Varia

Osteonekrose

Die spontane Osteonekrose betrifft häufig den älteren Menschen. Anfangs kann ein subchondrales Ödem im medialen Femurkondylus entstehen. Die Erkrankung geht mit einem gesteigerten Knochenstoffwechsel in der unmittelbaren Umgebung der Nekrose einher. Die 3-Phasen-Kno-

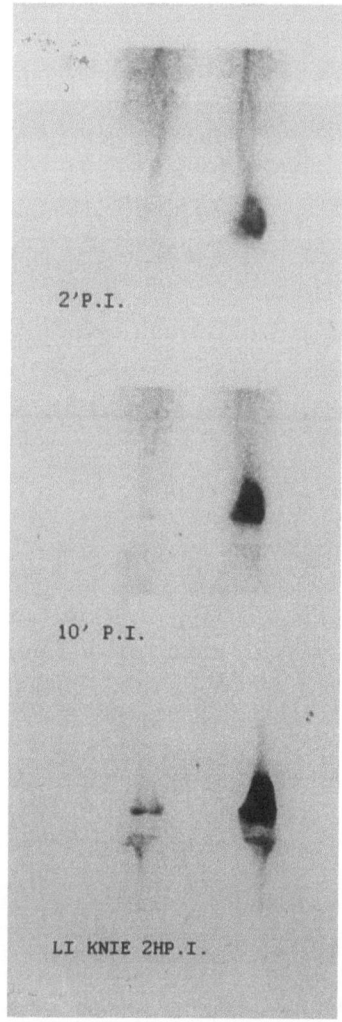

Abb. 15.8. 3-Phasen-Knochenszintigramm: Osteosarkom der linken Tibia, Erstdiagnostik

Phasen-Szintigraphie eignet sich besonders für die Verlaufskontrolle, da die Hyperämie in der Heilungsphase langsam zurückgeht [8]. Eine negative Knochenszintigraphie in allen 3 Phasen schließt eine Osteonekrose aus. Rudberg et al. [19] berichten über eine nicht spezifische Anreicherung von Radiokolloiden (Nanocoll), vermutlich aufgrund einer vermehrten Granulozytenaktivität in der Nekrose.

Osteochondrosis/-itis dissecans

Die Osteochondrosis dissecans entsteht auf dem Boden einer subchondralen Knochennekrose mit möglicher nachfolgender Absplitterung eines Knochenteiles ("Gelenkmaus"). Der typische szintigraphische Verlauf zeigt sich im 3-Phasen-Szintigramm (s. Abschnitt "Osteonekrose"). Die Sensitivität der Knochenszintigraphie beträgt 100%. Die Spezifität der statischen Knochenszintigraphie in Kombination mit der Röntgenuntersuchung wird mit nur 57% angegeben und steigt durch die dynamische Szintigraphie auf 100% [15]. Die Differenzierung zur Osteochondritis ist mit Hilfe der Entzündungsszintigraphie möglich.

chenszintigraphie zeigt hier schon deutlich positive Befunde, bevor sich typische Veränderungen im Röntgenbild nachweisen lassen (Abb. 15.9a–c). Bei der akuten Osteonekrose ist die Aktivitätsanreicherung bereits in der Perfusions- und Blutpoolphase deutlich erhöht, während sich bei der subakuten Osteonekrose eine vermehrte Aktivitätsanreicherung nur in der Mineralisationsphase finden läßt. Seitliche Aufnahmen und SPECT ermöglichen eine überlagerungsfreie Darstellung des Kniegelenkes (Abb. 15.9d). Die 3-

Morbus Osgood-Schlatter

Die Osteonekrose der Schienbeinapophyse sollte ebenfalls mit der 3-Phasen-Szintigraphie (s. Abschnitt "Osteonekrose) und ggf. SPECT untersucht werden.

Erkrankungen des patellofemoralen Gelenkes

Patellofemorale Erkrankungen gehen meist mit einem gesteigerten Knochenstoffwechsel einher. Vergleichende Untersuchungen zwischen Klinik, konvention-

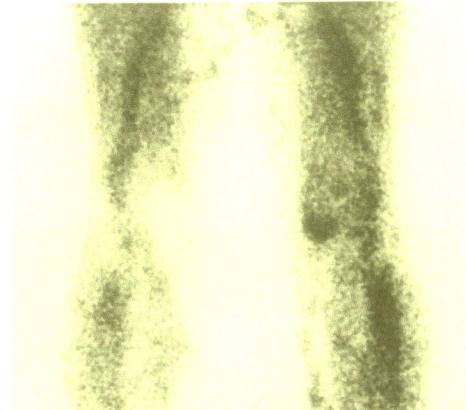
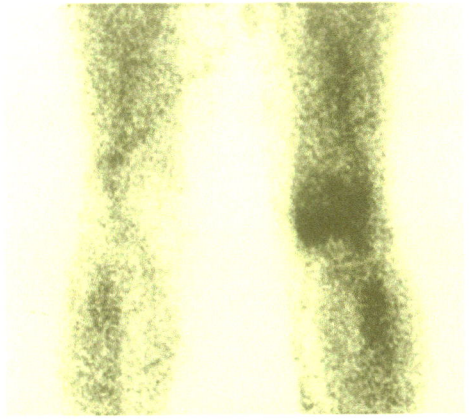

Abb. 15.9a–d. 3-Phasen-Knochenszintigramm: subchondrales Ödem des medialen Femurkondylus. **a** 2 min. p.i., **b** 10 min. p.i., **c** 2 h p.i., **d** SPECT

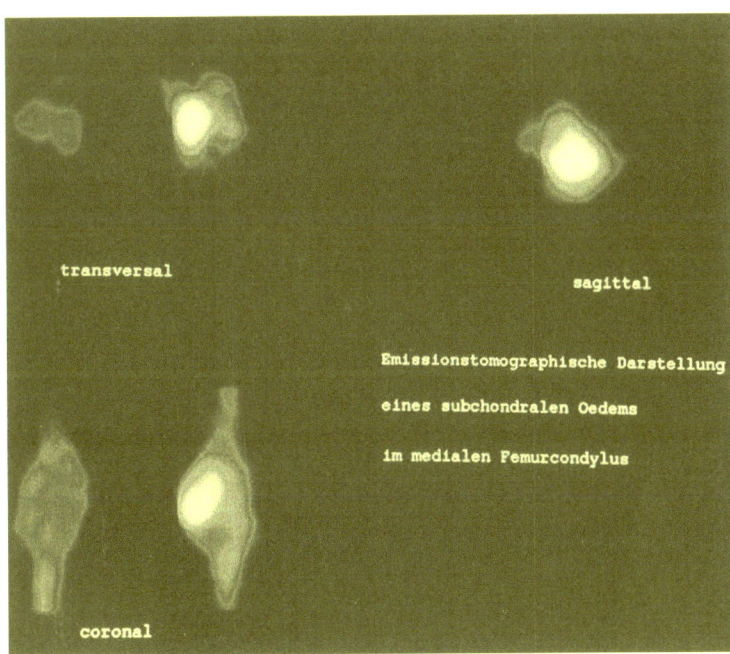

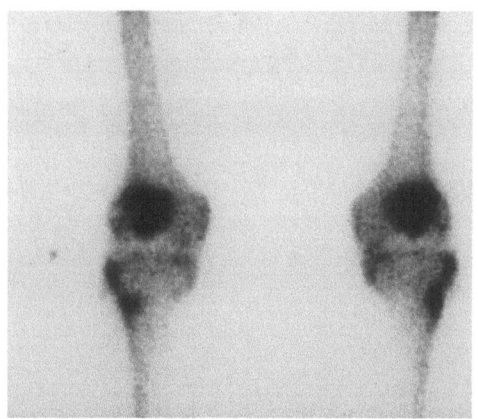 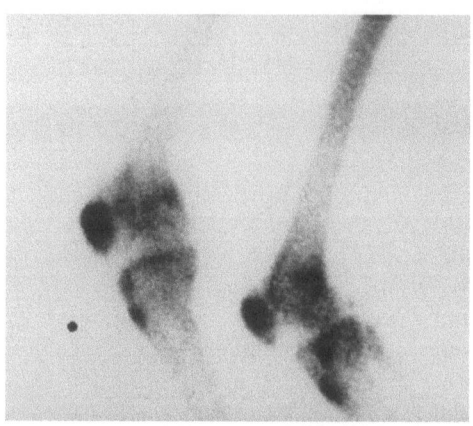

Abb. 15.10a,b. Knochenszintigramm: Zeichen der "heißen Patella" bei Chondromalacia patellae. **a** ventral, **b** rechts lateral

ellem Röntgen und dem Knochenszintigramm einschließlich SPECT haben nach arthroskopischer Abklärung gezeigt, daß das Ausmaß von Knorpelläsionen mit der normalen Röntgenuntersuchung oft unterschätzt wird. Das Knochenszintigramm zeigt subchondrale Veränderungen mit gesteigertem Knochenstoffwechsel schon früher als andere radiologische Verfahren an. Die Sensitivität der SPECT für Erkrankungen im patellofemoralen Kniegelenkkompartiment beträgt 91% [5].

Chondromalacia patellae

Typisch für degenerative Veränderungen des femoropatellaren Gelenkes ist das Zeichen der "heißen Patella" (Abb. 15.10a,b). Hier kommt es im Knochenszintigramm in der ventralen Projektion zu einer deutlich umschriebenen Traceranreicherung in der Kniescheibe. Da dieser Befund allerdings auch bei asymptomatischen Patienten zu sehen ist, sollten immer zusätzliche SPECT-Aufnahmen gemacht werden. Mit Hilfe der sagittalen Schnittbilder kann der retropatellare Raum besser beurteilt werden. Der Vergleich der szintigraphischen Schnittbilder mit röntgenologischen Tangentialaufnahmen bringt oft diagnostischen Aufschluß.

Epiphyseolyse, Epiphyseodese

Verletzungen oder Entzündungen der Wachstumsfugen können bei Kindern zu einer partiellen oder kompletten Verknöcherung der Epiphysenfläche führen. Ist nur ein Teil der Wachstumsfuge ossifiziert, hemmt diese "Knochenbrücke" die Wachstumsaktivität der verbliebenen gesunden Epiphysenfläche. Für die Therapie ist es wichtig, das Ausmaß der Epiphysenverknöcherung frühzeitig zu evaluieren. Das statische Knochenszintigramm kann die Röntgenuntersuchung und die MRT ergänzen, indem es genaue Informationen über die Osteoblastenaktivität in der Epiphysenfuge liefert. Intakte Epiphysenfugen sind in der Knochenszintigraphie als ununterbrochene Linie homogener Aktivitätsanreicherung zu sehen. Bei der totalen Epiphyseodese zeigt sich eine deutlich reduzierte Aktivitätsanreicherung in der Wachstumsfuge schon auf den planaren Bildern. Besonders aufschlußreich bei partiellem Epiphysenschluß sind die axialen Schnittbilder in der SPECT

[25], da die Größe der Knochenbrücke und der noch intakten Epiphysenfläche verifiziert werden kann. Die Therapie richtet sich nach der Größe der Knochenbrücke.

Die Beinlängendifferenz aufgrund unterschiedlichen Längenwachstums kann auch Indikation für eine Epiphyseodese als therapeutische Maßnahme sein. Postoperativ kann die Knochenszintigraphie im quantitativen Seitenvergleich Aufschluß über die verbliebene Knochenstoffwechselaktivität in der Epiphysenfuge geben.

Bei der Blount-Krankheit, d.h. der aseptischen Epiphysennekrose der medialen, proximalen Tibiaepiphyse, findet sich ein typisches szintigraphisches Bild mit Deformierung der proximalen Tibiaepiphyse.

15.3.5 Zusammenfassung

Die Möglichkeiten nuklearmedizinischer Verfahren in der Kniegelenkdiagnostik haben in den letzten Jahren durch die Einführung und Modifikation neuer szintigraphischer Untersuchungstechniken eine gewisse Wandlung und Weiterentwicklung erfahren. Innerhalb der szintigraphischen Kniegelenkdiagnostik besitzt die Skelettszintigraphie, vorwiegend in Form der Mehrphasenszintigraphie eingesetzt, heute immer noch die weitaus größere Bedeutung und Verbreitung – wobei die Bedeutung der verschiedenen Phasen abhängig von der Krankheit unterschiedlich sein kann. Auch bei Kindern kann sie bei vertretbarer Strahlenbelastung (Tabelle 15.1) zur frühzeitigen Diagnostik von entzündlichen und traumatischen Kniegelenkveränderungen eingesetzt werden. Bei der Differentialdiagnose müssen stets Anamnese und Klinik sowie die Lokalisation und der Anreicherungsmodus sorgfältig mitberücksichtigt werden. Neben der Skelettszintigraphie hat sich in den vergangenen Jahren die Entzündungsszintigraphie zur Differentialdiagnostik entzündlicher Knochen- und Weichteilaffektionen etabliert, andererseits kann das gesamte (blutbildende) Knochenmark damit dargestellt werden. Aufgrund der hohen Sensitivität der Skelettszintigraphie wird es heute als sinnvoll angesehen, sie an erster Stelle einzusetzen, erst danach die Radiopharmaka zur Entzündungsdiagnostik.

Die Stärke der Szintigraphie liegt in ihrer hohen Sensitivität bezüglich der Früherkennung von Knochenerkrankungen, wobei mit kontinuierlicher Entwicklung der nuklearmedizinischen Aufnahmegeräte auch die Feindiagnostik von Kniegelenkerkrankungen verbessert werden konnte. Es ist festzuhalten, daß bei einem schmerzhaften Knie mit der Knochenszintigraphie Kniegelenkläsionen bereits im Frühstadium entdeckt werden können.

Tabelle 15.1. Strahlenbelastung [μGy/MBq] bei der Skelettszintigraphie

	Ovarien	Testes	Knochen
Erwachsener	4,1	4,1	11
5jähriges Kind	32	57	38

15.4 Nuklearmedizinische Therapie

15.4.1 Radiosynoviorthese

Die Radiosynoviorthese ist die intraartikuläre Applikation von Radiokolloiden zur Behandlung chronischer Arthritiden. Für das Kniegelenk ist ^{90}Yttrium mit einer Durchdringungstiefe von maximal 10 mm das ideale Nuklid. Die emittierte β-Strahlung führt in der erkrankten Synovia zu einer ausreichenden Strahlendosis und erfüllt durch ihre energieabhängige, begrenzte Reichweite die Forderung nach

Schonung des umgebenden Gewebes. Die Partikelgröße des Nuklids ist entscheidend für die intraartikuläre Verteilung und den Abtransport. Je kleiner das Kolloid ist, desto homogener ist die Verteilung in der Synovia. Bei größeren Partikeln ist der Abtransport aus dem Gelenk erschwert.

Nur nach ausführlicher Anamnese, klinischer Untersuchung und eingehender rheumatologischer und radiologischer Abklärung der Kniegelenkaffektion sollte die Indikation zur Radiosynoviorthese gestellt werden. Eine spezielle Vorbereitung des Patienten ist nicht erforderlich. Hauptindikationen sind die rheumatoide Arthritis, die Psoriasisarthritis sowie andere chronische Gelenkerkrankungen wie z.B. rezidivierende Gelenkergüsse anderer Genese und aktivierte Osteoarthrosen. Absolute Kontraindikation stellt eine Schwangerschaft dar. Größere Manipulationen am Kniegelenk wie Arthroskopien oder Operationen direkt vor der Therapie sollten wegen der Gefahr einer ungleichen Verteilung oder Extravasation des Radiopharmakons und Nekrosenbildung vermieden werden. Auch das Ablassen größerer Gelenkergüsse kann sich durch eine abrupte Veränderung des intraartikulären Druckes ungünstig auf die Verteilung des Tracers auswirken. Bei gekammerten Gelenkergüssen, Zysten und instabilem Gelenk ist eine Radiosynoviorthese nicht sinnvoll.

Unter sterilen Bedingungen wird das Kniegelenk punktiert. Da Yttrium als reiner ß-Strahler nicht szintigraphisch dargestellt werden kann, muß durch eine Kontrastmittelinjektion oder die Injektion eines γ-Strahlers die korrekte intraartikuläre Lage der Nadel und die homogene Verteilung des Radiopharmakons kontrolliert werden. Nach Injektion sollte über die liegende Nadel mit physiologischer Kochsalzlösung gespült werden, um das Verbleiben von radioaktivem Material im Stichkanal und damit mögliche Nekrosen zu vermeiden. Nach Punktion wird das Gelenk zweimal durchgebeugt, um eine gute Tracerverteilung zu erreichen. Eine anschließende Ruhigstellung des Gelenkes ist unbedingt nötig, da dadurch der Abtransport aus dem Gelenk verlangsamt wird und der Abluß in die inguinalen Lymphknoten deutlich reduziert wird. Aus Strahlenschutzgründen müssen die Patienten 48 h auf einer nuklearmedizinischen Bettenstation verbleiben. Spezielle Strahlenschutzmaßnahmen sind während der stationären Behandlung nicht erforderlich.

Im entzündeten Gelenk kommt es nach Instillation der radioaktiven Substanz zu einem Rückgang der Zellproliferation. Es bildet sich sklerosierendes Narbengewebe. Selten entsteht ein Reizerguß, der allerdings meist nach 2–3 Tagen abklingt. Das Risiko einer Arthroseinduktion besteht nur bei Gelenken mit Bandinstabilität oder nachgewiesenen radiologischen degenerativen Veränderungen. Größere Komplikationen sind aus der Literatur [2,17] und in unserem Patientengut nicht bekannt.

Die während der Therapie auftretende Strahlendosis beträgt bei einer Halbwertszeit von 64,1 h für Yttrium 0,21 mGy bezogen auf 5 mCi. Für die Strahlenexposititon der Gonaden ist die Menge von Yttrium, das in die inguinalen Lymphknoten abfließt – normalerweise 10% – entscheidend. Das Risiko einer Malignominduktion ist im Vergleich zur Normalbevölkerung nicht erhöht. Die Strahlenexposition empfindlicher Gewebe wie z.B. der inguinalen Lymphknoten sollte durch die "saubere" Punktion minimiert werden. Wagener et al. [24] stellten fest, daß selbst bei nicht ordnungsgemäßer Applikation keine relevante Gonadenbelastung stattfindet. Die erreichbare Strahlenbelastung mit 27 µGy/MBq liegt in der Größenordnung einer Keimdrüsenbelastung, wie sie bei einer konventionellen Röntgenaufnahme des Lumbosakralgelenkes auftritt. Insgesamt kann daraus geschlossen werden, daß es keine strikte Altersgrenze gibt.

Der Erfolg der Radionuklidtherapie hängt ganz entscheidend von dem Stadium der Arthritis ab. Im frühen Stadium ist die Erfolgsrate deutlich höher als im späteren Krankheitsstadium, da noch keine oder wenig irreversible Gelenkschäden vorliegen. Der Prozentsatz deutlicher Besserungen durch die Radiosynoviorthese des Kniegelenkes beträgt nach 6 Monaten 77%, nach 12 Monaten 66% und nach 24 Monaten 73% [17]. Die Radiosynoviorthese konkurriert mit der operativen Synovektomie, und ihre Vorteile sind das relativ atraumatische Vorgehen, die geringe Krankenhausverweildauer und die schnelle Mobilisation des Patienten. Eine Wiederholung der Therapie ist bei Wiederaufflackern der Gelenkentzündung möglich und oftmals erfolgreich. Die Radiosynoviorthese stellt eine Bereicherung in der Therapie von Arthritiden dar und ist eine echte Alternative zur operativen Frühsynovektomie.

15.4.2 Schmerztherapie bei Knochenmetastasen

Skelettmetastasen können starke Schmerzen verursachen. Eine Schmerzerleichterung ist oftmals mit konventionellen Methoden (medikamentös, externe Bestrahlung, hormonell, chemotherapeutisch) nicht ausreichend und nicht längerfristig möglich. Mit Hilfe von ^{186}Rhenium-Hydroxyethylendiphosphonat (^{186}Re-HEDP), einem β-Strahler mit γ-Komponente, können gleichzeitig Metastasen lokalisiert und eine schnelle signifikante Schmerzerleichterung erzielt werden (Abb. 15.11). Nach einmaliger intravenöser Injektion von 1110–1295 MBq ^{186}Re-HEDP kommt es zu einer deutlichen Nuklidspeicherung in der Metastase, so daß durch die β-Strahlen eine hohe Strahlendosis im Tumorgewebe erzielt

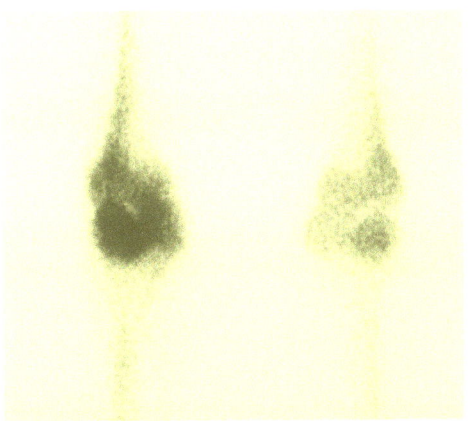

Abb. 15.11. ^{186}Re-Knochenszintigramm mit Therapieaktivität: Knochenmetastase (derselbe Befund wie in Abb. 15.6)

wird. Die Patienten müssen wie bei der Radiosynoviorthese aus Strahlenschutzgründen 48 h auf einer nuklearmedizinischen Bettenstation verbleiben. Eine Schmerzreduktion tritt Stunden bis Tage nach der Injektion ein und kann Wochen bis Monate andauern. Die Behandlung kann bei Bedarf wiederholt werden. In unserem Patientengut konnte bei ca. 70% der behandelten Patienten eine deutliche Schmerzreduktion erzielt werden. Sehr selten wird eine vorübergehende Schmerzzunahme ("Flare-Phänomen") beobachtet [14].

15.4.3 Zusammenfassung

Die Erfahrungen der letzten Jahre haben gezeigt, daß die Radiosynoviorthese eine sehr effektive und nebenwirkungsarme Therapiemöglichkeit bei Arthritiden ist. Das Kniegelenk eignet sich hervorragend zur intraartikulären Gelenktherapie, da es zum einen relativ einfach und komplikationslos zu punktieren ist und zum anderen eine große Gelenkfläche zur Therapie besitzt. Die Resultate sind sehr gut, und ein erhöhtes Risiko ist aufgrund der geringen Strahlendosis nicht gegeben.

Skelettmetastasen gibt es vereinzelt (z.B. Bronchialkarzinom, Prostatakarzinom) auch im Kniegelenk. Eine palliative Therapie mit ^{186}Re-HEDP kann längerfristige Schmerzfreiheit oder Schmerzreduktion erzielen und die Lebensqualität der Patienten entscheidend verbessern.

Übersicht I: Indikationen und diagnostische Wertigkeit der Szintigraphie bei verschiedenen Kniegelenkerkrankungen
(+++: sehr gut, ++: gut, +: befriedigend, −: unbefriedigend)

	Knochenszintigraphie			Entzündungsszintigraphie
	3-Phasen-Szintigr.	+ Spätaufnahme	SPECT	AGAK, autol. Leukos HIG, Nanocoll
	1–10 min. 2 h	24 h	2–3 h	4 h
Traumatische und posttraumatische Kniegelenkerkrankungen:				
Frakturen	+ +++	+	+++	−
Frakturheilung	+ +++	+	+++	(++)V. a. Entz.
Okkulte Frakturen	+ +++	+	+++	−
Streßfrakturen	+ +++	+	+++	−
Patellafraktur	+ +++	+	+++	−
Pseudarthrose	+ +++	+	+	(++)V. a. Entz.
Arthrodese	(++) +++	+	−	(++)V. a. Entz.
Meniskusläsionen	+ +++	−	+++	−
Verletzungen von Bändern und Gelenkkapsel	+ +++	−	+++	(++)V. a. Entz.
Entzündliche und degenerative Kniegelenkerkrankungen:				
Osteomyelitis	+++ +++	+++	−	+++
Arthritis/Arthrose	+++ +++	+	−	(++)bei -itis
Rheumatoide Arthritis	++ +++	+	−	−
Psoriatrische Arthropathie	− +++	+	−	−
Infektarthritis	+++ +++	++	−	+++
Degenerative Gelenkverändergn.	− +++	−	++	−
Prothetischer Gleitgelenkersatz	+++ +++	+	+	(+++)V. a. Entz.
Traumatische Synovitis	+++ +++	+	−	+++
Tumor und tumorähnliche Raumforderungen:				
Benigne	+ +++	−	++	−
Maligne	++ +++	+	++	−
Varia:				
Osteonekrose	+++ +++	−	+++	−
Osteochondrosis dissecans	+++ +++	−	+++	(++)bei itis
M. Osgood-Schlatter	+++ +++	−	+++	−
Erk. d. patellofem. Gelenkes	+++ +++	−	−	++
Chondromalacia patellae	− +++	−	+++	−
Epiphyseolyse, Epiphyseodese	− +++	−	+++	−

Übersicht II: Nuklearmedizinische Möglichkeiten der Kniegelenktherapie

	Radiosynoviorthese	Palliative Schmerztherapie
Indikation	Rheumatoide Arthritis Psoriasisarthropathie Chronische Gelenkerkrankungen Rezidivierende Gelenkergüsse Aktivierte Osteoarthrosen	Schmerzhafte diphosphonat- speichernde Knochenmetastasen
Absolute Kontraindikation	Gravidität	Gravidität
Relative Kontraindikation	Gekammerte Gelenkergüße Zysten Instabiles Gelenk	Sehr schlechter klinischer Zustand
Nuklid	^{90}Yttrium-Kolloid	^{186}Rhenium-HEDP
Halbwertszeit	64,1 h	89,3 h
Strahlungsart	β	β und γ
Dosis	111–222 MBq intraartikulär	1110–1295 MBq i.v.
Verweildauer auf nuklear- medizinischer Station	48h	48h
Klinische Besserung	ca. 70%	ca. 70%

Literatur

1. Alazraki N (1991) Musculoskeletal Imaging. In: Taylor J, Datz FL (eds) Clinical practice in nuclear medicine. Churchill Linvingstone, New York, pp 384–420
2. Bandilla K (1979) Radionuklidbehandlung von Gelenkerkrankungen. Nuklearmediziner 4: 292–299
3. Becker W (1992) Entzündungsszintigraphie mit autologen Leukozyten und murinen monoklonalen Antikörpern. Nuklearmediziner 15: 273–286
4. Becker W, Pasurka B, Börner W (1989) Bedeutung der Leukozytenszintigraphie bei der infizierten Totalendoprothese. Fortschr Röntgenstr 150: 284–289
5. Collier BD, Johnson RP, Carrera GF et al. (1985) Chronic knee pain assessed by SPECT: Comparison with other modalities. Radiology 157: 795–802
6. Feine U (1992) Nuklearmedizinische Knochendiagnostik benigner Erkrankungen. Nuklearmediziner 15: 311–328
7. Gold RH, Hawkins RA, Katz RD (1991) Bacterial osteomyelitis: findings on plain radiography, CT, MR, and scintigraphy. AJR 157: 365–370
8. Greyson ND, Lotem MM, Gross AE, Houpt JB (1982) Radionuclide evaluation of spontaneous femoral osteonecrosis. Radiology 142: 729–735
9. Grimmel S, Henrich MM, Reske SN (1992) Entzündungsszintigrahie mit alternativen Tacern (Gallium-67, Nanokoloide, Antigranulocytenantikörper, HIG). Nuklearmediziner 15: 287–293
10. Hahn K (1992) Nuklearmedizinische Diagnostik des Skeletts bei malignen Erkrankungen. Methoden – Indikationen. Nuklearmediziner 15: 329–338
11. Hotze AL, Bockisch A, Rüther M, Biersack HJ (1988) Vergleich von Tc-99m-HMPAO markierten Leukozyten und Tc-99m-Nanokolloid bei Osteomyelitiden. Nuklearmedizin 27: 63–65
12. Magnuson JE, Brown ML, Hauser MF, Berquist TH, Fitzgerald RH, Klee GG (1988) ^{111}In-labelled leukocyte scintigraphy in suspected orthopedic prosthesis infection: comparison with other imaging modalities. Radiology 168: 235–239
13. Marks PH, Goldenberg JA, Vezina WC, Chamberlain MJ, Vellet AD, Fowler PJ (1992) Subchondral bone infractions in acute ligamentous knee injuries demonstrated on bone scintigraphy and

magnetic resonance imaging. J Nucl Med 33: 516–520
14. Maxon HR, Schroder LE, Hertzberg VS et al. (1991) Rhenium-186(Sn)HEDP for treatment of painful osseous metastasis: results of a double-blind crossover comparison with placebo. J Nucl Med 32: 1877–1881
15. McCullough RW, Gansman EJ, Litchman HE, Schatz SL (1988) Dynamic bone scintigraphy in osteochondritis dissecans. Int Orthop 12: 317–322
16. Möttönen TT, Hannonen P, Toivanen J, Rekonen A, Oka M (1988) Value of joint scintigraphy in the prediction of erosiveness in early rheumatoid arthritis. Ann Rheum Dis 47: 183–189
17. Müller-Brand J (1990) Grundlagen der Radiosynoviorthese. Schweiz Med Wochenschr 120: 676–679
18. Palestro CJ, Swyer AJ, Kim CK, Goldsmith SJ (1991) Infected knee prothesis: diagnosis with ^{111}In-leukocyte, ^{99m}Tc sulfur colliod and ^{99m}Tc-MDP imaging. Radiol 179: 645–648
19. Rudberg U, Ahlbäck SO, Uden R, Rydberg J (1993) Radiocolloid uptake in spontaneous osteonecrosis of the knee. Clin Orthop 287: 25–29
20. Ryan PJ, Taylor M, Grevitt M et al. (1993) Bone single-photon emission tomography in recent meniscal tears: an assessment of diagnostic criteria. Eur J Nucl Med 20: 703–707
21. Ryd L, Gustafson T, Lindstrand A (1993) ^{99m}Tc-diphosphonate scintigraphy in successful knee arthroplasty and its relation to micromotion. Clin Orthop 287: 61–67
22. Schicha H (1993) Nuklearmedizin: Compact Lehrbuch. Schattauer, Stuttgart, S 255–274
23. Spitz J, Lauer I, Tittel K, Weigand H (1992) Scintimetric evaluation of remodeling after bone fractures in man. J Nucl Med 34: 1403–1409
24. Wagener P, Münch H, Junker D (1988) Szintigraphische Untersuchungen zur Gonadenbelastung bei Radiosynoviorthesen des Kniegelenkes mit 90Yttrium. Z Rheumatol 47: 201–214
25. Wioland M, Bonnerot V (1993) Diagnosis of partial and total physeal arrest by bone single-photon emission computed tomography. J Nucl Med 34: 1410–1415

16 Diagnostische Arthroskopie

W. Rüther und T. Schneider

16.1 Einleitung 207
16.2 Indikationen 207
16.3 Untersuchungstechnik 208
16.4 Pathologische Befunde 211
16.5 Komplikationen 214
16.6 Zusammenfassung 215
     Literatur 215

16.1 Einleitung

Die Arthroskopie hat in den letzten Jahren unter dem Schlagwort "minimal-invasive Chirurgie" eine rasante Entwicklung genommen. Ähnlich wie die CT und die MRT hat die Arthroskopie die diagnostischen, aber auch die therapeutischen Möglichkeiten in der Arthrologie entscheidend erweitert. Während sich die Arthroskopie noch vor wenigen Jahren im wesentlichen auf das Kniegelenk bezog, gehört die Untersuchung des Schulter-, Ellenbogen-, Hand-, Hüft- und Sprunggelenkes heute zum arthroskopischen Standardrepertoire. Selbst kleinste Gelenke wie die Fingergelenke und das Temporomandibulargelenk sind der arthroskopischen Untersuchung zugänglich.

Die diagnostischen und therapeutischen Möglichkeiten arthroskopischer Technik unterscheiden sich von Gelenk zu Gelenk beträchtlich. Dies hat seinen Grund zum einen in den anatomischen Gegebenheiten, zu anderen in den gelenkcharakteristischen Erkrankungsmerkmalen und nicht zuletzt in dem unterschiedlichen Entwicklungsstand der arthroskopischen Verfahren. Am Ellenbogengelenk z.B. birgt die Nähe der Nervenstraßen ein erhöhtes Verletzungsrisiko. Zudem beschränkt die anatomische Komplexität des Gelenkes den endoskopischen Einblick und erfordert allein zur Inspektion mehrfache Zugänge. Am Hüftgelenk ergeben sich für die Arthroskopie Limitierungen durch die enge Gelenkkapsel, den starken Muskelmantel und die weit von der Körperoberfläche entfernte Lage. Das Arthroskop gestattet nur einen begrenzten Einblick in das Gelenk, therapeutische Manöver sind so gut wie nicht möglich. Schulter- und Kniegelenk erscheinen demgegenüber für die Arthroskopie geradezu prädestiniert. Dies gilt insbesondere für das Kniegelenk, da hier Beschwerden meistens von Schädigungen des Kniebinnenraumes ausgehen. So verwundert es nicht, daß etwa 80%–90% aller diagnostischen Arthroskopien und arthroskopiegestützter Operationen am Kniegelenk durchgeführt werden.

16.2 Indikationen

Als Indikation zur diagnostischen Arthroskopie gelten Gelenkbeschwerden, deren Ursache mit anderen, weniger invasiven Methoden nicht oder nur unzureichend zu klären sind:

– Gelenkblockaden unklarer Ursache,
– Hämarthros unklarer Genese,
– therapieresistente Schmerzen,

- rezidivierende Gelenkergüsse,
- präoperative Befundklärung.

Damit steht die Arthroskopie als invasives Verfahren am Ende einer diagnostischen Kette, deren Glieder die klinische, röntgenologische, sonographische, szintigraphische und MR-tomographische Untersuchung darstellen. Grundsätzlich erscheint es sinnvoll, zunächst die Möglichkeiten nichtinvasiver Methoden auszuschöpfen, bevor man die Arthroskopie indiziert.

Unzweifelhaft wird aber die Indikation zur diagnostischen Arthroskopie entscheidend mitgeprägt von der Möglichkeit, gleichzeitig therapeutisch einzugreifen. Ist nämlich die Notwendigkeit eines operativen Eingreifens von vornherein klar erkennbar, lassen sich in den meisten Fällen aufwendige bildgebende Verfahren, die über die klinische, röntgenologische und sonographische Diagnostik hinausgehen, vermeiden. Sie würden dann einen unnötigen Zeit- und Kostenaufwand bedeuten, es sei denn, sie bieten zur Arthroskopie zusätzliche diagnostische und therapeutisch relevante Informationen.

Kontraindikationen sind infizierte Hauteffloreszenzen und nicht abgeheilte Schürfwunden im Bereich des Kniegelenkes. Erst bei völlig blanden Hautverhältnisse wird arthroskopiert. Während periartikuläre Infektionen eine Kontraindikation darstellen, ist die Arthroskopie bei intraartikulärem Infekt eine aussichtsreiche und bewährte Behandlungsmethode.

16.3 Untersuchungstechnik

Die Arthroskopie ist stets eine planbare Operation. Der Patient sollte in dem für ihn optimalen Zustand sein. Bei älteren Patienten empfiehlt sich eine gezielte internistische und anästhesiologische Vorbereitung.

Im allgemeinen wird die Allgemeinnarkose oder die Regionalanästhesie gegenüber der Lokalanästhesie bevorzugt. Der Patient sollte völlig schmerzfrei sein. Muskuläre Anspannungen und Gegenreaktionen erschweren die Untersuchung und können den freien Blick vor allem in hintere Gelenkkompartimente verhindern; zudem lassen sie bei Knieinstabilitäten eine sichere klinische Untersuchung in Narkose nicht zu.

Zur Arthroskopie stehen starre Optiken unterschiedlicher Länge und unterschiedlichen Durchmesser zur Verfügung. Für das Kniegelenk werden routinemäßig Optiken von 4,5 mm Außendurchmesser verwendet, die über Metallhülsen in das Kniegelenk eingeführt werden. Darüber hinaus werden als Minimalinstrumentarium benötigt: Kaltlichtquelle und Kaltlichtleiter, Spülsystem für Gas oder Flüssigkeit, Videokamera mit Monitor und Rekorder, Tast- und Faßinstrumente (Abb. 16.1a,b). Die Verwendung eines Oberschenkelhalters hat sich bewährt.

Die Untersuchung erfolgt im Operationssaal unter den gleichen Sterilitätsbedingungen, unter denen offene Operationen durchgeführt werden (Abb. 16.2). Der Oberschenkel wird im Beinhalter fixiert, er liefert ein Widerlager für die passive Varisation und Valgisation. Besteht Thromboseneigung, sollte auf die Anlage eine Blutleere verzichtet werden. Das Kniegelenk wird mit wasserundurchlässigem Einmalmaterial abgedeckt und kann frei gebeugt und gestreckt werden. Das Arthroskop kann wahlweise über verschiedene Zugänge (Portae) eingeführt werden; im allgemeinen wird für den diagnostischen Vorgang der zentrale Eintritt, mittig durch das Lig. patellae, oder die anteromediale Pforte gewählt. Über einen zweiten, meist anterolateral gelegenen Zugang läßt sich ein Tasthäkchen als "diagnostischer Finger"

Diagnostische Arthroskopie 209

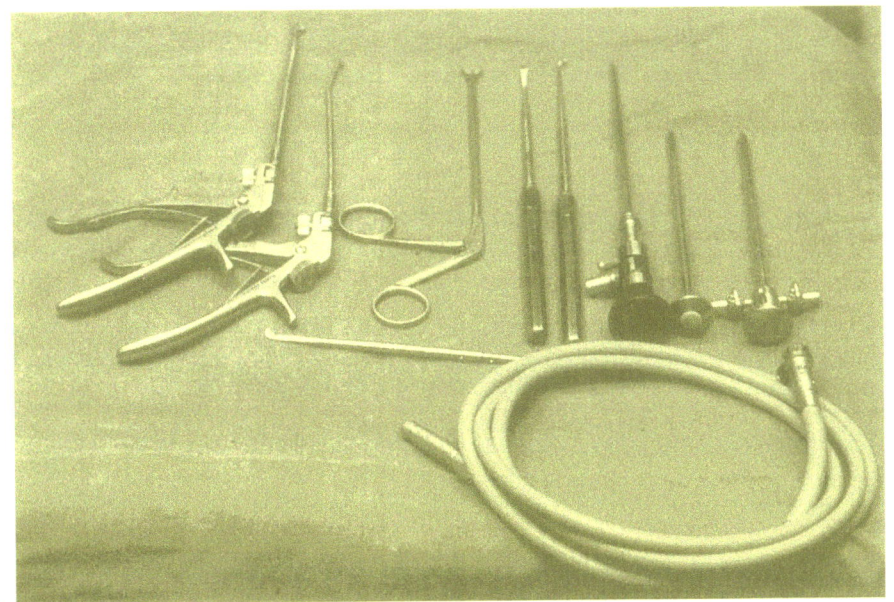

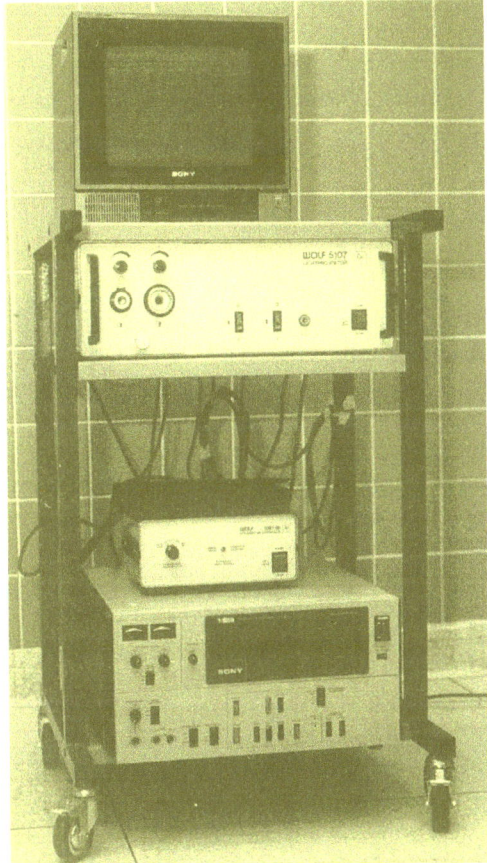

Abb. 16.1. a Instrumente zur Arthroskopie: Optik, Trokare, Lichtleitkabel, Tasthaken, Faßzangen. **b** Apparate zur Arthroskopie: Kaltlichtquelle, Monitor, Videorecorder

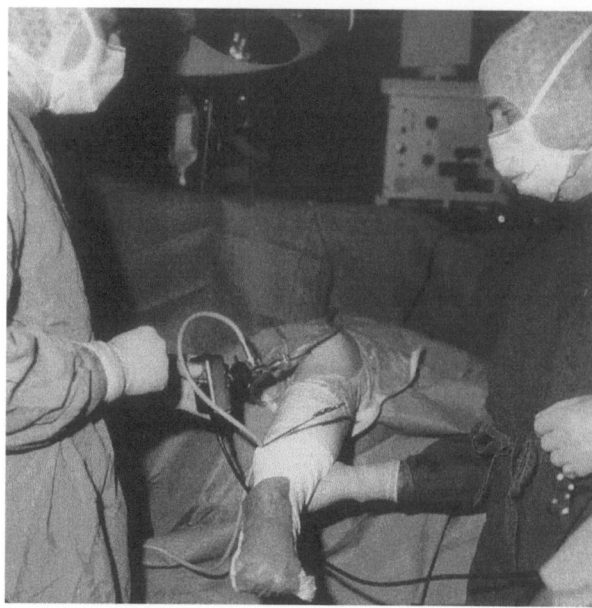

Abb. 16.2. Arthroskopie des Kniegelenkes nach steriler Abdeckung

einführen. Voraussetzung für die Gelenkinspektion ist eine Distension des Gelenkkavums mittels Gas (Kohlendioxid) oder besser mittels Flüssigkeit (Ringer-Lösung oder elektrolytfreie Lösung).

Der Untersuchungsgang gestaltet sich weitgehend schematisiert.

Systematischer Untersuchungsgang:

1. Oberer Recessus
   - Membrana synovialis
   - Plica suprapatellaris
2. Femoropatellares Gelenk
   - Knorpel
   - Retinacula
3. Lateraler Recessus
   - Außenmeniskusbasis
   - Popliteussehne mit Hiatus
4. Medialer Recessus
   - Plica mediopatellaris
   - proximaler Innenbandansatz
   - Innenmeniskusbasis
5. Mediales femorotibiales Gelenk
   - medialer Meniskus
   - Knorpel
6. Area intercondylaris
   - Plica infrapatellaris
   - Hoffa-Fettkörper
   - vorderes Kreuzband
   - Hinterhorn des Innenmeniskus
   - dorsomedialer Recessus
   - hinteres Kreuzband
7. Laterales femorotibiales Gelenk
   - lateraler Meniskus
   - Hiatus popliteus
   - Knorpel

Nach ausgiebiger Spülung werden die oberen und seitlichen Recessus, die Patellarückfläche und das Patellagleitlager inspiziert. Unter Valgus- bzw. Varusstreß und unter verschiedenen Beugestellungen des Gelenkes lassen sich die Menisci in voller Ausdehnung einsehen. Mit dem Tasthaken gelingt die sichere Beurteilung der Meniskusaufhängung und der Menikusoberflächen. Der Tasthaken dient zudem zur Prüfung der Knorpelbeschaffenheit. Das Arthroskop läßt sich parazentral in das dorsomediale Kniekompartment einführen; Winkeloptiken verbessern hier den Überblick. Abschließend wird das vordere Kreuzband betrachtet und mit dem Tasthaken palpiert (Abb. 16.3). Frische und ältere, vollständige und partielle Rupturen lassen sich

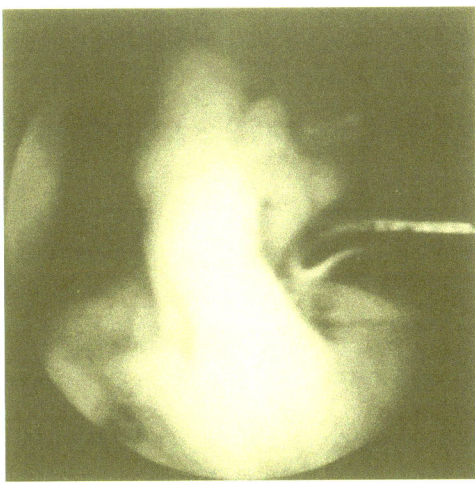

Abb. 16.3. "Palpation" des vorderen Kreuzbandes mit dem Tasthaken

ebenso sicher feststellen wie subsynoviale Blutungen und Elongationen, insbesondere dann, wenn in verschiedenen Funktionsstellungen untersucht wird (Lachman-Test). Den diagnostischen Vorgang kann der geübte Untersucher innerhalb von ca. 10 min. absolvieren.

Bei speziellen Fragestellungen können weitere Portae (suprapatellar, posterolateral, posteromedial) von Vorteil sein. Für operative Eingriffe sind Spezialinstrumente vonnöten: Faßzangen, Stanzen, motorbetriebene Fräsen und elektrochirurgische Sonden. Laserlicht mit seinen ganz unterschiedlichen Qualitäten könnte sich in Zukunft als Bereicherung des Operationsinstrumentariums herausstellen.

16.4 Pathologische Befunde

Die Indikation zur diagnostischen Arthroskopie bei Gelenkblockaden ist von den therapeutischen Möglichkeiten geprägt.

Differentialdiagnose der Gelenkblockierung:

- Meniskuseinriß,
- Meniskusganglion,
- Kreuzbandruptur,
- synoviale Verwachsungen,
- synoviale Hypertrophie,
- hypertrophe Hoffa-Zotte,
- Chondromatose,
- Osteochondrosis dissecans,
- osteochondrales Fragment.

In der vorarthroskopischen Ära war man bei der Gelenkblockierung auf eine präoperative Diagnostik angewiesen, allein um die Wahl des operativen Zugangsweges zum Kniegelenk zu bestimmen. Für das arthroskopische Procedere ist es aber gleichgültig, in welchem Anteil des Kniegelenkes ein mechanisches Hindernis zu beseitigen ist (Abb. 16.4). Zusätzliche diagnostische Sicherheit durch aufwendige bildgebende Verfahren ist meistens entbehrlich. Entscheidend ist bei der akuten wie der intermittierenden Gelenkblockade der klinische Handlungsbedarf, der die Indikation zur Arthroskopie stellen läßt.

Auch das verletzte Kniegelenk mit Hämarthros stellt eine wichtige Indikation zur diagnostischen Arthroskopie dar.

Differentialdiagnose des Hämarthros:

- Kreuzbandruptur,
- Patellaluxation,
- Meniskusriß,
- Ruptur der Membrana synovialis,
- Plicaruptur,
- osteochondrale Fraktur,
- kondyläre oder tibiale Fraktur,
- villonoduläre Synovitis,
- Blutungsübel (u.a. Antikoagulatien, Hämophilie),
- intraartikulärer Tumor,
- Punktionsfolge.

Es kann schwierig sein zu entscheiden, ob eine operative Intervention notwendig ist. Die Palette der Differentialdiagnosen ist breit und reicht vom harmlosen Synovialeinriß bis zur Ruptur des vorderen Kreuzbandes. Eine Indikation zur Arthroskopie kann sich also allein daraus ergeben, daß eine Kreuzbandruptur

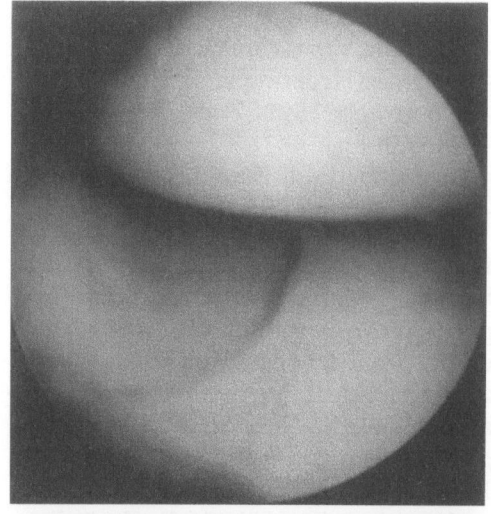

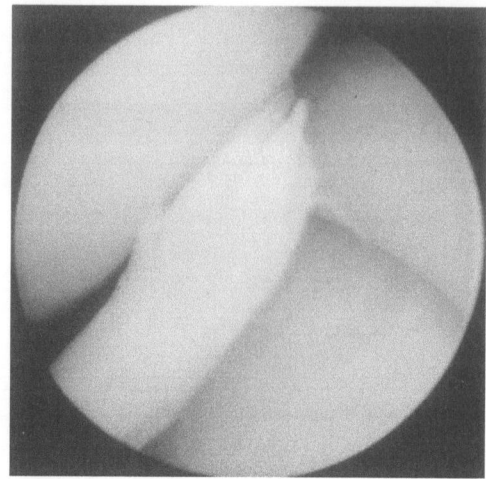

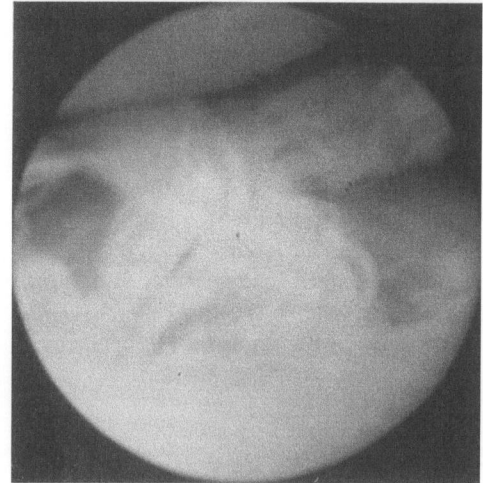

Abb. 16.4. a Blick ins mediale Kniekompartiment mit intaktem Knorpel und intaktem medialen Meniskus. **b** Blick wie in **a**: luxiertes Meniskushinterhorn. **c** Blick wie in **a**: degenerativ aufgefasertes Meniskushinterhorn

ausgeschlossen werden soll. Zwangsläufig ergibt sich der Bedarf nach einem nichtinvasiven diagnostischen Verfahren, z.B. der MRT, beim posttraumatischen Hämarthros viel eher als z.B. bei den Gelenkblockierungen.

Beim unklaren Kniegelenkschmerz kommt die ganze Palette der diagnostischen Methoden zum Tragen. Die Verfahren ergänzen einander und zeigen unterschiedliche Indikationsspektren. Gilt es, intraartikuläre Schäden als Schmerzursache auszuschließen, ist die Arthroskopie insofern die geeignete Methode, als die Kniebinnenstrukturen unmittelbar betrachtet und in ihrer Konsistenz und Funktion geprüft werden können (Abb. 16.5a,b). Gefordert ist die Erfahrung des Operateurs nicht nur, um arthroskopische Befunde als krankhaft zu erkennen, sondern insbesondere, um die Bedeutung endoskopischer Auffälligkeiten für das geklagte Schmerzbild einzuschätzen. Retropatellare Knorpelschäden z.B. sind schon im jungen Alter häufig anzutreffen, ohne daß ihnen Krankheitswert zukommt. Das Ausmaß eines sichtbaren Knorpelschadens korreliert nicht mit Art und Umfang patellarer Beschwerden. Auch ist die Bedeutung einer persistierenden Plica

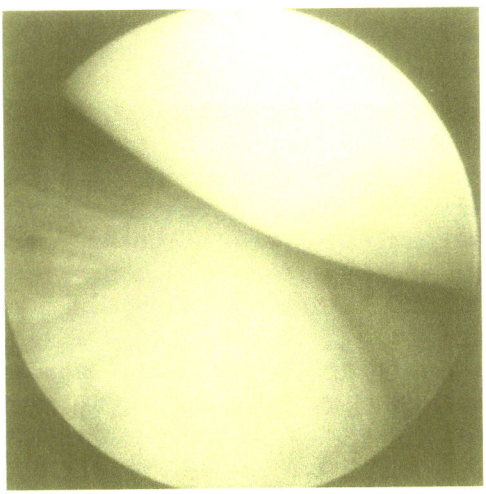 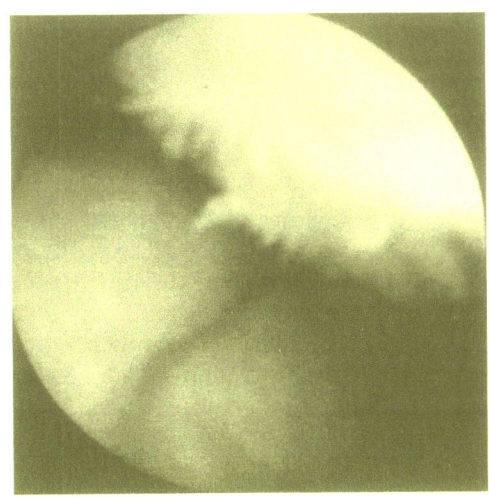

Abb. 16.5. a Blick ins laterale Kniekompartiment mit intaktem Knorpel und intaktem lateralen Meniskus. **b** Blick wie in **a**: aufgefaserter Kondylenknorpel

mediopatellaris als Quelle eines medialen Kniegelenkschmerzes (sog. Plicasyndrom) in der Vergangenheit vielfach überschätzt worden.

Krankheiten des Synovialgewebes präsentieren sich dem Arthroskopeur aber bis auf wenige Ausnahmen recht monomorph. Vermehrte Gefäßinjektion, zottenartige Hypertrophien (Abb. 16.6) und Fibrinauflagerungen finden sich bei der chronischen Polyarthritis ebenso wie bei reaktiven Synovitiden und Infektionen. Kalkspritzerartige Auflagerungen auf den Synovialzotten, die im arthroskopischen Licht hell glänzen, können aber charakteristisch sein für Kristallarthropathien von der Art der Pyrophosphatose oder der Apatitgicht. Schwärzliche und bläuliche Verfärbungen der Synovialis lassen an eine pigmentierte villonoduläre Synovitis oder auch an eine Ochronose denken. Auch wenn bei der Pyarthritis eher die krankhaften Veränderungen der Synovialflüssigkeit als die der Membrana synovialis ins Auge fallen, scheint doch die Gefäßinjektion bei der Infektion ganz besonders stark ausgeprägt zu sein. In den meisten Fällen führen aber die Versuche, aufgrund des makroskopischen Bildes Aussagen über die Ätiologie der Synovitis zu treffen, in die Irre. Auch die histologische Untersuchung einer Synovialisprobe gibt dann selten genug Aufschluß über die Ätiologie, so daß die Stellungnahme des Pathologen den Operateur meist enttäuscht, insbesondere dann, wenn die Arthroskopie aus diagnostischer Unsicherheit heraus indiziert wurde. Eine wichtige Ausnahme ist die tuberkulöse Synovitis.

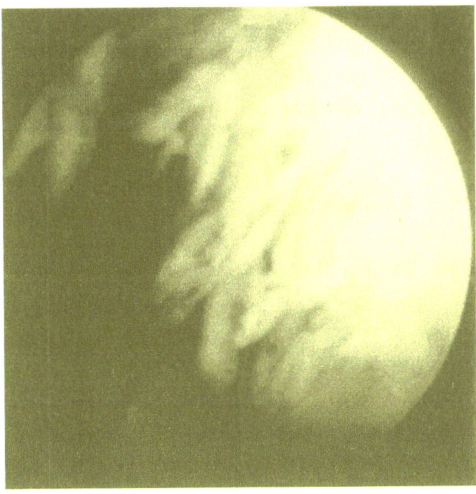

Abb. 16.6. Zottige Hypertrophie der Synovialmembran bei chronischer Polyarthritis

Hier kann bei sonst uncharakteristischen Symptomen die Histologie den diagnostischen Weg weisen. Auf eine transarthroskopische Biopsie sollte man verzichten, wenn sich eine extraartikuläre Raumforderung in das Gelenkkavum vorwölbt: Im Falle eines Sarkoms besteht die Gefahr der Impfmetastase.

Weitere Indikationen zur diagnostischen Arthroskopie bestehen, wenn man Begleitschäden nach Verletzungen erfassen will oder zusätzliche Informationen für operative Eingriffe bedeutsam sind. Patellaluxationen z.B. können mit chondralen und osteochondralen Abscherverletzungen einhergehen. Die Arthroskopie kann eindeutig klären, ob eine Osteochondralfraktur vorliegt oder woher ein osteochondrales Fragment stammt. Arthroskopisch kann eingeschätzt werden, ob die Refixierung eines Fragmentes sinnvoll ist, und ggf. erspart die arthroskopische Entfernung dem Patienten die Arthrotomie. Vor Bandrekonstruktionen, z.B. des vorderen Kreuzbandes, ist durch die Erfassung von Begleitschäden eine operative Strategie sicherer festzusetzen und ggf. eine realistischere Erwartungshaltung für den Patienten zu erreichen. Dasselbe gilt für Korrekturosteotomien, z.B. am Tibiakopf. Hier kann die Arthroskopie für die differenzierte Indikation zur Umstellungsosteotomie oder zum endoprothetischen Gelenkersatz hilfreich sein.

16.5 Komplikationen

Die Arthroskopie ist ein relativ komplikationsarmes Verfahren, aber sie ist nicht frei von mannigfaltigen Komplikationsmöglichkeiten. Die Statistiken weisen unterschiedliche Komplikationsraten aus, u.a. abhängig davon, ob schwerpunktmäßig frisch verletzte Gelenke oder eher chronische Gelenkschäden arthroskopiert werden, ob ambulant oder unter stationären Bedingungen operiert wird.

Vielfach entgeht eine Komplikation der Registrierung, wenn die Nachbehandlung andernorts erfolgt, so daß mit einer relativ hohen Dunkelziffer an Komplikationen zu rechnen ist. Eine der umfangreichsten prospektiven Studien stammt von Small [4]. Erfaßt sind in dieser Studie 10262 Arthroskopien und arthroskopische Operationen, davon 8791 des Kniegelenkes. Es traten 173 Komplikationen auf (1,68%) (Tabelle 16.1).

Die häufigeren Komplikationen sind meist harmloser Natur und leicht behandelbar, die selteneren stellen gelegentlich sogar eine tödliche Gefahr dar. Die mit Abstand niedrigste Komplikationsrate hat die ausschließlich diagnostische Arthroskopie. Die Komplikationsraten steigen zum einen mit dem Grad der operationstechnischen Anforderungen, z.B. bei Kreuzbandrekonstruktionen, zum anderen aufgrund operationsspezifischer Besonderheiten: So sind Eingriffe wie die Spaltung des lateralen Retinakulums und die Synovektomie besonders mit Blutungskomplikationen belastet.

Insgesamt stellt das postoperative Hämarthros mit etwa 1,0% die häufigste Komplikation dar, die zweithäufigste ist die Infektion mit etwa 0,3%. Bezüglich der Infektionen ist zu berücksichtigen, daß vorangegangene Punktionen und Injek-

Tabelle 16.1. Komplikationen nach 10262 Arthroskopien. (Small [4])

Komplikation	Häufigkeit [%]
Blutungen	60,1
Infektionen	12,1
Thromboembolien	6,9
Narkosekomplikationen	6,4
Instrumentenbruch	2,9
Reflexdystrophien	2,3
Bandverletzungen	1,2
Frakturen	0,6
Nervenverletzungen	0,6
Sonstige	6,9
	100% 1,68%

tionen Ursachen der Infektion sein können. Am Ende der Arthroskopie applizierte Kortisonpräparate zur Synovitisbehandlung modifizieren die Infektrate. Thomboembolische Komplikationen betreffen nicht nur ältere, sondern gerade auch viele jüngere Patienten, die nach einem arthroskopisch-therapeutischen Eingriff immobilisiert werden. Die Häufigkeit von Instrumentenbrüchen verringert sich, wenn Sollbruchstellen berücksichtigt und bruchgefährdete Instrumententeile wie Scharniere und Achsen konstruktiv außerhalb der Gelenkhöhle plaziert werden. Reflexdystrophien betreffen das Kniegelenk vergleichsweise selten. Sie werden meist durch Distorsionen und Kontusionen hervorgerufen, treten aber offenbar auch nach Arthroskopien auf. Es ist zu vermeiden, unter der Diagnose eines unklaren Knieschmerzes bei bestehender Reflexdystrophie zu arthroskopieren. Bandverletzungen und Frakturen sind bei vorbestehenden inapparenten Läsionen denkbar. Nervenverletzungen durch Schnitt betreffen am häufigsten den R. infrapatellaris, aber auch den N. peronaeus bei posterolateralem Zugang. Druckschäden kommen lagerungsbedingt am N. peronaeus oder durch die Blutleeremanschette am N. femoralis vor.

Eine Komplikation geht in die meisten Statistiken nicht ein: die iatrogene Knorpelläsion, die postoperativ weder mit bildgebenden Verfahren noch durch spätere Arthroskopie sicher als solche identifiziert werden kann. Die Häufigkeit der iatrogenen Schädigung, sei sie mit dem Messer, dem Trokar oder ähnlichen Instrumenten herbeigeführt, hängt sehr vom Erfahrungsstand und der Sorgfalt des Operateurs ab.

16.6 Zusammenfassung

Die diagnostische Arthroskopie hat mittlerweile ihre Bedeutung als eigenständiges Verfahren weitgehend eingebüßt. Ganz vorrangig wird sie im Vorgang zu arthroskopisch kontrollierten Operationen eingesetzt, so daß die Indikation deutlich mehr von der therapeutischen als von der diagnostischen Notwendigkeit geprägt wird. Auch wenn die Arthroskopie ein komplikationsarmes Verfahren ist, muß sie sich – setzt man sie allein als Diagnostikum ein – messen lassen an nichtinvasiven Methoden, die, auch im Falle der MRT, einen in jeder Hinsicht geringeren Aufwand erfordern. Die gleichzeitige Möglichkeit der endoskopischen Operation relativiert aber nicht nur den medizinischen Aufwand, sondern auch die Notwendigkeit einer zusätzlichen kostenträchtigen Bildgebung. Insbesondere mit der Fortentwicklung der MRT hat sich die Gefahr der zu häufigen und zu kritiklosen Anwendung der diagnostischen Arthroskopie verringert. Gleichzeitig scheint die Arthroskopie ihre Vorrangstellung als "das Untersuchungsverfahren des Kniegelenkes schlechthin" einzubüßen und steht als "golden standard" zur kritischen Überprüfung.

Literatur

1. Johnson LL (1986) Arthroscopic surgery, 3rd edn. Mosby, St. Louis
2. Kieser C (1989) Übersicht über die schwerwiegenden Komplikationen der Arthroskopie. In: Conzen H (Hrsg) Fortschritte in der Arthroskopie, Bd 5, S 1–9. Enke, Stuttgart
3. Rüther W, Eickhoff H, Koch W (1992) Diagnostische und therapeutische Arthroskopie. In: Reiser M, Nägele M (Hrsg) Aktuelle Gelenkdiagnostik. Thieme, Stuttgart
4. Small NC (1986) Complications in arthroscopy, the knee and other joints. Arthoscopy 2: 253–258
5. Strobel M, Eichhorn J, Schiessler W (1989) Arthroskopische Untersuchung des Kniegelenkes. Deutscher Ärzteverlag, Köln

Sachverzeichnis

Achsenskelett 70
Adrenalin 145
Akromegalie 132
Anatomie 56
– sonographische 159
– Übergang, osteochondral 56
Anreicherungsverhalten 70
Apatitgicht 213
Apophyse 125
Arthritis 164, 192
– bakterielle 96
– Gelenkentzündung, einfache 193
– klinisches Bild 96
– Morbus Bechterew 193
– Morbus Reiter 193
– psoriatrische 193
Arthritis, rheumatoide 95, 155, 193
– Bandinsuffizienz 96
– Krankheitsstadium 193
– Sonographie 95
– Synovektomie 96
– Therapiekontrolle 193
– Traceverteilung 193
Arthrodese 191
Arthrographie 89
Arthropathie, psoriatrische 193
Arthrose 132, 192
– primäre 132
– sekundäre 132
Arthroskopie 143, 147, 207
– Indikation 207
– Kontraindikation 208
– Lachman-Test 211
– Laserlicht 211
– Optiken 208
– Spülung 210
– Untersuchungstechniken 208
– Zugänge 208
Aspekte, funktionelle 24
Außenmeniskus 35, 149

Baker-Zyste 101, 146, 155, 161, 180
Bandveletzungen 106
– alte 108
– Diagnose 106
– Formen 106

– Prognose 109
– Therapie 109
– Ursache 106
Beinvenenthrombose 163
Berufserkrankung 139
– BK 2102 139
– Meniskusschaden 139
Burs M. gastrocnemii medialis 161
Bursa semimembranoso-gastrocnemica 155
Bursitis, streckseitige 92, 128
– infrapatellaris 28, 92
– Morbus Osgood-Schlatter 92
– Morbus Skinding Larsen-Johansson 92
– praepatellaris 92
– Sonographie 92

Chondroblastom 80, 100
– Flüssigkeitsspiegel 80
Chondromalacia patellae 25, 90, 175
– Beurteilung mit MRT 25
– MRT 90
Chondromalazie 131
Chondromatose 96
– CT 97
– Knochenszintigraphie 97
– MRT 97
– Probeexzision 97
– Sonographie 97
– synoviale 79
Chondropathia patellae 130, 153, 171, 173
– Patellaform 173
Chondropathie 131, 153
Chondrosarkom 83, 98
– Grad I 83
– Grad II 83
CO_2-Applikation 144

3-D (s. volume acquisition imaging) 6
Defilé-Position 146
Defilé-Projektion 154
Desmoid 78
Differentialdiagnose 62
– Fraktur, spongiöse subchondrale 62
Dysplasie
– der femoralen Gleitbahn 174
– fibröse 82

Einrisse, traumatische 150
- Horizontalrisse 150
- Längsrisse 150
- Querrisse 150
Enchondrom 83, 100
Entzündungsszintigraphie 187
- Beurteilungskriterien 188
- Entzündungen, chronische 187
- Entzündungsszintigramm, normales 188
- ⁶⁷Ga-Citrat 187
- ¹¹¹In-Oxin 187
- ¹¹¹markierbare polyklonale humane Immunglobulin (HIG) 187
- ROI-Technik 188
- Strahlenexposition 188
- ⁹⁹ᵐTc-Anti-Granulozyten-Antikörper 188
- ⁹⁹ᵐTc-HMPAO 187
- ⁹⁹ᵐTc markierte Antikörper 187
- ⁹⁹ᵐTc-Nanokolloid 187
Epiphysen 125
- Schädigung 125
Erguß 146
Erkrankungen, osteochondrale 167
Ewing-Sarkom 87, 98
Extensoren, Verletzungen 191

Faseranisotropie, akustische 160
Fast Imaging (s. FLASH, FISP, GRASS, FFE) 5
"fatique fracture" 135
Femur 174
- Femurantetorsion 174
Fermurdiaphyse 70
Fettbürzel, anterior 149
Fettunterdrückungsseequenzen 6
FFE (s. Fast Imaging) 5
Fibrom 164
- nichtossifizierendes 100
Fibromatose 78
Fibrosarkom 86
Fibulaköpfchenfraktur 113
- Diagnose 114
- Formen 114
- Prognose 114
- Therapie 114
- Ursache 113
Fibulaköpfchenluxation 113
- Diagnose 114
- Formen 114
- Prognose 114
- Therapie 114
- Ursache 113
Field of View 5
FISP (s. Fast Imaging) 5
Fissuren 119
Flake-Fraktur 27
FLASH (s. Fast Imaging) 5
Fraktur 64, 178

- chondrale 119
- "compressions fracture" 135
- distaler Femur 103
- epiphysäre 64
- Formen 104
- Gd-DTPA 65
- Heilung 117, 190
-- Diaphyse 117
-- Durchblutungssteigerung 190
-- Hyperämie, reaktive 190
-- Metaphyse 118
-- primäre 117
-- verzögerte 118
- im Kindesalter 64
- Infektresiduen, sterile 65
- "insufficiency fracture" 135
- klinische Diagnostik 104
- Knochenmarksignal 65
- meta-Fraktur 64
- Metallartefakt 65
- osteochondrale 27, 62
- Osteomyelitits, posttraumatische 65
- Prognose 104
- "pseudo fracture" 135
- Therapie 104
- Zeichen 104
Fraktur, okkulte 190
- Phasenszintigraphie 190
Fraktur, osteochondrale 62, 178, 214
- freie Gelenkkörper 178
- Infektion 214
- Instrumentenbrüche 215
- Komplikation 214, 215
- Verletzungsmechanismus 62
Fraktur, spongiöse 63
- Heilungsverlauf 64
- Knochenmarködem 63
- Knochenszintigraphie 63
- Streßfraktur 63
Fußdetorsion 174
Fuß, Torsionen 174

Gd-DTPA 70
- verminderte Nierenfunktion 70
Gelenk
- Blockierung 211
- Erguß 164
- infiltration 174
-- CT 74
-- Sensitivität 74
-- Spezifität 74
- Kapseln, Verletzungen 191
- Veränderungen, degenerative 194
-- Knochenszintigramm 194
-- mediale Kniegelenkarthrose beidseits 194
Gleitflächenersatz, prothetischer 194, 195
- Kniegelenkprothesen 195
- Knochenszintigramm 195

- 3-Phasen-Skelettszinitgraphie 196
- Prothesenentzündung 196
- Prothesenlockerung 196
- Sensitivität 195
- Spezifität 195
- ^{99m}Tc-Anti-Granulozyten-Ancikörper 195
- ^{99m}Tc-markierte Leukozyten 195
- ^{99m}Tc-Nanocoll 195
Gradientenechosequenz, dynamisch 70
Grading 73
GRASS (s. Fast Imaging) 5
gutachterliche Gesichtspunkte 137
- Arthrose, primäre 138
- Arthrose, sekundäre 138
- Arthrosis deformans 137

Hämangiom 75
Hämarthrose 150, 211
Hämatom 72, 164, 180
- Signalintensität 72
Hämophiliearthropathie 96
- Sonographie 96
Hämosiderinablagerungen 72
Hiatus poplietus 149, 151, 152
Hinterhorn 148, 149
Histiozytom, malignes fibröses 86
Hoffa-Syndrom 128
Hyalinisierung 151

Implantate, metallische 1
- Artefakte unterschiedlicher 2
- Clips, vaskuläre 1
- Gelenkprothesen, orthopädische 2
- Herzschrittmacher 1
Infektarthritis 119, 193
- Gelenkempyem 120
- Kapselphlegmone 120
- 4-Phasen-Knochenszintigraphie 193
- Synovitis, bakterielle 120
Infiltration 74
- Kompartimente, muskuläre 74
- kortikaler Knochen 74
- MRT 74
-- Sensitivität 74
-- Spezifität 74
- neurovaskuläres Bündel 74
- Pseudokapsel 74
Innenmeniskus 148
- Hinterhorn 153
Insertionstendinopathie 128

"jumper's knee" 129

Kalksalzeinlagerung 151
Kapsel-Band-Apparat, Schäden 139
Kniegelenkerkrankungen 192
- degenerative 192
- entzündliche 192

Kniegelenkschmerz 212
Kniegelenkverletzungen im Kindesalter 116
- Diagnose 116
- Formen 116
- Prognose 117
- Therapie 116
- Ursache 116
Knochenfibrom, nichtossifizierendes 82
Knocheninfarkt 62
- Kortikosteroidtherapie 62
Knochenmark, rot 70
Knochenmarkinfiltration 73
- Chemotherapie 74
- Gd-DTPA 73
- MRT 73
- Tc-Szintigraphie 73
Knochenmetastasen, Schmerztherapie
 (s. Schmerztherapie) 203
Knochennekrosen, aseptische 94
- Knochenszintigraphie 95
- Morbus Ahlbäck 95
- MRT 95
- Nativröntgenaufnahmen 95
- Röntgenschichtaufnahmen 95
Knochentumoren, gutartige 99
Knochenzyste 100
- aneurysmatische 80
- Blutabbauprodukte 80
- Flüssigkeits-Spiegel 80
Knorpel 126
- Impressionen 126
- Kontusionen 126
- Läsion 146
- Matrix 126
- Nekrosen 126
Knorpelflächeneinheit 132
Knorpelschaden, ulzerierender 62
Kollateralbänder 154, 166
- Verletzungen 191
Kollateralbandläsion 51
- chronische (abgeheilte) Veränderungen
 52
- Grade 51
Komplikation 146, 147
Kontrastmittel 72, 145
- Gewebsspezifizierung 73
- Pharmakokinetik 72
- T1-Relaxationszeit 72
- T2-Relaxationszeit 72
Kontrastmittelanwendung 6, 145
- Gadolinium-(Gd-)
 Diethylentriaminpentazetat 6
- Infektionsrisiko 145
- intraartikuläre 6, 57
- intravenöse 6, 57
- Osteochondrosis dissecans 57
Kortikalisdefekt, fibröser 82
Kreuzband 146, 154, 166

Sachverzeichnis

Kreuzband
- MRT 89
- Ruptur 89
- Verletzungen 191
Kreuzbandläsion 12, 154
- direkte Zeichen 13
- indirekte Zeichen 14
Kreuzbandruptur 211
Kristallarthropathien 213

Lachman-Test 89
Läuferknie 130
Liphämarthros 62
Lipom 75, 163
Liposarkom 75
Lokalanästhetika 145
Luftarthrographie-CT 170
- Kreuzbänder 170
Lungenembolie 144

Meniskus 35, 40, 41, 43, 146, 150, 166
- Außenmeniskus 35
- Befund, postoperativer 43
- Dicke 35
- Fehlermöglichkeit 44
- Formvariante 35
-- Ring 35
-- Scheibe 35
- Gefäß 35
- Innenmeniskus 35
- kindlicher 41
- Nervenversorgung 35
- Pars intermedia 35
- Pulsationsartefakt 44
- Resektion 44
- Schichtführung, hochauflösende axiale 38
- Separation, meniskokapsuläre 41
- Signalerhöhung 36, 40
-- artifzielle 36
- Sportler, untrainierte 40
- Teilresektion 43
- Übernähung 43
- Veränderungen, degenerative 40
- Verkalkungen 43
- Versorgung 35
- Vorderhorn 35
Meniskusganglion 152, 180
Meniskusläsion 130, 148, 191
- chronische 152
- Sensitivität 191
- Spezifität 191
Meniskusruptur 38, 41, 89, 92, 176
- Arthrographie 93
- Arthrose, degenerative 93
- Arthrose, posttraumatische 93
- CT 94
- Formen 92

-- degenerativ chronisch 41
-- degenerativ traumatisch 41
-- primär traumatisch 41
- Ganzbeinaufnahme 94
- horizontaler (Fischmaulriß) Riß 38
- Korbhenkelrisse 41
- Längsrisse 38
- lappenförmige Risse 38
- lateral 149
- MRT 93
- Osteochondrosis dissecans 94
- Querrisse 38
- Rißdiagnostik 41
-- falsch-negativ 45
-- falsch-positiv Ergebnisse 41, 45
-- Genauigkeit 45
-- Sensitivität 45
-- Spezifität 45
- Schmerzlokalisation 94
- Sonographie 93
- Untersuchungstechnik, klinische 93
- Varusgonarthrose 94
Meniskusverletzungen 110
- Diagnose 110
- Formen 110
- Prognose 111
- Therapie 110
- Ursache 110
Meniskuszysten 42
Metastasen 98
- MRT 98
- Weichteilbefall 98
Monokontrastuntersuchung 144
Morbus Ahlbäck 61
- Frühzeichen 61
- subchondrale Sklerose 62
- symptomatisches Stadium 61
Morbus Osgood-Schlatter 29, 128
Morbus Sinding-Larsen-Johansson 128
MRT 74
- Sensitivität 74
- Spezifität 74
MRT-Morphologie 27
- normaler Gelenkknorpel 27
M. adductor magnus 130
M. biceps femoris 124
M. gastrocnemius 130
M. popliteus 130
M. quadriceps 130
M. semimembranosus 124, 130
M. tibialis anterior 130
Myositis ossificans 76
- Gd-DTPA-Gabe 78

Nativ-CT 170
Nekrosen, aseptische 91
- Klinik 91

– Szintigraphie 91
Nervus peronaeus 128
Neurinom 163
Neurofibrom 79
Nonnenknie 131
Nuklearmedizin 185
– Radionuklidtherapie 185
– Single-Photon-Emissions-CT 185
– Skelettszintigraphie 185
nuklearmedizinische Diagnostik 185
nuklearmedizinische Therapie 185, 201
– Arthritis, rheumatoide 202
– Arthroskopie 202
– Bedingungen, sterile 202
– Erfolg 203
– Gelenkerkrankungen, chronische 202
– Hauptindikationen 202
– intraartikuläre Verteilung 202
– Kontraindikation, absolute 202
– Operation 202
– Psoriasisarthritis 202
– Radiosynoviorthese 201
– Schwangerschaft 202
– Strahlenexposition 202
– β-Strahler 202
– γ-Strahler 202
– Wiederholung 203
– ^{90}Yttrium 201

Oberflächenspulen 2
Ochronose 132
Osteochondris dissecans 27, 58, 127, 153, 180
– Pathogenese 58
– postoperative Befundkontrolle 60
– präoperative Planung 59
– Stadieneinteilung 58
– zonale Gliederung 58
– zystische Areale 58
Osteochondrom 83, 100
Osteoidosteom 82, 100
– CT 83
– Nidus 83
Osteomyelitits 118, 192
– Abszesse 192
– Aktivitätsanreicherung 192
– Entzündungen, gekapselte 192
– posttraumatische 118
– Skelettszintigraphie 192
– Zeit-Aktivität-Kurve 192
Osteosarkom 85, 97
– chondroid 83
– Flüssigkeitsspiegel 85
– Formen 85
– serpingiöses Anreicherungsmuster 83

Patella 122, 123, 125, 131

– alta 131
– baja 131
– dorsaler Defekt 27
– Malalignement 131
– rezidievierende 122
– Sehne 123
– Sehnenruptur 123
– (sub) luxation 122
Patellafraktur 112, 125, 127, 191
– Diagnose 112
– Formen 112
– Prognose 113
– Therapie 113
– Ursache 112
Patellaluxation 111
– Diagnose 111
– Formen 111
– Prognose 112
– Therapie 111
– Ursache 111
patellare Instabilität 90, 172, 173
– Apprehension-Test 91
– Arthroskopie 91
– präformierte Faktoren 172
– Torsionswert 173
Patellarsehne, Verletzungen 91, 191
– MR-Tomographie 92
– Patellaspitzensyndrom 91
– Sonographie 92
Patellofemorales Gelenk 22, 89, 171
– Anatomie 22
– Chondromalacia patellae 89
– patellare Instabilität 171
– Retropatellararthrose 89
Patellofemorales Schmerzsyndrom 128
Pes anserinus 130
Pes-anserinus-Ansatztendinose 130
Phasenkodierung 5
Pivot-Shift-Zeichen 89
– MRT 89
Plicasyndrom 213
Plica synovialis 24, 154
– infrapatellaris 154
Polyarthritis, chronische 213
Poplitealaneurysma 163, 180
Poplitealzyste 101
Probearthrotomie 143
Pseudoarthrose 191
Pseudogicht 132
Pseudotumor, entzündlich 164
PVNS 78, 96
Pyrophosphatose 213

Raumluft 144
Recessus 149
– synovial 148, 149
"Regenerat" 152

Riesenzelltumor 78, 80
– Rezidiv 81
– Sehnenscheiden 78
Rotationsinstabilität 154

Sarkom 163
– synoviales 79
Scanparameter 4
– Matrixgröße 5
– Signal-Rausch-Verhältnis 5
Schleimbeutel 140
– BK 2105, Nervenkompression 140
– BK 2106, wesentliche Änderungen" 141
– Stellenwert der Radiologie 141
– Verschlimmerung 141
– Vorschaden 141
Schmerztherapie, Knochenmetastasen 203
– "Flare-Phänomen" 203
– Kniegelenktherapie, nuklearmedizinische Möglichkeiten 205
– [186]Re-Knochenszinitgramm 203
– [186]Rhenium-Hydroxyethylendiphosphonat ([186]Re-HEDP) 203
– Szintigraphie, Indikation und diagnostische Wertigkeit 204
Schwannom 79
– "Zielscheibenzeichen" 79
Sehnenruptur 29
Sehnenverletzungen 106
– Diagnose 107
– Formen 106
– Prognose 109
– Therapie 109
– Ursache 106
Sequenz 2
– Protokoll 4
Signalcharakteristika 3
Signalintensität der Gewebe des muskuloskelettalen Systems 4
Signalintensitätserhöhung nach Lotysch 39
Sinding-Larsen-Johansson 29
Single-Photon-Emmissions-CT (s. SPECT) 187
– dreidimensionale Darstellung 187
sonographische Anatomie 159
SPECT (s. Single-Photon-Emmissions-CT) 187
Sportverletzung 121
Staginsystem 73
Stieda-Pellegrini-Schatten 130
Strahlenbelastung 147
Streßfraktur 64, 190
– Ermüdungsbruch, "pathologischer" 190
– lineares Knochenmarködem 64
– Röntgenbild 64
Summationsbild 143
Suszeptibilitätsartefakt 70

Synovialitis 132
Synovialriß 211
Synovitis 147, 156, 181
– pigmentierte villonoduläre 156, 213
– tuberkulöse 213
Synovitis, traumatische 105, 196
– Diagnose 105
– Formen 105
– 4-Phasen-Szintigraphie 196
– Prognose 106
– Therapie 105
– Ursache 105
szintigraphische Befunde 189
– Aktivitätsanreicherung 189
– Anfertigung einer Spätaufnahme 189
– Frakturen 189
– Ganzkörperszinitgraphie 189
– Kniegelenkerkrankungen
–– posttraumatische 189
–– traumatische 189
– Sensitivität 189
– versicherungsrechtliche Fragen 189

Tendinitis calcarea 129
Tendoperiostose 28
Thrombophlebitis 155
Tibia, Torsionen 174
– Tibiaußentorsion 174
Tibiakopffraktur 114
– Diagnose 115
– Formen 115
– Prognose 115
– Therapie 115
– Ursache 114
Tractus iliotibialis 124
Training 121
Treffsicherheit 152
Tuberositas tibiae, Lateralisation 175
Tumor 68, 72, 181, 196
– axiale Schnittbilder 200
– benigner 197
– Blount-Krankheit 201
– Bronchialkarzinom 196
– Chondromalacia patellae 200
– Epiphyseodese 200
– Epiphyseolyse 200
– Erkrankungen des patellofemoralen Gelenks 198
– Ganzkörperszintigraphie 196
– "Gelenkmaus" 198
– kartilaginär 83
– Knochen 201
– Knochenszintigramm 196
–– "Läsion, kalte" 197
– maligner 197
– Matrix 197
– Metastase, ossäre 196
– Morbus Osgood-Schlatter 198

Tumor
- Myositis ossificans 197
- neurogen 79
-- peripher 79
- Ödem, subchondral 199
- Osteochondrosis dissecans 198
- Osteonekrose 197, 198
-- akute 197
-- spontane 197
- Osteosarkom 198
- Ovarien 201
- Patella, "heiße" 200
- periostale Antwort 197
- 3-Phasen-Knochenszintigramm 198, 199
- 3-Phasen-Knochenszintigraphie 198
- 3-Phasen-Szintigraphie 197
- Sensitivität 196, 198, 200
- Spezifität 196, 198
- szintigraphische Charakteristika muskuloskelettaler Tumoren 196
- T1-Relaxationszeit 72
- T2-Relaxationszeit 72
tumorähnliche Läsionen 68
tumorähnliche Raumforderung 101, 196
Tumoren der Kniegelenkregion
- Feldstärke 69
- Gradientenecho-Sequenzen 69
- Knochenbiopsie 68
- MRT 68
- Röntgenaufnahme, konventionelle 69
- Spinechosequenzen 69
- STIR-Sequenzen 69
- Technik 68
- Turbo-Spinecho 69
Tumorrezidiv 75
- Gd-DTPA-Gabe 75
- T2-gewichteten Bild 75
Tumorstaging, lokales 73
- muskuloskelettale Tumoren 73

- Testes 201
- Varia 197
- Weichteilbeteiligung 197
- Zeit-Aktivität-Kurve 197

Überlastungssyndrom 121
Untersuchungsebene 3
Untersuchungsprotokoll 56
- 3-D- Sequenz 56
- fettunterdrückende Sequenz 57
- Knorpeldarstellung 56
- osteochondrale Läsion 56
- Suszeptibilitätsartefakt 57
Untersuchungstechnik 1, 159, 185
- Äquivalentdosis, effektive 186
- Blutpooldarstellung 186
- Blutpoolphase 186
- Kniegelenkprothese 186
- Methylendiphosphonat 186
- Perfusionsphase 186
- 3-Phasen-Knochenszintigramm 186
- 3-Phasen-Technik 186
- Skelletszintigraphie 185
- Spätszintigraphie 186
- statische 186
Untersuchungstechnik, computertomographische 169

Varixknoten 163
Verkalkung 72
Verknöcherung 72
Verletzung
- kniegelenknahe 103
- knöcherne 103
volume acquisition imaging (s. 3-D) 6
Vorderhorn 148, 149

Weichteiltumor 75
Wettkampf 121

Springer-Verlag und Umwelt

Als internationaler wissenschaftlicher Verlag sind wir uns unserer besonderen Verpflichtung der Umwelt gegenüber bewußt und beziehen umweltorientierte Grundsätze in Unternehmensentscheidungen mit ein.

Von unseren Geschäftspartnern (Druckereien, Papierfabriken, Verpackungsherstellern usw.) verlangen wir, daß sie sowohl beim Herstellungsprozeß selbst als auch beim Einsatz der zur Verwendung kommenden Materialien ökologische Gesichtspunkte berücksichtigen.

Das für dieses Buch verwendete Papier ist aus chlorfrei bzw. chlorarm hergestelltem Zellstoff gefertigt und im pH-Wert neutral.

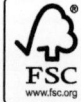

MIX
Papier aus verantwortungsvollen Quellen
Paper from responsible sources
FSC® C105338

If you have any concerns about our products,
you can contact us on
ProductSafety@springernature.com

In case Publisher is established outside the EU,
the EU authorized representative is:
Springer Nature Customer Service Center GmbH
Europaplatz 3, 69115 Heidelberg, Germany

Printed by Libri Plureos GmbH
in Hamburg, Germany